இன்னா நாற்பது இனியவை நாற்பது

இன்னா நாற்பது
இனியவை நாற்பது

மருத்துவர் கு.சிவராமன்

விகடன்
பிரசுரம்

Title: INNA NARPATHU
INIYAVAI NARPATHU
© Dr. G.SIVARAMAN

ISBN: 978-93-88104-31-9

விகடன் பிரசுரம்: **1059**

நூல் தலைப்பு:
இன்னா நாற்பது இனியவை நாற்பது

நூல் ஆசிரியர்:
© **மருத்துவர் கு.சிவராமன்**

ஓவியங்கள்:
சந்தோஷ் நாராயணன்

முதற்பதிப்பு : **டிசம்பர், 2019**

இரண்டாம் பதிப்பு : **நவம்பர், 2022**

விலை : **₹ 260**

பதிப்பாளர்:
பா.சீனிவாசன்

துறைத் தலைவர்:
எம்.அப்பாஸ் அலி

உதவி பொறுப்பாசிரியர்:
அ.அன்பழகன்

உதவி ஆசிரியர்:
ப.சுப்ரமணி

தலைமை வடிவமைப்பு:
மா.முகமது இம்ரான்

இந்தப் புத்தகத்தின் எந்த ஒரு பகுதியையும் பதிப்பாளரின் எழுத்துபூர்வமான முன் அனுமதி பெறாமல் மறுபிரசுரம் செய்வதோ, அச்சு மற்றும் மின்னணு ஊடகங்களில் மறுபதிப்பு செய்வதோ காப்புரிமைச் சட்டப்படி தடை செய்யப்பட்டதாகும். புத்தக விமரிசனத்துக்கு மட்டும் இந்தப் புத்தகத்திலிருந்து மேற்கோள் காட்ட அனுமதிக்கப்படுகிறது.

விகடன் பிரசுரம்

757, அண்ணா சாலை, சென்னை-600 002.

போன்: 044-4263 4283
மொபைல்: 80560 46940 / 95000 68144
Website: http://books.vikatan.com
e-mail: books@vikatan.com

பதிப்புரை

நாற்பது வயது என்பது மனித வாழ்வில் முக்கியமான காலகட்டமாகும். நாற்பது வயதைத் தொட்டுவிட்டாலே, சிலருக்கு இதுவரை வாழ்க்கைக்காகப் போராடிய சலிப்பும் ஒருவித ஆயாசமும் அவ்வப்போது தோன்றும். உடல் நலனில் அக்கறை செலுத்தாமல் குடும்பத்துக்காக ஓயாமல் ஓடிய களைப்பும் இந்த வயதில் எட்டிப்பார்க்கும்.

நமது சுற்றுப்புறச் சூழல் சிறுவர்கள் உள்பட அனைவரையும் நோயாளிகளாக மாற்றிக்கொண்டிருக்கும் நிலையில், நாற்பது வயது தொடங்கியவுடன் உடல் ஆரோக்கிய அக்கறைதான் எல்லோருக்கும் முதலில் தோன்றுகிறது. முழு உடல் பரிசோதனை, அதுவும் மாதத்துக்கொரு பரிசோதனை என்று நம்மை மருத்துவமனைகளையும் மருந்துகளையும் நாடவைக்கிறது நாற்பது. ஆனந்த விகடனில் தொடராக வெளிவந்த கட்டுரைகளின் தொகுப்பு நூல் இது.

'இன்றைய மருத்துவ உலகம் வாழ்வியல் நோய்களுக்கான காரணிகளில், குறிப்பாய் நாற்பதுகளில் குடியேறும் ரத்த சர்க்கரை நோய், ரத்தக் கொதிப்பு நோய், மாதவிடாய் முடிவில் ஏற்படும் நலமின்மை, மாரடைப்பு இவை அனைத்திற்கும் இந்தப் பரபரப்பான, சற்றுக் கோபம் தூக்கலான மனம் ஒரு மிக முக்கிய காரணம்' எனக் குறிப்பிடுகிறார் நூலாசிரியர் சித்த மருத்துவர் சிவராமன்.

எனவே, நமது சூழலை, சுற்றங்களை ரசனையோடும் அன்பாகவும் அணுகினால் வாழ்க்கையை இனிமையாக வாழலாம்!

அணிந்துரை

அற்புதமான சிறுகதைகள் எழுதி புகழ்பெற்ற அன்டன் செகாவ், ஷெர்லாக் ஹோம்ஸ்புகழ் சர். ஆர்தர் கானன் டாயில், வில்லியம் சாமெர்செட்மாம், ஆலிவர் கோல்ட்ஸ்மித், காதல் கவிதைகள் எழுதி புகழ்பெற்ற ஜான் கீட்ஸ், ராபின் குக், சீனக்கவிஞர் லூசுன் ஆகியோர் வரிசையில் தற்போது மருத்துவர் கு.சிவராமனும் இணைந்துள்ளார் என்றே சொல்லவேண்டும். இதென்ன வரிசை என்று கேட்கிறீர்களா? மேற்கூறிய அனைவரும் மருத்துவம் படித்த எழுத்தாளர்கள் என்பது நம்மில் பலரும் அறிந்திருக்க வாய்ப்பில்லை.

நான் மருத்துவர் கு.சிவராமன் அவர்களின் நீண்டநாள் வாசகன். ஆறாம் திணை, ஏழாம் சுவை, உயிர் பிழை, நலம் 360 இவற்றைத் தொடர்ந்து இன்னா நாற்பது இனியவை நாற்பது... என்னதான் நமக்குத் தமிழ் மொழி மீது பற்றிருந்தாலும், பதினெண்கீழ்க்கணக்கு, பதினெண் மேல்கணக்கு நூல்கள் எவை என்று கேட்டால், காத தூரம் ஓடுவோம். இன்னா நாற்பதும், இனியவை நாற்பதும் பதினெண்கீழ்க்கணக்கு நூல்களில் வரும் என்பதை போகிற போக்கில் சொல்லிச் செல்கிறேன்.

"கொடுங்கோல் மற மன்னர் கீழ் வாழ்தல் இன்னா;

நெடுநீர் புணை இன்றி நீந்துதல் இன்னா;

கடு மொழியாளர் தொடர்பு இன்னா, இன்னா

தடுமாறி வாழ்தல் உயிர்க்கு" என்ற பாடலைச் சொல்லும்போது, எட்டாம் வகுப்பில் மனப்பாட செய்யுளில் நாலு மதிப்பெண் சொளையாய் எடுத்த ஞாபகம் வருகிறதா? அப்போது அதன் பொருள் அறிய கோனார் நோட்ஸ் துணைக்கு இருந்தாலும், வாழ்வோடு சேர்த்து பொருத்திப்பார்க்கும் அதன் உண்மைப்பொருள் நாற்பது வயதில்தான் தெரியும். சரி... நம்ம நூலுக்கு வருவோம்.

இதற்கு முந்தைய தலைமுறை அப்பாக்கள் பார்த்த கேன்சர் நோயாளிகள், 'வாழ்வே மாயம்' கமலும், 'பயணங்கள் முடிவதில்லை' மோகனும்தான் என அவர் நகைச்சுவையோடு ஆரம்பிக்கும்போது நாம் வாய்விட்டு சிரிக்க ஆரம்பிக்கிறோம். நாற்பதின் 'மகிமைகள்' தான் என்னே! நாற்பது வயதில் மாஸ்டர் செக் அப் பண்ணாவிடில், நாம் வினோத ஜந்துபோல சமூகத்தில் பார்க்கப்படும் பார்வையில் இருந்து துவங்குகிறது நூல்.

சர்க்கரைநோய் பெற்றோர் கொடுத்த சீதனம் என்றே நினைத்துக் கொண்டிருந்த நமக்கு, காற்றில் கலந்துள்ள ஆபத்தான துகள்களின் எண்ணிக்கை அதிகமாக இருப்பதும், அவை நமது நுரையீரலுக்கும், மூளைக்கும், ரத்தத்திற்கும், கணையத்திற்கும் ஊடுருவிச் செல்லும் தன்மைகொண்டன என்பதும், இப்படி காற்று மாசுபடுதலும்கூட சர்க்கரைநோய்க்கு காரணம் என்ற புதிய உண்மை அச்சுறுத்துகிறது. உலகில் ஆரோக்கியமான உணவுப் பட்டியலில், நமது இட்லியும், சாம்பாரும் இரண்டாவது இடம் என்று ஒருமுறை படித்த ஞாபகம். திருநெல்வேலி டவுண் விஞ்சை விலாஸ் ஓட்டல் வாசலில் இந்த பேப்பர் செய்தியை ஒருவர் கத்தரித்து ஒட்டியிருந்தார். இப்போது ஓட்டலுக்குச் சென்றால், யார் இட்லியை சாப்பிடுகிறார்கள்? “வீட்டுலதான் தெனமும் இதத்தான அவிச்சுக்கொட்டுதோம். இங்கயும் வந்து இதையெ சொல்லுதீகளே?” என்று ஒரே ஆவலாதி பெண்களிடம் இருந்து வருவதைப் புறந்தள்ள முடியாது.

‘EAT LANCET GLOBAL COMMISSION’ என்ற சர்வதேச அமைப்பு 2050-க்குள் உலகில் உணவு முறையில் பெரும் மாற்றத்தைக் கொண்டுவர வேண்டும் என்றோர் அறிக்கை விட்டு, ‘உணவில் இனி அதிகம் தாவர உணவும், குறைவான மீன் புலால் புரதமும் சேர்க்கப்படவேண்டும்’ என்று வலியுறுத்துகிறதாம். தலைவாழை இலை போட்டு, அதில் காய் வகைகள் பலவும் பரிமாறிவிட்டு, ஆவி பறக்கும் சோற்றை, டேபிள் ஸ்பூன் கொண்டு இனிமேல் பரிமாறுங்கள் என்று மருத்துவர் சொல்லும்போது, மனசு திக்கென்றது. முட்டைகோஸ், பீன்ஸ் பொரியலில் சாம்பார் ஊற்றி பிசைந்து, ஓரமாய் கொஞ்சூண்டு இருக்கும் மல்லி சம்பா சோற்றை தொட்டுக்கொண்டு சாப்பிடலாம் என்று நைசாக அறிவுறுத்துகிறார் மருத்துவர். எடையைக் குறைக்க, ‘கீட்டோஜெனிக் டயட், மரக்கறி வீகன் டயட்’ என்ற இரு வகைகள் இருக்கின்றன. இந்த இரண்டு உணவு வகைகளிலும் உள்ள சர்வதேச உணவு அரசியலை இவர் சொல்லும்போது, க்ரில் சிக்கன் உள்ளே இறங்க மறுக்கிறது. இன்றைய தலைமுறையை ‘FAANG’ என்ற அமைப்பே நிர்வகிக்கிறது என்று சொன்னவுடன், ஏதோ ஒரு சர்வதேச அமைப்புபோல என நினைத்தால் facebook, apple, amazon, netflix, google என்று விளக்கம் கொடுத்தபோது குபீர் சிரிப்பு எழுந்தாலும், அதுவே ஆட்டிப்படைக்கும் பூதங்கள் என்பது நம் கண் முன்னே தெரிகிறது.

காலையில் நடைப்பயிற்சிக்குச் செல்லும்போது, காதில் செவிட்டு மெஷின்போல வயரை மாட்டிக்கொண்டு, எதிர்ப்படும் எந்த ஜீவனையும் உற்று நோக்காத, ‘காலை வணக்கம்’கூட சொல்லாத, நாற்பது வயதினரை இப்போதெல்லாம் பார்க்க முடிகிறது. சக

மனிதன் அவ்வளவு வெறுப்பானவனா? தனித் தீவாக இப்படி மாறிப்போயிருக்கும் மனிதர்களை என்ன செய்வது? மனிதர்களை விடுங்கள். அதிகாலைப் பொழுதில் இரை தேட வலசை செல்லும் பறவைக்கூட்டங்களை ரசிக்கலாம். கலைடாஸ்கோப் போல வானில் மாறும் வினோத அதிசயங்களைக் காணலாம். எதையுமே ரசிக்காமல் வாட்ஸ்அப் வாந்திகளை அடுத்தடுத்து எடுத்துக்கொண்டிருக்கும் இந்தக்காலத் தலைமுறைகளை கவலையோடு கவனிக்கிறார் மருத்துவர்.

முந்தைய தலைமுறையினரின் கோபங்கள் எப்படியெல்லாம் வெளிப்பட்டன, இந்த தலைமுறையினரின் கோபங்கள் எப்படி வெளிப்படுகின்றன என்ற ஒப்பீடு சுவாரஸ்யமானது. அப்பாக்கள் யாரும் யோகா வகுப்புக்குச் சென்றதில்லை. "ஒரு முழ மல்லிகைப்பூவில், அம்மாக்களோடு சமரசம் செய்துவிடுவார்கள் அல்லது 'கூட ஒரு வாய்தான் சாப்பிடுங்களேன்' என்ற அம்மாக்களின் குழைவில் கோபமெல்லாம் கரைந்துவிடும்" என்று சொல்லும்போது, ஊடலும், கூடலும் எவ்வளவு இயல்பாக நடந்து விடுகின்றன என்பதை உணரமுடிகிறது. முப்பது நொடிகளில் வாட்ஸ்அப்பில் பதில் வரவில்லை எனில், அன்பில்லை என்று சண்டையிடும் இன்றைய தலைமுறையின் சகிப்பற்ற போக்கினை அதோடு ஒப்பீடு செய்து சொல்லும் அதே வேளையில், 'அதற்காக அந்தக் காலத்தில் எல்லாமே சரி, இப்போது எல்லாமே மோசம் என்ற முடிவுக்கு வருவதும் சரியல்ல' என்றும் சில உதாரணங்கள் கூறிச் செல்கிறார்.

'ஒரு நாளைக்கு 15 கி.மீ நடக்கும் யானைகளுக்கும் சர்க்கரை நோய் வரும்' என்ற செய்தி புதியது. யானைகளை தேக்கு மரக்கட்டைகளை எடுத்துச்செல்ல பயன்படுத்தலாம். பக்தர்களிடம் பத்து ரூபாய் வாங்கவும், கடைகளில் ஓசி மிக்சருக்கு கையேந்த வைப்பதும் அந்த மிகப்பெரும் ஆகிருதியை கேவலப்படுத்தும் செயல்தானே? ஒரு நாளைக்கு 150 கிலோ இலை தழைகளைத் தின்று வாழும் அந்த ஜீவனை, புளியோதரைக்கும் சர்க்கரைப் பொங்கலுக்கும் பழக்கப்படுத்தினால், பின்னே சர்க்கரை வியாதி வராமலா இருக்கும் என்று தனது ஆதங்கத்தை வெளிப்படுத்துகிறார் மருத்துவர்.

பெண்களுக்கு மெனோபாஸ்போல ஆண்களுக்கு ஆண்ட்ரோபாஸ் வருவதையும் சொல்லி, கணவனுக்கும், மனைவிக்கும் இரண்டும் ஒரே சமயத்தில் வந்துவிடக்கூடாது என்பதற்காகவே, இருவருக்கும் இடையே குறைந்தபட்சம் ஐந்து வயது இடைவெளி இருக்கும்படி அக்காலத்தில் திருமணம் செய்துவைத்ததையும் நினைவுகூரும்போது, வியப்பளிக்கிறது.

மாரடைப்பு ஏற்பட்ட நோயாளிக்கு ஆஞ்சியோ பார்த்த பிறகு, வெளியே வந்த டாக்டர், நோயாளியின் மனைவியிடம் ‘‘அடைப்பு நாலஞ்சு இருக்கு. மெடிகேட்டட் ஸ்டண்ட் வச்சிடலாமா? மூணு லட்சம்தான்.. இல்லேன்னா விலை குறைஞ்ச ஸ்டண்ட் வைக்கவா’’ எனக் கேள்வி கேட்பதைப் பார்த்து மருத்துவர் கூறும் வாசகங்கள் மனதை நெகிழவைக்கின்றன. “திக்கற்று திகைத்து நிற்கும் அந்த மனைவிக்கு எதுவும் தெரியாது. ஸ்டண்ட்டும் தெரியாது. அதன் விலையும் தெரியாது. அவருக்கு வேண்டியதெல்லாம் கணவனின் உயிர். எது செய்தால் அந்த குடும்பத்திற்கு நல்லது என்பதை ஒரு சகோதரனாய், நல்ல ஆலோசகனாய், அறம் சார்ந்த உணர்வோடு மருத்துவர்களே.. நீங்களே முடிவெடுங்கள்” எனக் கூறும் அறிவுரையை மருத்துவ உலகம் செவி சாய்த்து கேட்குமா? உடல் சார்ந்த பரிசோதனைகளை அலட்சியப்படுத்தக்கூடாது என்று சொல்லும் அதேநேரத்தில், இந்த நேரத்தில் இவ்வளவு சோதனைகளும் அவசியமா என்பதையும் வணிகமாய் செயல்படும் மருத்துவமனைகள்மேல் வைக்கிறார்.

யோகா நல்லதா என்ற விவாதம் இன்னும் தொடர்கிறது. இடுப்பில் லங்கோடு கட்டி, காலை முதுகுக்குப் பின்புறம் போட்டபடி ஆசனம் போடும் ஆசன ஆண்டியப்பன் திருநெல்வேலியைச் சேர்ந்தவர். அறுபதுகளின் பிற்பகுதிகளில் பாளையங்கோட்டை சந்தை அருகே யோகாசன மையத்தை துவக்கியவர். அவர் யோகாசனம் என்றே சொல்வார். என்ன ஆசனம் செய்தால், என்ன நோய் வராமல் தடுக்கலாம் என்று சொல்வாரே தவிர ஆன்மீகத்துடன் முடிச்சுப்போட்டதில்லை. நவீன விஞ்ஞானம் யோகா மூலம் சர்க்கரைநோய் கட்டுப்படும் என்று சொல்கிறது. இதனால் பின்னாளில் ஏற்படும் சிறுநீரக, இதயப் பிரச்னைகள் வருவதும் கணிசமாகத் தடுக்கப்படும். திருமூலரின் மூன்றாம் தந்திரத்தையும், ஒன்பதாம் தந்திரத்தையும் நியூட்டனைப் படித்ததுபோல அறிவியலாய் பார்க்காமலும், பிடிக்காமலும் போனதும் காரணம் என்று குறிப்பிடுகிறார் ஓர் இடத்தில்.

இந்த நூல் புற்றுநோய் பற்றி.. பக்கவாதம் பற்றி.. மாரடைப்பு பற்றி, சுற்றுச்சூழல் பற்றியெல்லாம் பேசுகிறது. ஆனால், நோய்கள் பற்றிய புத்தகம் என்று சொல்ல மாட்டேன்.. தம்பதியர்களிடையே ஏற்படும் இடைவெளியைப் பற்றி பேசிவிட்டு, அவற்றைக் களைய சில மெனக்கெடல்களைப் பற்றியும் பேசுகிறது. மலரினும் மெல்லிய காதலைப் பற்றிப் பேசுகிறது. நாற்பது வயதில், அந்த மலர் சூலுற்று, காயாகி, முள் சீத்தாப்பழமாகிப்போய்விடுகிறது என்று

சொல்கிறது. கணவனோடு சண்டை போட்டுவிட்டீர்களா? அரை மணி நேரம் கழித்து ஒரு இன்லேண்ட் லெட்டர் வாங்கி அன்பைக் கொட்டி ஒரு கடிதம் எழுதிப்போடுங்கள் என்று சொல்கிறது. ‘சங்கத்தில் பாடாத கவிதை, உன் அங்கத்தில் யார் தந்தது?’ என்ற இளையராஜா பாடலைக் கேளுங்கள் என்று கிளுகிளுப்பூட்டுகிறது. நாற்பது வயது பெண்ணுக்குத் தேவை ‘எத்தனை முறை என்னிடம் நீ உச்சம் பெறுகிறாய் அல்லது கொடுக்கிறாய்’ என்பதல்ல. எத்தனை முறை என்னிடம் புன்னகைக்கிறாய்? எவ்வளவு நிமிடங்கள் கண் பார்த்து பேசுகிறாய்? எத்தனை முறை என் கரம் பற்றி உனது நெஞ்சில் வைத்துக்கொள்கிறாய் என்றெல்லாம் அகநானூற்றுப் பாடல்களாய் காதல் உணர்வுகளை கண்முன்னே விரிக்கிறது என்றே சொல்லலாம். ‘இளமையிலே காதல் வரும்; எதுவரையில் கூட வரும்? முழுமை பெற்ற காதல் என்றால், முதுமைவரை கூட வரும்’ என்ற பட்டுக்கோட்டை கல்யாண சுந்தரத்தின் பாடல் வரிகள் இந்த நேரத்தில் நினைவுக்கு வருகின்றன.

நோய் பற்றிய நூலைத் தொடர்ந்து வாசித்தால், வாசகனுக்கு களைப்பும் சோர்வும் ஏற்பட்டு மூடிவிட வாய்ப்புண்டு. வாசிக்க வாசிக்க எல்லாமே இருப்பதுபோல ஓர் உணர்வு ஏற்படும். ஆனால், இந்த நூலை நகைச்சுவை உணர்வும், காதலும் இழையோட எழுதியிருப்பதால், படிக்க சுவாரஸ்யமே ஏற்படுகிறது. நோய்க்கூறுகளை சொல்லிய அடுத்த கணமே, அவற்றை எப்படி இயல்பாக சரிசெய்யலாம் என்பதைச் சொல்லிச் செல்கிறார் மருத்துவர். இதுகூட ஓர் உளவியல் பார்வைதான். நோய்களை மட்டும் அல்ல. மலிவான ஆட்கள் கிடைக்கும் தேசமாய் மாறிப்போயுள்ள அவலத்தையும் சொல்கிறது. கொடுப்பதை வாங்கி விட்டு வேலை செய்ய 1000 ஜிகாபைட் இயந்திரங்கள் 120 கோடிப்பேர் உள்ளதைச் சொல்லி, பன்னாட்டு கம்பெனிகளுக்கு பட்டுக்கம்பளம் விரிக்கும் உள்நாட்டு நிறுவனங்கள், அரசுகள் பற்றியும், சூழலியல் சிதைவுகள் பற்றியும் இந்த நூல் பேசுகிறது. எதிர்காலத்தில், கிரிக்கெட்டில் மேற்கிந்தியத் தீவு அணி வேண்டுமானால் இருக்கும். தீவு இருக்குமா என்று தெரியாது என்று சொல்கிறது.

பயணங்களின்போது நல்ல திரைப்படங்களைப் பாருங்கள் என்கிறார். நல்ல புத்தகங்களை வாசித்தால், ஆயுள் கூடும் என வாசகர்களுக்கு மட்டுமல்ல, நோயை குணப்படுத்தும் மருத்துவர்களுக்கும் சேர்த்தே கூறுகிறார். பறை இசை என்பது இழவுக்கு அடிக்கும் இசையல்ல. உழவுக்கும், உடலுக்குமான கொண்டாட்ட ஒலி. அமெரிக்க தமிழ்ச் சங்கங்களின் தேசிய

கீதமாக பறை இசை ஒலிப்பதை மகிழ்ச்சியுடன் வரவேற்கிறார். பறை இசை மன அழுத்தத்தைக் குறைக்கிறது என்று சொல்லும்போது, மனம் குதூகலிக்கிறது. திருமண வீடுகளில், நண்பர்களோடு, சுற்றத்தாரோடு சேர்ந்து ஆடிப்பாடி மகிழுங்கள் என்று உற்சாகமூட்டுகிறார். காத்திருத்தல் பற்றிய கட்டுரை அருமையான கவிதை. காத்திருத்தல் என்பது எவ்வளவு சுகம். 3000, 4000 மூலிகைகளை மோந்து பார்த்து, சுவைத்துப் பார்த்து, அந்தச் சாறு இறங்கிய 3000 மனிதர்களின் முகங்களைப் பார்த்து, விழி பார்த்து, நாடி பார்த்து சொன்ன சித்தர்களின் காத்திருத்தலை விவரிக்கும்போது, சித்த மருத்துவத்தின் மகத்துவம் புரிகிறது.

இடையிடையே, இவரது அப்பாவின் பழைய அட்லஸ் சைக்கிள் கேரியரில் நம்மை அரூபமாய் உட்காரவைத்து திருநெல்வேலி ராயல் டாக்கீஸுக்கு அழைத்துச்செல்லும்போதும், அசோக் பிளேடு கொண்டு எட்டாவது முறை அவர் சவரம் செய்வதைப் பார்க்கவைக்கும்போதும், பழையதை தயிர்விட்டுப் பிசைந்து, தொட்டுக்க லட்சுமி விலாஸில் வாங்கிய பக்கடா பொட்டலத்தை வைத்துக்கொள்வதை வர்ணிக்கும்போதும், என்னைப்போன்ற திருநெல்வேலிக்காரன்களின் விழியோரம் நீர் கோர்ப்பதைத் தவிர்க்க முடியாது.

நோய்களைப்பற்றி எழுதும்போதே, தேவதேவனின் கவிதையைச் சொல்கிறார். வண்ணதாசனின் கதையை, வேள்பாரியின் நினைவை, புதுமைப்பித்தனின் ‘காஞ்சனையை’ அடேங்கப்பா... மனிதர் எவ்வளவு வாசிக்கிறார் என்று வியக்கவைக்கிறது.

இவை எல்லாமும்தான் இந்த நூலின் சுவை! இதை எழுதிக் கொண்டிருக்கும்போது, பின்னணியில் ராஜாவின் இசையில் ஜென்சி பாடிக்கொண்டிருப்பது கேட்கிறது.

அன்புடன்,

இரா.நாறும்பூநாதன்

திருநெல்வேலி

19 நவம்பர், 2019

இரவு 11:05 மணி

முன்னுரை

ஒரு சின்ன அயர்ச்சியும், சற்றே தூக்கலான எரிச்சலும், அவசியமில்லாத கோபமும் நிறைந்த நாற்பதுகள் சந்திக்கும் உலகம் அழுத்தமாகவும் விசித்திரமாகவும் எல்லாவற்றையும் விட கூடுதல் அச்சமாகவும் இருப்பதை நான் நாற்பதைக் கடந்தபோது நன்றாக உணர முடிந்தது. சில நண்பர்களை நோயால் இழந்தது, சில நட்புகள் தம் குடும்ப வாழ்வில் தினம் புழுங்கிக்கொண்டிருந்தமையைப் பார்த்தது, பரபரப்பான மனத்தோடு, பாதுகாப்பற்ற உணர்வைப் பிசைந்து, மூட்டுவலியாய், முதுகுவலியாய், உறக்கமின்மையாய் அடையாளம் மாற்றிக்கொண்டு, மருத்துவ ஆலோசனைக்காக என்னை சக மனிதர்கள் அணுகும்போதுதான், நாற்பதுகளின் பிரச்னைகளை சற்று விரித்துச் சொல்லவேண்டுமே என தோணிற்று.

குளித்துவிட்டு இடுப்பில் துண்டைக் கட்டிக்கொண்டு, தனக்குத் தெரிந்த தன் சின்ன தொப்பை அசைவை, நடனமென நினைத்து ஆடிக்கொண்டே, தன் வழுக்கைத் தலையில் வகிடை எடுக்க கஷ்டப்பட்ட அப்பாவின் நாற்பதையும், 'சுடிதாரும் நைட்டியும் சினிமாக்காரிகள் மட்டுமே போடக்கூடியது. வீட்டில் நீ எப்படி?' என பார்க்கப்பட்ட குரூர சமூகத்தின் குறுக்குத் தெருவில், அதை ஒரு நாள் மட்டும், வீட்டோடு அணிந்து பார்த்து மகிழ்ந்த அவளின் நாற்பதையும்

அருகில் இருந்து பார்த்த எனக்கு, இன்றைய நாற்பதின் அழுத்தங்களுக்கும் விரிசல்களுக்கும் புழுக்கங்களுக்கும் நோய்களுக்கும் புதிதாய் காரணங்கள் பிறந்திருப்பதை உணர முடிந்தது.

மருத்துவனாய்ப் பார்க்கையில், வலியோடு கொஞ்சம் அறச்சீற்றமும் வரத்தான் செய்கின்றது. சக மனிதனாய்ச் சந்திக்கையில் சங்கடப்படுத்துகின்றது. எட்டி, அண்ணாந்து, உற்று என இதே வயதின் தூர தேசத்து மனிதர்களைப் பார்க்கும்போதும், நுட்பமாய், உளவியலாய் ஆலிவர் சேக்ஸ் மாதிரி, வில்லியனூர் ராமச்சந்திரன் மாதிரி நரம்பு உளவியலாய் சொன்னவர்களின் ஆய்வுகளைப் படித்தபோதும், நாற்பதின் நோய்ப்பிடியும் மரண எண்ணிக்கையும் சற்றே அதிகரிக்கின்றது என்கிற இந்திய மருத்துவ புள்ளியியல் கூறுகளைப் படித்த பிறகும், கண்டிப்பாய் இதனை எழுதியே ஆகவேண்டும் எனத் தோன்றிற்று. எதைப் படித்தாலும் அம்மாவிடம் சொல்லி, அவள் தட்டிக்கொடுத்ததை தோள் பையில் தூக்கிப்போட்டுக்கொண்டு, பள்ளியில் போய் பரவசமாய் பேசிய பழக்கம். அம்மையைப்போலவே எழுத்துக்கு எனக்கு ஆனந்த விகடன்தானே! அதன் ஆசிரியர் குழாமை ஒரு தேநீர் சந்திப்பில் பகிர்ந்தபோது, ‘எழுதுங்களேன்’ என எப்போதும் போல் அழைப்பு.. அம்மை என்றைக்கு காதை மூடிக்கொண்டிருக்கிறாள்? ஆனந்த விகடனும் எனக்கு அப்படித்தான். இன்னா நாற்பது பிறந்தது!

'இன்னா நாற்பது' விகடனில், நான் எழுதிய ஐந்தாவது தொடர். "சார் நாங்க எல்லாரும் வேறு வேறு பகுதியில் வாழ்கின்றோம். கிட்டத்தட்ட எல்லோருக்குமே 45-ல் இருந்து 50 வரை வயசாகிறது. ஒரே நேரத்தைத் தேர்ந்தெடுத்து ராஜா பாட்டுக்கு நடனம் ஆடுகின்றோம் சார்! கொஞ்சம் பிபி கூட குறைகின்றது" என பெயர் தெரியாத அந்த வாசகியின் குறுஞ்செய்தி, ஆறாம் திணை படித்துவிட்டு வந்து "தினைப்பாயசம் செய்துபார்த்தோம் சார்! நல்லா இருக்கு. சந்தோஷிகூட சாப்பிட்டாள்" என ஏழு வருடம் முன்பு கிடைத்த அதே செய்தி தந்த சந்தோஷத்தைத் தந்தது. கோவை விமான நிலையத்தில் சந்தித்த இன்னொரு வாசகர், "இதே விமான நிலைய சம்பவமாக நீங்கள் எழுதிய தோள்சாய் உறக்கம், என்னை விழிக்கவைத்துவிட்டது. இப்பகூட நாங்க இரண்டு பேரும் ஊட்டிக்குப் போக வந்திருக்கோம். ஹனிமூனுக்கு அப்புறம் இப்பத்தான்" என்று சொல்லியதில் இன்னோர் உயிர்மெய் உருவாகிவிட்டது என சின்னதாய் திருப்தி. "டாக்டரே! முக்கோணக்காதல் கதை மாதிரி காதலின் முக்கோணம் பத்தி ஸ்டூவர்ட் சொன்னதை இவ்ளோ எழுதியிருக்கீங்க.. ஈர்ப்பு குறையாம இருக்க இவ்ளோ மெனக்கெடல் வேணும்போலையே" என்ற தொலைபேசி பகிர்தலில், இன்னா நாற்பது சில புள்ளிகளை துவக்கியிருப்பது சந்தோஷப்படுத்தியது.

ஒவ்வொரு வாரமும் விகடன் வெளியான வியாழன் மாலையில், ஞாயிறு காலையில் வரும் குறுஞ்செய்திகளில் முக்கியமானது தமிழ் ஆய்வாளர் ஏ.ஆர்.வெங்கடாசலபதியோடதும், பாளையில் பள்ளி ஆசிரியை சத்தியாக்காவோடதும். "ஏன் அதுக்குள்ளே முடிச்சிட்டீங்க?" என இருவருமே கேட்டபோதில் நல்ல விஷயம் துவங்கிற்று என்ற நிறைவு எனக்குள். "நாற்பதுகள் நல எரிச்சலுடனும், நசுங்கும் அழுத்தத்துடனும் திரியவேண்டியதில்லை. வாழ்வு நாற்பதிலும் துவங்குகிறது" எனச் சொல்ல விழைந்து பகிர்ந்தவைதான், 'இன்னா நாற்பது.' ஒவ்வொரு வாரமும் செதுக்கித் தந்த ஆசிரியர் குழு, வழக்கம்போல் மிகச்சிறப்பாய் லே-அவுட் செய்த பாண்டியன் சார் குழுவினருக்கும், ஒவ்வொரு வாரமும் இந்தக் கட்டுரையை இன்றைய கணினி தலைமுறைக்குக் கச்சிதமாய் எடுத்துச்சென்ற விகடன் டி.வி-யின் சிபி, ஆவுடையப்பன் குழுவினருக்கும், மீண்டும் விகடன் பிரசுரத்திலேயே நூலாய் வெளியிட முன்வந்த விகடன் பிரசுரத்தாருக்கும் நன்றியும் வணக்கங்களும் அன்பும்!

- மருத்துவர் **கு.சிவராமன்**

தொடர்புக்கு: *herbsiddha@gmail.com*
தொலைபேசி: 044-43550990, 43550660

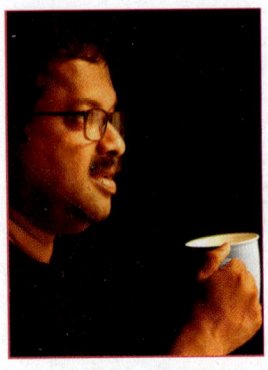

மருத்துவர் கு.சிவராமன்

பாளையங்கோட்டை அரசு சித்த மருத்துவக் கல்லூரியில் பட்டப்படிப்பும், தஞ்சை தமிழ்ப் பல்கலைக்கழகத்தில் முனைவர் பட்டமும் பெற்றவர்.

சிறந்த சித்த மருத்துவரான இவர், சென்னையில் முகப்பேர் பகுதியில் ஆரோக்கியா மருத்துவமனையை நடத்தி வருகின்றார். 25 ஆண்டுகளாக தமிழகத்தின் முன்னோடி சித்த மருத்துவமனையாக திகழ்கின்றது இவரது சித்த மருத்துவமனை.

உடலுக்கு நலம் பயக்கும் உணவுகள் (Functional Foods) குறித்து, கடந்த பத்து ஆண்டுகளாக ஆய்வுகள் செய்து வருகிறார். உலகின் பல நாடுகளுக்கும் பயணம் செய்து, சித்த மருத்துவம், மூலிகை, உணவு குறித்த ஆய்வுக் கட்டுரைகள் சமர்ப்பித்துள்ளார்.

இவரது 'வாங்க வாழலாம்' என்கிற நூல், 2006-ம் ஆண்டுக்கான தமிழக அரசின் சிறந்த நூலுக்கான விருதைப் பெற்றுள்ளது. இவர் எழுதிய 'ஏழாம் சுவை', 'ஆறாம் திணை' (பாகம் 1 & 2), 'சுற்றமும் சூழலும் நட்பும்', 'நலம் 360', 'ஆறுசுவையும் அஞ்சறைப்பெட்டியும்', 'நாட்டு மருந்துக் கடை', 'மருந்தென வேண்டாவாம்', 'உயிர் மெய்', 'உயிர் பிழை' ஆகிய நூல்கள் விகடன் பிரசுரமாக வெளிவந்துள்ளன.

சுற்றுச்சூழல் ஆர்வலர். தமிழகம் மட்டுமல்லாது உலகெங்கும் சென்று உணவு, சூழல், ஒருங்கிணைந்த மருத்துவம் குறித்து தொடச்சியாக கருத்துரை ஆற்றி வருகிறார்

இந்த நூல்...

இன்னாவும் இனியதுமாய் சொல்லி
உடன் பயணிக்கும் தோழி, மனைவி ராசலட்சுமிக்கு...

1

குறைந்தபட்சம், மூன்று ஆண்டுகளாவது, நான் 39 வயதிலேயே 'தங்கி' இருந்திருப்பேன். '40 ஆயிடுச்சு' என்று சொல்வதில் எனக்கும் பெரும் தயக்கம் இருந்ததுண்டு. 40 வயதைத் தொட்ட பலருக்கும் இந்த அனுபவம் இருக்கலாம். வயதைக் கேட்டால், "லேட் 40ங்க" என்று நாகரிகமாகச் சொல்லும் அழகுப் பாட்டிகள் சிலரை நான் பார்த்திருக்கிறேன்.

"அங்கிள், 12-பி பஸ் போயிருச்சா?" என்று எங்கேனும் ஓர் இளைஞி கேட்டுவிட்டால் பதற்றம் சூழ்ந்துகொள்கிறது. வீட்டுக்கு ஓடிவந்து வழக்கமாக ஜட்டி பனியன் தொங்கப் போடப் பயன்படுத்தும் டிரெட் மில்லில் ஓடி, 5 கிலோ தம்புல்ஸை மூச்சிரைக்க நகர்த்தி, கை வீங்கி பனியனைக் கழற்றவும் மாட்டவும் ஆள்தேடிய வரலாறு பலருக்கும் இருக்கலாம். "அங்கிள்... என் அகராதியிலேயே இல்லாத, எனக்குப் பிடிக்காத அசிங்கமான வார்த்தையாக்கும்" எனக் கொக்கரிக்கும் புதுச் சித்தப்பன்கள் நகர்ப்புறத்தில் அதிகம். ஆம்! நாற்பது, அநேகமாய் நம்மில் பலருக்கும் பிடிக்காத வயதுதான். இருபதைக் கொண்டாடிய மாதிரி நாற்பதைக் கொண்டாடுவதில்லை யாரும்.

‘நாற்பது பிறந்தாலே நாயின் குணம்’ என்பார்கள். அதோடு, உடல் பற்றிய கவலை வேறு... இந்த வயதை அழகாக, ஆரோக்கியமாக, ஆனந்தமாக நகர்த்துவது எப்படி...? இது ஒட்டுமொத்த உலகமும் யோசிக்கும் முக்கியக் கேள்வி. கடந்த ஆண்டு இறுதியில்கூட உலக சுகாதார நிறுவனம் *Global Health Challenges-2018* அறிக்கையில் “நாற்பதை ஒட்டியவர்களே நாள்பட்ட நோய்களில் அதிகம் சிக்குகிறார்கள்” என்று கற்பூரம் அணைத்துச் சத்தியம் செய்திருக்கிறது. வயோதிக வியாதிகள் எல்லாம் வாலிப வியாதியாக மாற்றம் கொள்ள, வாலிபர்கள் சிட்டுக்குருவி லேகியம் தேடிய காலம்போய், சிக்ஸ் பேக்குக்காக ஜிம்மைத் தேட ஆரம்பித்துவிட்டார்கள்.

“நாற்பதில் மாஸ்டர் செக்கப் செய்யணும்ங்கிறது நம்ம சாங்கியம். செஞ்சே ஆகணும். இல்லைன்னா சாமி கண்ணைக் குத்தும்” என ஆபீஸில் பக்கத்து சீட் பெண் யதேச்சையாகச் சொல்லித்தொலைக்க, “சார்! நீங்க ஏன் இந்த காம்போ ட்ரை பண்ணக்கூடாது?” என்று வளைக்கும் ரத்த சோதனைக் கம்பெனிகளின் மாஸ்டர் பிளானில் சிக்கி, ரிசல்ட்டைப் படிக்கும் மருத்துவர், ‘சிக்கிட்டாண்டா’ எனச் சிரிப்பது நாற்பதுகள் பார்க்கும் மருத்துவரிலக்கணம்.

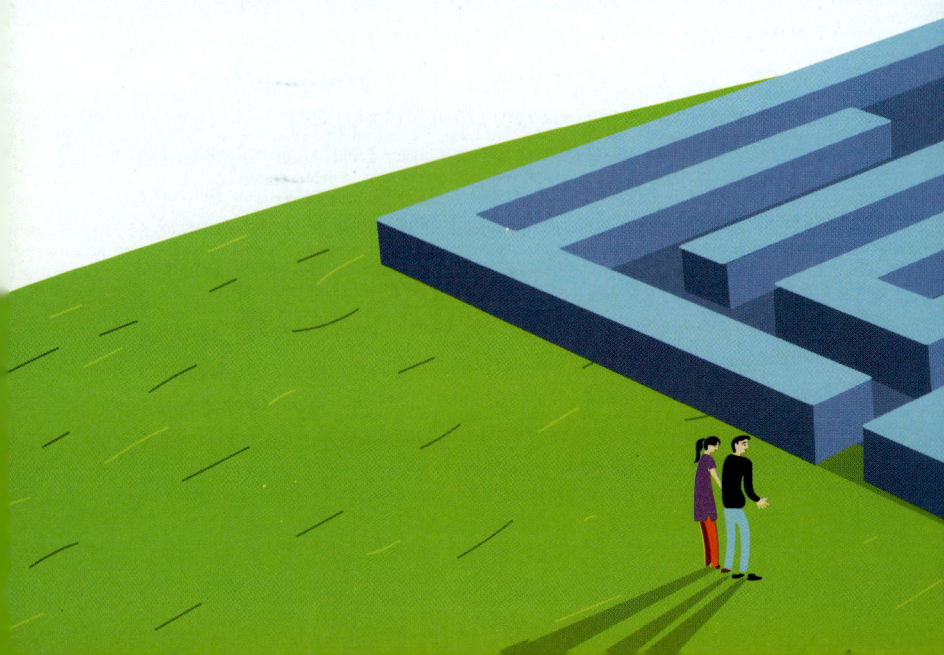

‘பெருசா ஒண்ணுமில்லை... சுகர் லைட்டா பார்டர் தாண்டுது, இனி சர்க்கரை வேணாம்’னு சொன்ன மாத்திரத்தில், டாக்டர் பாகிஸ்தான் ராணுவம் போலாவதும், நாம் அந்தரத்திலிருந்து விழுந்த அபிநந்தன் போலாவதும் இயல்புதான். அதோடு, “சிறுநீரில் லேசா புரதம் காட்டுது... பி.பி இருக்கா என்ன?” எனக் கேட்கையில் இதயம் எக்குத்தப்பாக எகிறிக்குதிக்கும். “இனி உப்பு வேண்டாம்... கொழுப்பைக் குறைச்சுக்கணும். அடுத்த தபா நீங்க வர்ரச்ச ஆஞ்சியோ பண்ணிடலாம். அப்புறம், இந்த ஈரல் கொழுப்பு துளி கூடுதே, ஆல்கஹால் உண்டோ..?” என அடுக்கடுக்காக அடுக்க... மொத்த சீனும் மாறிப்போயிருக்கும். ஜீன்ஸ் பனியனைக் கழற்றிவிட்டு, தோஹாவின் அரபு வணிகர் மாதிரி ஆஸ்பத்திரி கவுன் மாட்டி, வாயில் 15-16 தெர்மாமீட்டரைச் செருகி வைத்திருப்பதுபோல ஃபீலிங் வரும். பினாயில் வாசத்தோடு ஊதா கவுன் போட்டு நர்ஸ் வேஷத்தில் மனைவியும், வார்டுபாய் மாதிரி அவசரத்தில் பிறந்த பத்தாங்கிளாஸூம் நிற்பர். ஆமாம். நாற்பது, கண்ணசந்தால் நோயாளியாக்கும் வயது.

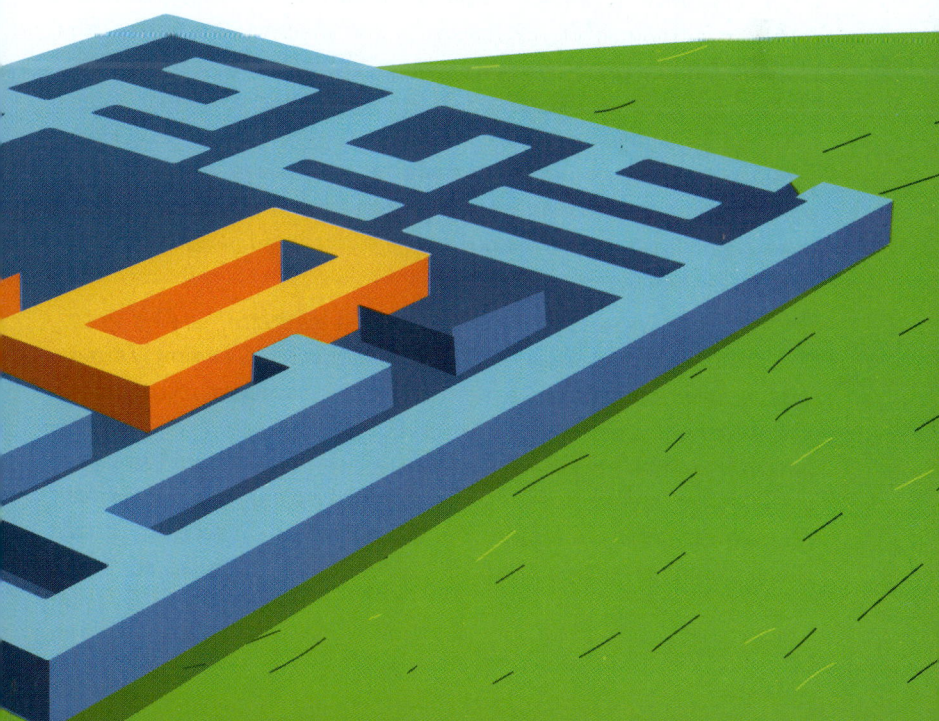

நம் அப்பாவின் நாற்பதுகளில் இவ்வளவு நோய்ப் பிரச்னை இருக்கவில்லை. சுகரெல்லாம் பணக்காரருக்கு வருகிற வியாதி. பசிக்கும்போது, முந்திரிப்பருப்பை வறுத்துத் தின்பவருக்கு வருவது. அவர்கள் பார்த்த, கேன்சர் வந்த இரண்டே இளைஞர்கள், ‘வாழ்வே மாயம்’ கமல்ஹாசனும், ‘பயணங்கள் முடிவதில்லை’ மோகனும் மட்டும்தான். இன்று, புதிய நோயாளி அட்டை பெறும் அத்தனை பேரும் அநேகமாய் நாற்பதுகள்தாம்.

ஏன்? என்ன நடக்கிறது இங்கே?

நம் முந்தைய தலைமுறையின் நாற்பதுக்கும், நம் நாற்பதுக்கும் வாழ்வியலின் ஒவ்வொரு கூற்றிலும் ஏகப்பட்ட வித்தியாசங்கள். இலையில் போடும் இட்லியிலிருந்து, காற்றில் இருக்கும் *suspended particles* அளவு வரை எல்லாவற்றிலும் வேறுபாடு. நம் அப்பாவின் நாற்பதில், ஏழாம் முறையாக ஷேவிங் செய்த 25 பைசா அசோக் பிளேடை எட்டாவது முறைக்காகப் பாதுகாப்பாய் பட்டர் ஷீட்டில் வைத்திருப்பார். அந்தப் பணி முடிந்ததும், நம் பென்சில் சீவ, பத்திரமாய் ஒரு வருடம் வீட்டிலிருக்கும். நாம், நம் நாற்பதில் நான்கு பிளேடை ஒரே பிடியில் நிறுத்திச் சவரம் செய்யும் உலகத்தரமான அல்ட்ரா மாடர்ன் பிளேடை 350 ரூபாய்க்கு வாங்கி, பயன்படுத்திய மாத்திரத்தில் தூர எறிகின்றோம். தூர எறிந்த அந்த நெகிழிக் குப்பையின் ஏதோ ஒரு பாலிவினைல் கூறு, எங்கோ ஒருவனுக்கு ‘லிம்போமா’வைத் தருகிறது. ஒரு பெரும் கும்பலுக்கு ஏராளமாகக் காசை உருவாக்கித் தருகின்றது. சவரம் செய்த அசோக் பிளேடு முதல், சவாரி செய்த அட்லஸ் சைக்கிள் வரை அத்தனையும் அந்தக்கால நாற்பதுக்கு நலம் தந்தது.

“தசரதனுக்கும் கேராதான் நரைச்சுதாக்கும்” எனத் தன் வெள்ளிப்பனி படர்ந்த காதோர நரையைப் பெருமையாகக் காட்டியவர்கள் நம் அப்பாக்கள். “ஷேவ் பண்றச்ச மீசையைக் கவனிக்கமாட்டீங்களா? லெப்ட் லேட்டரலா 3-4 முடி நரைச்சு என்னைக் கேவலப்படுத்துது” என்கிற ராஜமாதாவின் வசனத்தை உள்வாங்கி, “இந்த அம்மோனியா, பெட்ரோல் பென்சீன் எல்லாம் இல்லாத ஹேர் டை இருக்கா?” என நமது நாற்பது வயது கேட்டு அலைகின்றது. அநேகமாகப்

பாதி வாழ்வைக் கடந்திருக்கின்றோம் என்ற உடலின் எந்த அடையாளத்தையும் நாம் பெற விரும்பவில்லை. அன்றைய நாற்பதில் பூப்போட்ட சட்டைகூட ஆண்களுக்கு அசிங்கம். அதெல்லாம், நம்பியாருடன் தண்டால் பஸ்கி எடுக்கும் கபாலியும் மொட்டையும் மட்டுமே போடுவார்கள்; அல்லது திருந்துவதற்கு முன் வில்லன் போடும் சட்டை அது. இன்று முழங்காலில் கிழித்த ஜீன்ஸையும், பையன் அலமாரியிலிருந்து எடுத்த சட்டையையும் நம்மால் போடமுடிகிறது.

என் அம்மா ஒரே ஒருமுறை நைட்டி போட்டு (அப்போது அதற்குப் பெயர், மாக்ஸீ) பால் வாங்கப்போனதில் ஒட்டு மொத்தத் தெருவும் பதறிப்போய் புறணி பேசியதை மறக்க முடியாது. அந்த ஒருநாளைக்குப் பின் அவர் தன் 65 வயதில் ஆஸ்பத்திரியில் இருந்தபோது ஒருமுறை நைட்டி போட்டிருந்ததாக ஞாபகம். அன்றைய நாற்பது, அலுவலகம் விட்டுவந்த கையோடு, கைலியோ வேஷ்டியோ கட்டி ஈஸி சேரில் உட்கார்ந்து, காலையில் வந்த தினமணியில் ‘ஏ.என் சிவராமன் என்ன எழுதியிருக்கார்?’ என்று படித்துக்கொண்டே, சுவரில் சாய்ந்து வீட்டுப்பாடம் எழுதிக்கொண்டிருந்த பிள்ளைகளைக் கண்காணிக்கும். இன்றைய காட்சி வேறு. பதினேழு பாக்கெட் உள்ள, பையனுடைய டவுசரை எடுத்துப்போட்டுக்கொண்டு, சோபாவில் கோணலாகப் படுத்துக்கொண்டு, ‘வாட்ஸ் அப்பில் புளூ டிக் வந்துவிட்டதா?’ என மூன்று நிமிடத்துக்கு ஒருமுறை பார்த்துக்கொண்டு, ‘தொலைக்காட்சியில் டாட்டாவின் ஷேர் ஏறுகிறதா?’ என்பதை என் நாற்பது கண்காணிக்கிறது.

நம் அம்மாக்களின் நாற்பதுகளைவிட இன்றைய பெண்ணின் நாற்பது இன்னும் வலி நிறைந்தது. ஜன்னலுக்கு வெளியே உள்ள உலகத்தை அன்று அவள், பாரதிராஜாக்களிடமும், பாலகுமாரன்களிடமும் மட்டுமே கேட்டறிந்திருந்தாள். சீறிவந்த கோபமும் அழுகையும் பதற்றமும் கடந்து போகும்வரை, தனக்கான பிரச்னைக்கும், நிற்கப்போகும் மாதவிடாய்க்கும் உள்ள தொடர்பு அவளுக்குத் தெரியாது. ஸ்டோர் ரூமின் இருட்டில், எப்போதோ கிடைத்த அவசர முத்தத்தை அழித்துவிட்டு, “வீட்ல வயசுக்கு வந்த புள்ள இருக்கான்னு தெரியாதா?” எனப் போலியாகவோ, போதாமையாகவோ

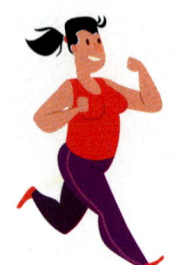

விலகி நின்று வெட்கி ஓடியதில் அவள் நலம் சற்று சரியாகவே இருந்தது. அல்லது சரியாக இருந்ததுபோல அவள் இருந்தாள்.

இன்றைய பெண்களின் நாற்பது அப்படியில்லை. என்னதான் 'பாப்ஸ்மியரி'ல் கருப்பைப் புற்று இல்லை எனத் தெரிந்தாலும், மாதவிடாய்க்கு முந்தைய மார்பு கனத்தலிலும் அது 'பைபிரோ அடினோமா'வா… 'மார்பகப் புற்றா' என கூகுளில் தேடிக் கொண்டிருக்கிறாள். 'கருஞ்சீரகத்தை வறுத்து சாப்பிடணுமா? கசாயம் போடணுமா?' எனப் பக்கத்து இருக்கைப் பெண்ணிடம் பேசிக்கொண்டிருக்கிறாள். "எங்கிட்ட பேசுறதுன்னா உங்களுக்கு டயம் இருக்காது; மனசு இருக்காது; ஏன் இப்ப மூஞ்சிகூட இருக்கிறதில்லை; அவளோட பேசமட்டும் எல்லாமே இருக்கே. போன்லயே அப்படி இளிச்சு இளிச்சுப் பேசுறீங்க…" என நடுராத்திரியில் கணினியில் வேலை செய்து கொண்டிருக்கும் கணவனிடம் புலம்புவது, அவர்கள் இருவருக்கும் non communicable disease பட்டியலில் கர்ச்சீப் போட்டுவைக்கும்.

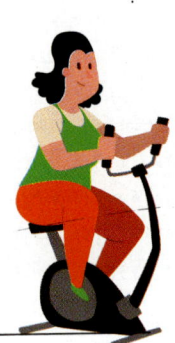

'கண்ணுக்குக் கீழே என்ன கறுப்பு வளையம்?'

'முகத்தில் ஏன் இப்படி சாம்பல் திட்டு?'

'என்னதான் யோகா, ஜிம்னு போனாலும் ஏன் சிசேரியன் தொப்பை சரிந்து தொங்குது?'

'குறுக்கும் முதுகும் நோகுதே… இது கால்சியம் குறைவா, பிரசவத்துக்கு முதுகில் போட்ட இன்ஜெக்‌ஷன் வலியா?'

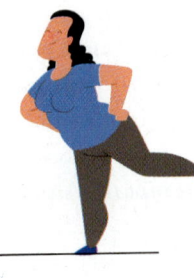

'எந்த நேரமும் கண்ணுக்குப் பக்கத்தில் வைத்து மகள் வாட்ஸ்அப்பில் நோண்டுகிறாளே, அந்தப் பையனுடன் எதனாச்சும் லவ்வாயிருக்குமோ?'

இப்படிப் பல கேள்விகளுடன், பல்லைக் காட்டும் பக்கத்து சீட், 'மியூச்சுவல் ஃபண்டில் பணம் போடலையா என்ன' என அறிவாளியாய்க் கேட்கும் ஆபீஸ் தோழி, 'அப்படி என்ன வேலையைக் கிழிக்கிறா'ன்னு தெரியலை அவனும்தான் மாடா உழைக்கிறான்... வந்தா அவனுக்கு ஒரு காபி போட்டுத்தரத் தெரியலை... ஆபீஸ் விட்டு வந்ததும் சாஞ்சு படுத்துக்கறா' என டி.வி சீரியல் பார்த்துக்கொண்டே, யாரிடமோ விஷம் கக்கும் மாமியார் என இவ்வளவு பேரையும் கடந்து இன்றைய பெண்ணின் நாற்பது நசுங்குகிறது.

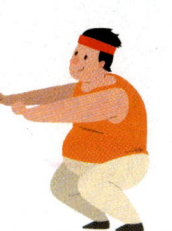

அன்றைய நாற்பது எல்லாவற்றிலும் உசத்தி என ஒரேயடியாகச் சொல்லிவிட முடியாது. சரியாக நாற்பதாவது வயதில், வயிற்று வலியில் தடாலடியாய் எடை குறைந்து செத்துப்போன பக்கத்து வீட்டு ராணி அத்தையின் வயிற்றில் என்ன இருந்தது என 'பேரியம் மீல் எக்ஸ்ரே' எடுத்து அந்த அரசு ஆஸ்பத்திரியில் பார்த்தார்களா என எனக்கு நினைவில்லை. "சார்... இது அல்சர் வலி இல்லை. இதயத்துல மாரடைப்பு வர்ற மாதிரி, இரைப்பைக்கு உள்ள போற ரத்த நாடி அடைச்சிருக்கு. ஸ்டென்ட் வெச்சா காப்பாத்திடலாம்" என வயிற்று ரத்த நாடியில் ஸ்டென்ட் வைத்து மரணத்தின் கடைசிக்கட்டத்தில் காப்பாற்றப்பட்ட பெண்மணியை எனக்கு இந்த நாற்பதில் தெரியும்.

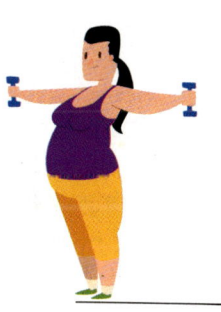

நாற்பது வயது அப்பாக்களின் காதல்மொழி எதையும் எப்போதும் யதேச்சையாகக்கூட நம்மில் பலர் கேட்டிருக்க வாய்ப்பில்லை. காதல் வேண்டாம்; குறைந்தபட்சம் அம்மாவுக்காக எப்போதேனும் சின்னதொரு கரிசன வார்த்தையாவது வந்து விழுந்திருக்குமா

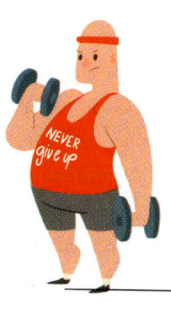

என்றால், நிச்சயம் வாய்த்ததில்லை. ஆனால், இன்றைய நம் நாற்பது வேறு. தாமரையிடம், தபூசங்கரிடம் கடன் வாங்கியாவது மனைவியின் பிறந்த நாளுக்குப் பிதற்றியிருப்போம். எழுத்தாளர் ஜே.கே, ஒரு முறை கொலை வெறியாய் தன் அப்பாவைப்பற்றிப் பேசியது எங்கோ படித்த ஞாபகம் இருக்கிறது. "ஏன் அப்பா மீது அப்படியொரு கோபம்?" என்றபோது, "திருப்பி அடிக்கவே முடியாத வலி தெரியுமா அந்த வேதனை..." என விளக்கியிருந்தார். "அப்பா என்கிற ஸ்தானத்துக்காகவே, நானும் என் அம்மாவும் அவர் செய்த அத்தனை வன்முறைகளையும் 16 ஆண்டுகள் தாங்கிக்கொண்டிருந்தோம். அந்த வலி உங்களுக்குத் தெரியாது" என்றார். இன்று நாற்பதின் ஆணாதிக்க வன்முறை கணிசமாய்க் குறைந்திருப்பதாகத்தான் தோன்றுகிறது. இப்போது பிரச்னை வேறு. அதைத்தான் அடுத்தடுத்த அத்தியாயங்களில் அலசப்போகிறோம்.

அன்றைய நாற்பதில் அவர்களுக்கென தனிமைகள், அந்நியோன்யங்கள் அநேகமாய் இருந்ததில்லை. வீட்டின் ஒரே அறை... பகலில் பட்டாளையாயிருக்கும்; இரவில் அதுவே படுக்கையறை; காலையில் வரவேற்பறை; மாலையில் படிக்கும் அறை. எல்லா இரவிலும் என் பெற்றோருக்கு நடுவே நானோ, நான்கு நாள் கழித்து நடக்கப்போகும் நேர்முகத்தேர்வுக்கு ஊரிலிருந்து வந்த நாத்தனாரோ, ஒன்றுவிட்ட ஓர்ப்படியோ கட்டாயம் படுத்திருந்த காலச்சூழல் அது. நாற்பதுகளின் காதலையோ, கரிசனத்தையோ, யாருக்கும் தெரியாமல் காட்டிக் கடந்த சமூகம் அது. வலியுடன் கடந்தனரா, வழியில்லாமல் கடந்தனரா எனத் தெரியாது. வலிமையுடன் கடந்திருக்கிறார்கள் என்பது மட்டும் நிச்சயம்.

"யே! அதெல்லாம் ஒண்ணுமில்லை புள்ள... லேசா சீழ்கட்டி, நாளைக்குச் சீழை எடுத்துட்டா மறுநாள் சரியாப்போகும்" என முதுகில் பழுத்து வீங்கிய கட்டியைத் துச்சமாகப் பார்த்த மனோவலிமை அன்றைய நாற்பதுக்கு அதிகம். இன்றைய நாற்பதோ, யதேச்சையாய் தான் வளர்த்தெடுத்த செல்லத் தொப்பையைக் கண்ணாடியில் உற்றுப்பார்க்கும்போது, 'இது பீர் தொப்பையா, இல்லாங்காட்டி, நீர் எதனாச்சும் கட்டி ஈரல் வீங்கி, சிறுநீரகம் சுருங்கி...' எனக் கற்பனையை விரிய

விட்டு, அதற்கும்மேல் கற்பனை செய்ய அஞ்சி, 'ஐயோ...' எனக் கண்ணாடியை விட்டு நகர்ந்து கூகுளில், 'யார் பிரபலமான வயிற்று டாக்டர்' என முகத்தில் வியர்வையுடன் தேடத்தொடங்கும்.

மொத்தத்தில், நாற்பதுகள் மிகக் கவனமாகக் கடக்க வேண்டிய காலகட்டம் இது. வாழ்வின் இதிகாசத்தில், நாற்பதுகள் நோய்க்காண்டமாக உருவெடுத்துள்ள பொழுதில் நாமிருக்கின்றோம். இந்த நோய்க்காண்டத்தில் கும்மிபாடும் எனக் கருதும் பல நோய்களுக்கு இன்றளவில் தடுப்பு மருந்து உணவு, வாழ்வியல் மற்றும் அந்த நோய் குறித்த தெளிவான விழிப்புஉணர்வு மட்டும்தான். நாற்பதுகள் சந்திக்கும், சந்திக்கப்போகும் உலகைச் சற்று விசாலமாகப் புரிந்துகொண்டுவிட்டாலே, அதை எதிர்கொள்வது எளிது. 'இன்னா நாற்பது...' நாற்பது வயதின் உடல், உள்ளம் இவற்றின் நகர்வுகளை, அதில் துளிர்க்கும் நலச்சவால்களை, மன வெதும்பல்களைக் கொஞ்சம் அலசி ஆராய்ந்து ஆற்றுப்படுத்த முனையும் முயற்சி.

காதோரம் தொடங்கும் நரை, ரத்தத்தில் உயரும் இனிப்பு, வாழ்வில் தொடங்கும் கசப்பு, காதலில் ஏற்படும் பிறழ்வு, காமத்தில் விலகும் இயல்பு, முகத்தின் சுருக்கம், மனதின் இறுக்கம், தோள் சாய்ந்து தொலைவது, கரம் பற்றி நகர்வது, நுனிக்கண்ணில் கசிந்து அழுவது, நோயின்றி மகிழ்வது... ஏன், எட்ட நிற்கும் எமனையும் எட்டி உதைத்துச் சிரிப்பது என எல்லாவற்றையும் பேசுவோம்.

2

'இன்னா நாற்பது' அதிகம் பேசப்போவது இனிப்பின் சில கசப்பான பக்கங்களைத்தான். உடல் வசீகரம், உள்ளத்தின் தன்முனைப்பு, துருதுருப்பு, மகிழ்ச்சி என அத்தனை துள்ளல்களையும் மெல்ல மெல்லத் தொலைக்க வைக்கும், உணவின் அதீத இனிப்பு. எல்லோரும் நினைப்பதுபோல இந்த நிகழ்வு சர்க்கரை நோயாய் மட்டுமல்ல, உளவியல் நோயாய், மெல்ல சத்தமில்லாது வளரும் புற்றாய், பலகீனமாய், காதலையும் காமத்தையும்கூட மறக்க வைக்கும் சங்கடமாய் வந்துசேரும்.

இனிப்பு ஆபத்தானதுதான். ஆனால், அவசியமானதும்கூட. சின்னதாகத் தும்மல் போடவேண்டுமென்றாலும், மூளையைச் செதுக்கி ஒரு காதல் கதை எழுதவேண்டும் என்றாலும் உடலுக்கும் மூளைக்கும் வேண்டிய ஆற்றலைத் தருவது இனிப்புதான். அந்த இனிப்பு, தும்பைப்பூவின் காம்புக்குழலுக்குள், தென்னை, பனை, கரும்பின் குருத்துக்குள் ஒளிந்திருந்து, நாம் அதைத் தேவைக்கு உறிஞ்சியவரை நாற்பதுகளுக்கு நலமாகத்தான் இருந்தது. குலாப் ஜாமூன் உருண்டைக்கு மேலே கன்ஃபெக்ஷனரி சுகர் எனும் நுண்ணிய

சர்க்கரைத் துகள்களையும், சாக்லேட்டுக்குள் மக்காச்சோள இனிப்பையும் கொட்டியதில்தான், கணையம் பேய் முழி முழித்து மந்தமாகிப்போனது.

போதாக்குறைக்கு, சமீபமாக வெளிவந்த ஆய்வறிக்கைகள், சர்க்கரைநோய்க்கு இதுவரை சொல்லப்பட்ட இனிப்புக் காரணங்களைத் தாண்டி, காற்று மாசுபடுதலை முக்கியக் காரணமாகச் சொல்லியுள்ளன. அப்பா மரபு, அல்வா மரபு, மன அழுத்தம், செல்லத்தொப்பை... இவை மட்டுமல்ல, காற்றின் குப்பைகூட சர்க்கரை நோய்க்குக் கணிசமான காரணம் என்கிறது இந்த ஆய்வு முடிவு. அதுமட்டுமல்ல, விரல்களில் நடுக்கத்தையும், நடையில் பதற்றத்தையும், விழிகளில் நிலைக்குத்திய பயத்தையும் உருவாக்கும் நடுக்குவாதம் எனும் பார்க்கின்சோனிசம் முதல் பக்கவாதம் வரை காற்று மாசு காரணமாவதை உலக சுகாதார நிறுவன அறிக்கை உரக்கச் சொல்ல ஆரம்பித்துவிட்டது. 70 வயதில் வந்த இந்த பார்க்கின்சோனிசம் இப்போது சிலருக்கு

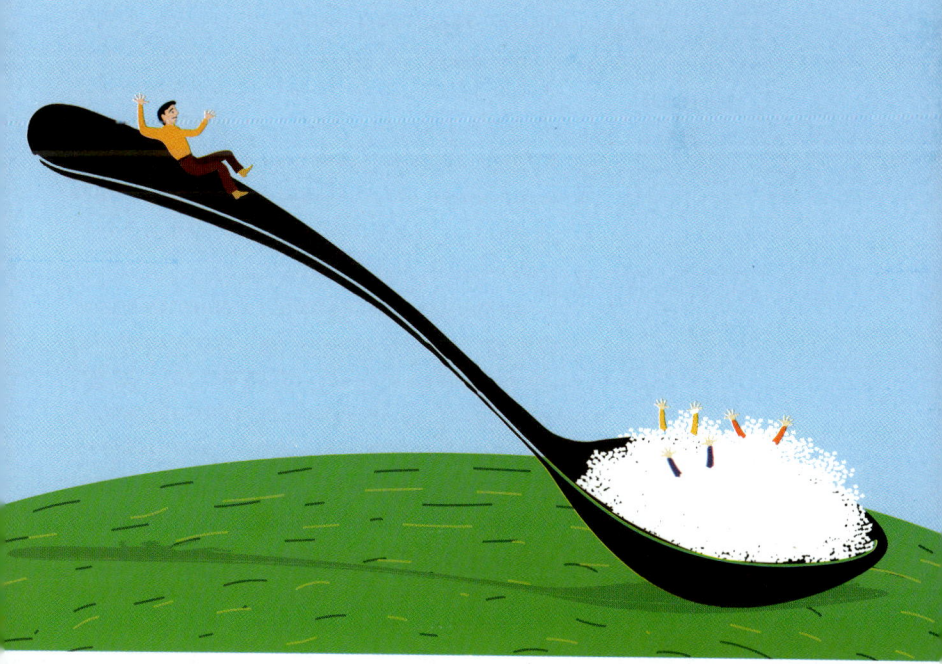

40-ல் வந்திருப்பது வலி நிறைந்த கசப்பான உண்மை. என்ன காரணம்..? காற்றில் கலந்து நிற்கும் ஆபத்தான துகள்களின் (Suspended Particle) அலகு 40 முதல் 50 வரை இருக்கலாமாம். நம்மூரில் அது, 250-300 இருக்கிறதாம். அந்த மிதக்கும் துகள்கள் நம் ஒவ்வொரு சுவாசத்திலும் நுரையீரலிலும் மூளையிலும் ரத்தத்திலும் கணையத்திலும், விதைப்பை, சினைப்பை என எல்லாவற்றுக்குள்ளும் போவதுதான் பேரிடரானதற்கான காரணம்.

இனி தலைக்கவசம் தலைக்கு மட்டுமல்ல... நம் முகத்தையும் சேர்த்து மறைக்கிற மாதிரி போட்டால், கணையத்துக்கும் மூளைக்கும் நரம்புக்கும்கூடக் கவசம். நடுத்தர வர்க்கத்தின் 20-களில் தொடங்கும் இருசக்கர வாகனப் பயணம், அடுத்த 20 ஆண்டுகளுக்குத் தினசரி அத்தியாவசியமாகிறது. கணினிப் பையோ, காதலியோ முதுகில் இனிதாய் இடிக்க இடிக்கத் தொடங்கும் இந்த ஓட்டம், “இதுக்குமேலே நகர்ந்து நான் உட்காரணும்னா பெட்ரோல் டேங்கில உக்காந்துதான் ஓட்டணும்... எடையைக் குறையேன்” எனத் திட்டிக்கொண்டே 40-களில் பயணம் செய்யும் ஆண்களுக்குக் காற்று மாசுபடுதல் காரணமாகவோ, வாழ்வியல் மாசுபடுதல் காரணமாகவோ இனிப்பு சத்தமில்லாமல் ரத்தத்தில் ஏறத்தொடங்குகிறது.

கணையம்

நாற்பதுகளில் இனிப்பு வாராதிருக்க, பத்து வயதிலிருந்தே பராமரிப்பு அவசியமாகும் தருணம் இது. இருபதிலிருந்தே இனிப்பு வாராதிருக்கக் கூடுதல் மெனக்கெடலைக் கொடுத்தாக வேண்டும். ஸ்கூல் விட்டு 3 மணிக்கு வந்த உடனே, முழுதாய் மூன்று மஃபின்களை விழுங்கும் நகர்ப்புறத்துக் குழந்தைகள் இன்று அதிகம். ‘ஏல, கோலிக்காவா, பம்பரமா... நீ எதல

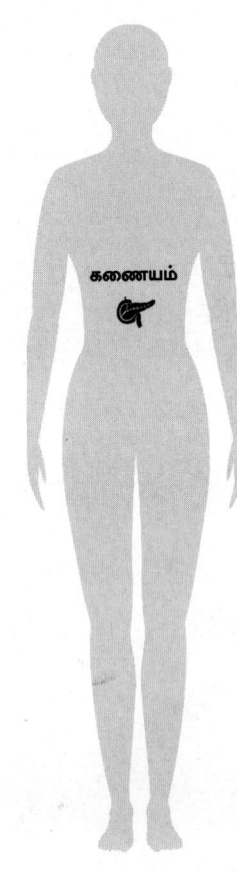

எடுத்துட்டு வாரே?' என, என் ஊரில் அன்று என்னிடம் கேட்ட குழந்தைகளின் குழந்தைகள், 'நீட் கோச்சிங் நீ எங்கல போறே, எனக்கு நாலு மணிக்கு பிட் ஜீ கிளாஸ் சமாதானபுரத்துல' என அவங்க மக்காக்களிடம் பேசுவதை நெல்லைக்குப் போகும்போதெல்லாம் கேட்கிறேன். இந்த மஃபின் மன்னர்களும், கோச்சிங் கோழிகளும் நாளைய மருத்துவரா, ஐ.ஐ.டி-யன்களா... எனக்குத் தெரியாது. ஆனால், சொச்சம் பேர் இனிப்பு நோயாளிகள். மிச்சம் பேர் மன நோயாளிகளாகும் வாய்ப்பு மிக அதிகம்.

'இனிப்பு உடலை வளர்க்கும்' எனச் சித்த மருத்துவ சூத்திரம் சொன்ன காலத்தில் கணையம் கண்டுபிடிக்கப்படவில்லை. ஆனால், சொன்ன விஷயங்கள் பல, இன்றைய சர்க்கரை நோயின் பின்னூட்டமாக வரும் நோய்களெனச் சொன்ன அறிவியலோடு ஏராளம் ஒத்துப் போகின்றன. உடலின் குறுக்குவாட்டில் கிடக்கும் கணையம், சர்க்கரை நோயிலிருந்து நம்மைக் காக்கும் மிக முக்கிய உறுப்பு. 'கணையத்தின் பணி, சாப்பிட்ட பலவற்றை ஜீரணிப்பதும், அதில் பிரியும் சர்க்கரையைச் சரியாக செல்லுக்குள் தள்ளி ஆற்றலை அளிப்பதும்தான்' எனக் கண்டறிந்து நூறாண்டு சொச்சம்தான் ஆயிற்று.

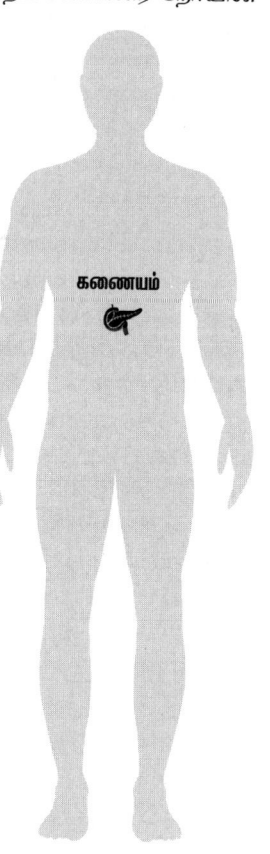

கணையம்

இன்சுலின் கண்டறிந்து சரியாக நூறாண்டுகள் ஆகின்றன. பல மில்லியன் மக்களைக் காப்பாற்றிவரும் மருத்துவ உலகின் மிக முக்கியமான கண்டுபிடிப்பு அது. அது கண்டுபிடிக்கப்பட்ட கதையே சுவாரஸ்யமானது. அறுவைசிகிச்சை மூலம் கணையம் நீக்கப்பட்ட நாய், நிறைய தாகமும் பசியுமெடுத்து, நிறைய சிறுநீர் கழித்து, பின் மெலிந்து,

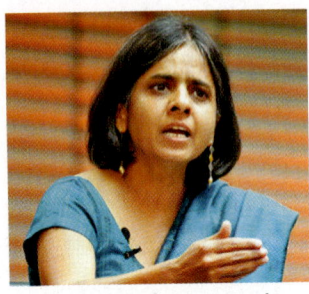

டாக்டர் சுனிதா நாராயண்

கடைசியாக இறந்ததையும் கண்டறிந்த பின்தான் நவீனம் கணையத்துக்கும் சர்க்கரைக்குமான சம்பந்தத்தை அறிந்தது. உடனே, நாய், பன்றியின் கணையங்களை வெட்டிச் சேகரித்து அதன் சத்தைப் பிழிந்துதான் முதலில் இன்சுலினைத் தயாரித்தார்கள். இப்போது அப்படியில்லை. 'ஈ-கோலை' எனும் பாக்டீரியாவின் மூலம் எக்கச்சக்கமாக இன்சுலினைச் சுரக்கச்செய்து பயோரியாக்டரில் பிரித்து எடுக்கிறார்கள். இருக்கட்டும்.

நம் இளைய தலைமுறையின் கணையத்தை நாம் சத்தியமாய்க் காப்பாற்றியே ஆகவேண்டும். அத்தனை துரித உணவும், சொக்கவைக்கும் வெளிநாட்டு இனிப்பும் கணையத்தையே அதிகம் குறிவைக்கின்றன. பத்திலும் இருபதிலும் இதைப் புரிந்து, கவனமாக இல்லாதவரை நாற்பதில் அல்லது அதற்கு முன்னதாகவே சர்க்கரை குறிவைத்துவிடுகிறது.

என்ன செய்யலாம்? உணவிலிருந்தே தொடங்குவோம். இனி வரும் உணவு எப்படி இருக்க வேண்டும் என உலகின் பல குழுக்கள் யோசிக்கத் தொடங்கியுள்ளன. '*EAT Lancet Global Commission*' எனும் அமைப்பு 2050-க்குள் உணவில் பெருமாற்றம் கொணர்ந்தாக வேண்டும் என 32 பக்க அறிக்கையைத் தற்போது சமர்ப்பித்துள்ளது. 16 நாடுகளைச் சேர்ந்த, 37 மருத்துவ, உணவியல் மற்றும் சூழலியல் அறிஞர்களின் மிக முக்கியக் கூட்டறிக்கை அது. நம் நாட்டில் கோக், பெப்சி மற்றும் ரசாயனப் பூச்சிக்கொல்லிகளுக்கு எதிராக முதலில் அறிவியல் குரல் கொடுத்த, 'டவுன் டு எர்த்' நூலின் ஆசிரியரும் 'சென்டர் ஃபார் சயின்ஸ் அண்டு என்விரான்மென்ட்' அமைப்பின் தலைவருமான டாக்டர் சுனிதா நாராயண் அக்குழுவில் இருக்கிறார்.

அந்த அறிக்கையின் சாராம்சம் இதுதான். 'உன்னையும் காப்பாற்ற வேண்டும்; இந்த உலகையும் காப்பாற்ற வேண்டும். இரண்டுக்குமான கொள்கையை ஒவ்வொரு நாடும் முன்னெடுக்க வராவிட்டால், ஐ.நா சபை (*United Nations*

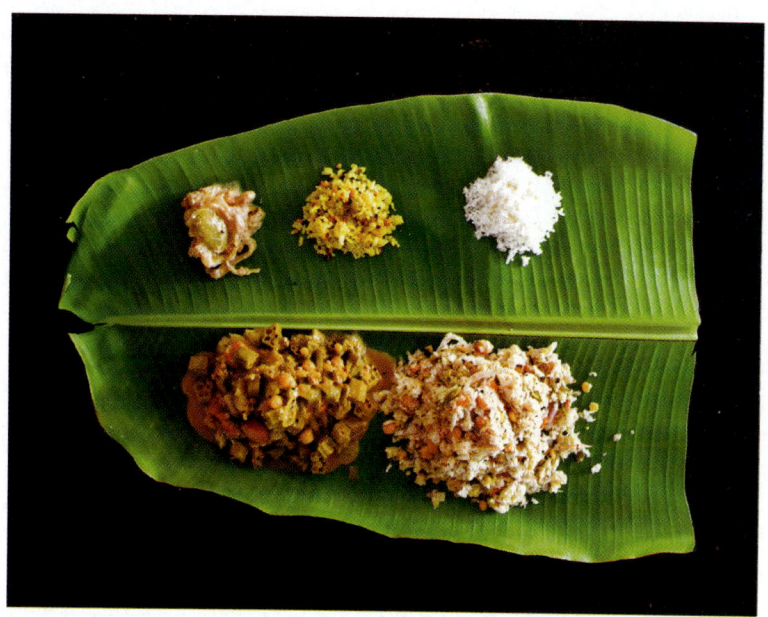

sustainable development goals) ஒப்பந்தம், பாரிஸ் ஒப்பந்தம் இரண்டையும் சத்தியமாக நிறைவேற்ற முடியாது' என்கிறது அந்த அறிக்கை. 'தட்டில் இனி அதிகம் தாவர உணவுகளும் குறைவான மீன் புலால் புரதமும் பரிமாறப்பட வேண்டும்' என்று வலியுறுத்துகிறது அந்த அறிக்கை. 'நேர் சர்க்கரை தரும் தானியங்கள், சிவப்புப் புலால் எனும் இறைச்சி குறைக்கப்பட வேண்டும். உலகின் எல்லாப் பகுதிக்கும் பொதுப்படையான உணவு தவறானது. வாழும் நிலம், உழைப்பு, மரபு, தட்பவெப்பம் எல்லாவற்றையும் கருத்தில் கொள்ள வேண்டும்' என்றும் அந்த அறிக்கையில் கவனப்படுத்தப்படுகிறது. பல விஷயங்கள் அதில் முக்கியமானதாகப்பட்டாலும் "இந்த அறிக்கை, சரியாக ஆராயப்படாமல் வந்திருக்கிறது. 'வேகனிசம்' எனும் பாலில்லா மரக்கறி உணவையும் 'வெஜிடேரியனிசம்' எனும் முழு மரக்கறி உணவையும் முன்னிறுத்துகிறது. மீனைத் தவிர பிற இறைச்சிப் புரதங்களின் பயனை இவர்கள் ஏன் பெரிதாகக் கணக்கில் எடுத்துக்கொள்ளவில்லை?" என்ற சர்ச்சையும் எழுந்துள்ளது. எப்படியாகினும் 'EAT - lancet' அறிக்கை, இனி ஒட்டுமொத்த

நாடுகளின் உணவுக்கொள்கையில் பெரும் தாக்கத்தைத் தரப்போகிறது.

அந்தத் தாக்கம் வரும்போது வரட்டும். நாம் சில தாக்கத்தை இப்போதைக்கு ஏற்படுத்தலாம். உணவுப்பரிமாறலில், தட்டு கரண்டிப் பயன்பாட்டில் தடாலடியாகச் சில மாற்றங்களைக் கொண்டுவந்தே ஆகவேண்டியுள்ளது. சின்ன சைஸ் திருநெல்வேலிச் சொளவு (முறம்) போல இருக்கும் 'அன்னக்கரண்டி'யில் இனி யாருக்கும் சோறு பரிமாறாதீர்கள். சோற்றுக் கரண்டி டேபிள் ஸ்பூனாக மாறட்டும். ஸ்பூனில் துளி துளியாகச் சோற்றைப் பரிமாறிக் களைத்தோ, அதனால் கைக்கு வரும் வலியாலோகூட சோற்றின் அளவு குறையும். முட்டைகோஸ் பீன்ஸ் பொரியலில் சாம்பார் ஊற்றிப் பிசைந்து, தூய மல்லிசம்பாச் சோற்றைத் தொட்டுக்கொண்டு சாப்பிடலாம். முளைகட்டிய பாசிப்பயறு சுண்டலுக்கு, அயிரை மீன் குழம்பினை அளவாய் ஊற்றிச் சாப்பிடலாம்.

ஆம்! இனி இப்படிப் பரிமாறிப்பாருங்கள். 25 வயசுக்கு மேல் இப்படித்தான் பரிமாற வேண்டும். சோறு சிறிய கிண்ணத்திலும் கீரைகளும் காய்களும் அளவுச்சாப்பாடு எடுத்துவரும் குழித்தட்டிலும் இனி இருக்கவேண்டும். பிடிக்காத காயைச் சீண்டாத சேட்டைக்காரப் பிள்ளை மாதிரி சோற்றைச் சீண்டாமல், காய்கறியை மட்டும் சாப்பிட்டு எழுந்தால்கூட, நீர் சமர்த்துதான். 'அப்படியென்றால், சர்க்கரைச் சத்துக்கு?' என அவசரமாய்க் கேட்க வேண்டாம். அத்தனை காய்கறிகளிலும் கணிசமாகச் சர்க்கரை உள்ளது. நாரோடு நாராக இருக்கும் அந்தச் சர்க்கரை மெல்ல மெல்ல ரத்தத்தில் சேரும்; ஆற்றல் தரும்.

இன்னும் என்னென்ன சாப்பிடலாம்... என்னென்ன பழங்கள் எனக்கானவை... நடை... உடை... அனைத்தையும் அடுத்தடுத்து பேசுவோம்.

3

‘மூணு மணி நேரத்துக்கு முன்னால சுட்டு, காய்ஞ்சுபோன தோசையும், தாளிக்காத தேங்காய்த் துவையலும்போல, வாழ்க்கை வறவறன்னு இருக்கு. மீசை மட்டும் வெளுத்துச்சா... இல்லை சாயமே வெளுத்துருச்சா...’ என நாற்பதுகளின் அங்கலாய்ப்பு இல்லாத பெண்கள் நகர்ப்புறத்தில் குறைவு. ‘ஏன் குளுகுளுன்னு மெட்ரோலதான் வரணுமாக்கும்? எவ்வளவு காஸ்ட்லி... நேத்துவரை சாதாரண எலக்ட்ரிக் டிரெயின்லதானே வந்தே... இப்போ என்னாத்துக்கு மெட்ரோ...” என்ற கேள்வியில் வெறுத்துப்போன பெண்கள் சென்னையில் கணிசம்பேர் உண்டு. கொளுத்தும் வெயிலில், நம்பிக்கைகளையும் நான்கு மாதக் குழந்தைகளையும் சுமந்துகொண்டு, பேருந்து அட்டவணை, குட்டி டைரி, வெட்டிவைத்த வெள்ளரி, ஒரு ரூபாய் சைனா பேனா என எளிய பொருள்களை நசுங்கி நைந்து விற்றுக்கொண்டிருக்கும் பெண்களுக்கு சிசேரியனில் தொங்கிப்போன தொப்பையைப் பற்றிக் கவலைகள் இல்லை. ஆனால், சமீபகாலமாகத் தகதகவென எரியும் பாத எரிச்சல் பற்றியும், மாதவிடாய்க்கு முன்னதாக மட்டும் கனக்கும் மார்பு, இப்போது அடிக்கடி

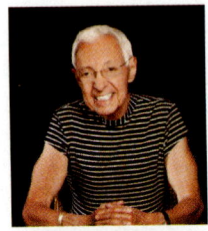

பெர்ன்ஸ்டீன்

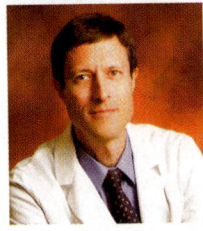

நீல் பெர்னார்டு

கனத்து வலிப்பது பற்றியும் நிச்சயமாகக் கவலை உண்டு. ஒருவேளை புற்றாய் இருக்குமோ என்ற எண்ணம் அவர்களின் இயல்பைக் குலைக்கிறது. ஆனால், வீட்டுக்குப் போனதும் பொரியலுக்கு பீன்ஸை அளவாய் நறுக்குவதிலும், மகனுக்கு முறுகலாய்த் தோசை சுடுவதிலும் அந்த எரிச்சலும் கனத்தலும் மறந்துபோகும்.

நாற்பதில், பெண்ணானவள் நிச்சயம் படு நலமாக இருந்தேயாக வேண்டும். நாற்பதின் ஆணின் நலத்தைவிட, பெண்ணின் நலம் ஒருதுளி உசத்தியாகவே இருக்க வேண்டும். ஏனென்றால், முதியவருக்கு வீட்டில் கொடுக்கும் முக்கியத்துவத்தை முதியவளுக்குக் கொடுக்க நினைக்காத கொடூர சமூகம் இது. நாற்பதில் பெண் தன் உள நலத்தையும் உடல் நலத்தையும் சீராக வைத்திராவிடில் முதுமை, முக்கல் முனகலாய் மாறி வலிக்கும் வாய்ப்புகள் அதிகம்.

முதலில் எடை. திருமணச் சமயத்தில் சிற்றிடையுடன் சிணுங்கித்திரிந்த பெண், நாற்பதில் கன்னம், தாடை, வயிறு என அனைத்திலும் தொப்பை வந்து பென்குயின் போல நடக்க ஆரம்பிப்பதுதான் நலம் நசுங்க ஆரம்பிப்பதன் அடையாளம். உங்கள் தொப்பை எவ்வளவு ஆபத்தானது என சி.டி., எம்.ஆர்.ஐ எல்லாம் எடுத்துக் கண்டுபிடிக்கத் தேவையில்லை. மிகச்சிறிய கணக்கு போதும். தொப்பை - இடுப்பு விகிதம் *(waist hip ratio)!*

அதிகம் சாப்பிடாமல் வயிறு இயல்பாக உள்ள நிலையில், தொப்புளை மையப்புள்ளியாக வைத்து, வயிற்றைச்சுற்றி இஞ்ச் டேப்பால் அளந்துபாருங்கள். அடுத்து, இடுப்பின் (பெல்ட் போடுவது மாதிரி) சுற்றளவை அளந்துகொள்ளுங்கள். இப்போது, வயிற்றுச் சுற்றளவை இடுப்புச் சுற்றளவால் வகுக்க வேண்டும். ஆணுக்கு 0.95-க்கு மேலிருந்தாலோ, பெண்ணுக்கு 0.85-க்கு மேலிருந்தாலோ, இதயநோய், பக்கவாதம் வரும் வாய்ப்புகள் அதிகம் எனச் சொல்கிறது ஹார்வர்டு மருத்துவப் பல்கலைக்கழகம் (நம்ம டாக்டர்கள் சொன்னாங்கன்னா கேக்க

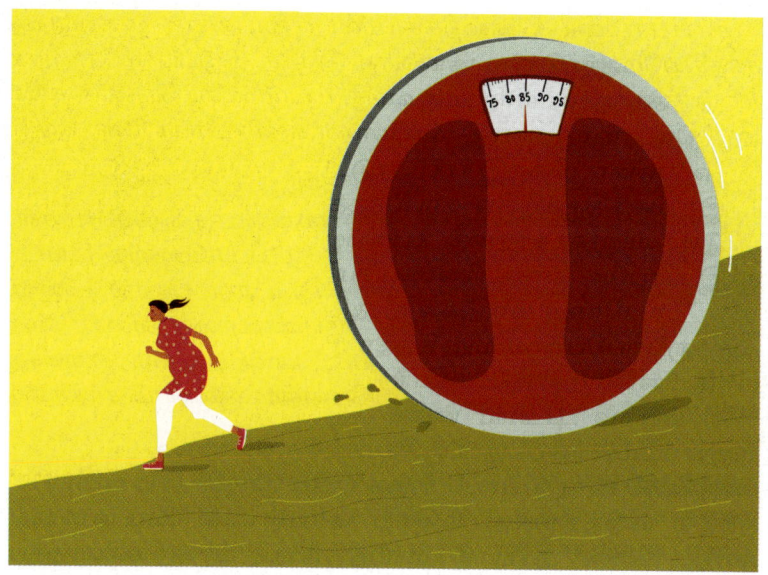

மாட்டாங்க... அதனாலதான் ஹார்வர்டு பல்கலைக்கழகச் சான்று கொடுக்கவேண்டியிருக்கு.

அப்புறம், இன்னொரு முக்கிய விஷயம்... நாற்பது வயதில் குனிந்து நிமிர்ந்து, இடுப்பு அளவை எடுக்கும்போது, கோணல் மாணலாகி பிடிப்பு வர வாய்ப்புண்டு. அதற்கு ஒரு வழி சொல்கிறேன். ஓர் அழகான ஞாயிற்றுக்கிழமையில் சாவகாசமாக கணவர் உதவியுடன் இந்த அளவெடுப்பைச் செய்தால் காதல் பெருகி, தொப்பை குறையும்; சர்க்கரை குறையும்; ஹார்ட் அட்டாக் வராது.

தொப்பைக் கொழுப்பில் இரண்டு பிரச்னைகள் இருக்கின்றன. ஒன்று, தோலுக்கு அடியில் படிந்திருக்கும் கொழுப்பு (Subcutaneous Fat). இன்னொன்று, வயிற்றுக்குள் உறுப்புகளைப் பற்றிப் படர்ந்திருக்கும் கொழுப்பு (Visceral fat). இதில் இரண்டாவது வகைக் கொழுப்புதான் பெண்களுக்கு அதிக பாதிப்பை உருவாக்கும். இந்தக் கொழுப்பு, ஈரலுக்குள், இதயத்துக்குள், மூளைக்குள் டிரைகிளிசரைடுகளைக் கொட்டக் கொட்ட, நோய்க்கான சாத்தியங்கள் கூடுகின்றன.

சாப்பாட்டைக் குறைக்காமல், எடையைக் குறைப்பது சாத்தியமே இல்லை. பீரோவாக இருந்த இடுப்பு ஜீரோவாக மாறுவதால் ஆரோக்கியம் கூடுவது மட்டுமல்ல... பெண்களுக்கு அழகும் கூடி, காதல் வைட்டமின்கள் கணிசமாய்க் கிடைக்கும்.

சாப்பாட்டை எப்படிக் குறைப்பது?

உலகம் முழுக்க, இரண்டு வகையாக எடை குறைக்கிறார்கள். ஒன்று, 'லோ கார்போஹைட்ரேட் கீட்டோஜெனிக் டயட்.' அதாவது, சர்க்கரைச்சத்து குறைவாக உள்ள, புலால் உணவு. கிட்டத்தட்ட பேலியோ டயட். இரண்டாவது வகை 'லோ கார்போஹைட்ரேட் வீகன் டயட்.' பால் பக்கமே போகாத முழு மரக்கறி டயட். இரண்டிலுமே எடை குறையும். சர்க்கரை குறையும். உற்சாகம் பற்றிக்கொள்ளும்.

எது சாத்தியம், எவ்வளவு நாள் எடுக்கலாம் என்பதை யெல்லாம் நீங்களே முடிவுசெய்யாமல், இதுகுறித்த அறிவும் அனுபவமும் கொண்ட, பிரசங்கிகளாக இல்லாத, யதார்த்தமும் மருத்துவ நுட்பமும் பொருந்திய மருத்துவர்களை அணுகி ஆலோசிப்பது நல்லது.

எடை குறைக்க வேண்டும் என முடிவு செய்த மாத்திரத்தில் கார்போஹைட்ரேட் அதிகமுள்ள அரிசி, தானிய வகைகளைக் குறைத்துத்தான் ஆகவேண்டும். " 'ஆறாம்திணை'யில் சிறுதானியம் சாப்பிடச் சொன்னீங்க... இப்போ வேணாங்குறீங்க" என அவசரமாகச் சண்டைக்கு வரக்கூடாது. சிறுதானிய மரபரிசி வகைகள், நோய் வராமல் காப்பதோடு, பல கனிம உப்புச் சத்துகளை இயல்பான உடல்நிலை கொண்டவர்களுக்கு வாரி வழங்கும்தான். ஆனால், 'தடாலடியாக எடையைக் குறைக்க வேண்டும்' என்றால், மிகக்குறைந்த அளவில் தானியமும், அதிக அளவில் மரக்கறி அல்லது புலால் எடுக்கத்தான் வேண்டும்.

பிரசித்தி பெற்ற கீட்டோஜெனிக் உணவியல் வல்லுநர் டாக்டர் பெர்ன்ஸ்டீன் (Dr. Bernstein), வீகன் உணவியல் வல்லுநர் டாக்டர் நீல் பெர்னார்டு (Neal Barnard) போன்றோரின் வழிகாட்டுதல்களில் உலகெங்கும் இப்படித்தான் எடை குறைக்கிறார்கள். நம் ஊரில் அதிக எடைகொண்ட 'நாற்பது' பெண்மணிகள் இதில் பரிச்சயமும் பழக்கமும் உள்ள

ஏதேனும் ஒரு முறையைப் பின்பற்றலாம். புனேவைச் சேர்ந்த டாக்டர் திரிபாதி என்பவர், வீகன் முறையில் ஏராளமானோரின் எடையையும் சர்க்கரையையும் குறைத்துத் தள்ளிக்கொண்டிருக்கிறார். தமிழகத்திலும் பேலியோ அல்லது கீட்டோஜெனிக் உணவுத்திட்டங்கள் மூலம் தடாலடியாக எடையையும் சர்க்கரையையும் குறைக்கும் மருத்துவர்கள் நிறைய பேர் இருக்கிறார்கள்.

கீட்டோஜெனிக், பேலியோ உணவுத் திட்டங்களில், பாதாம், பிஸ்தா, முட்டை, கிரில்டு சிக்கன் போன்ற 'காஸ்ட்லி' உணவுகளைச் சாப்பிடுவதால் நமக்கு முன்னதாக நம் பர்ஸ் மெலிய ஆரம்பித்துவிடும். மரக்கறி வீகன் உணவுத்திட்டத்தில் பட்ஜெட் இந்த அளவுக்கு இல்லை. பலனும்கூட சற்று மெதுவாகவே கிடைக்கும். இரண்டு உணவுத் திட்டங்களையும், அவற்றை பலமாகப் பரிந்துரைக்கும் மருத்துவர்களையும் கொஞ்சம் உற்று நோக்கினால் அதில் வலுவான உணவு அரசியல் கலந்திருப்பதைக் கண்டுபிடிக்கலாம். வீகன் உணவுத் திட்டத்தை யூத விஞ்ஞானிகளும் உலகெங்கும் உள்ள உயர்சாதி/ உயர் குடிமக்களும் உயர்த்திப் பிடிக்கின்றனர். கீட்டோஜெனிக் உணவுத் திட்டத்தை, தென்னமெரிக்க உழைக்கும் வர்க்கம் உயர்த்திப் பிடிக்கிறது. அரசியலை விலக்கிப் பார்த்தால், இரண்டின் அறிவியலிலும் உண்மையும், பயனும் இருக்கத்தான் செய்கின்றன. நம் நாட்டுக்கு, நம் மண்ணுக்கு, நம் உடல் நலத்துக்கு, நம் பர்ஸுக்கு ஏற்ற உணவுத்திட்டத்தைக் கையிலெடுத்து எடை குறைக்க முயல்வது நல்லது.

நிலத்தில் அலைந்து திரியும் நாட்டுக் கோழியிலிருந்து, கிரில்டு சிக்கன் கிடைக்காது. அமெரிக்காவின் கார்கில் (*Cargill*) புரதம் வேண்டும். நம் தேரிக்காட்டில், தரிசு நிலங்களில் மேயும் வெள்ளாட்டிலிருந்து, எடையைக் குறைக்கும் விலங்குக் கொழுப்பு கிடைக்காது. பிரேசிலின் *JBS* கம்பெனியின் கறி, சீனாவின் *WH* கம்பெனியின் கறி வேண்டும். உடலுக்கான புரதமும், ரத்த நாடியின் கொழுப்பைக் குறைக்கும் தரமான ஒமேகாவும் அயிரை மீனில் கிடைக்காது. அட்லாண்டிக் கடல் சால்மன் மீன் வேண்டும். இப்படி ஆரம்பித்தால் நம்மூர் அஞ்சலையின் இடுப்புச் சதையை எப்போதுமே குறைக்க முடியாது. அதேபோல, 'வெந்தயம், பூண்டில் எப்படியப்பா

கொழுப்பு குறையும்... புரோக்கோலியும் ஆலிவ் எண்ணெயும் வேணும். தினையிலும் சாமையிலும் மெலிவது எப்படி... அமெரிக்க கினோவா தானியம்தான் வேணும்' என வீகனர்கள் பேசினால், அவர்களாலும் நம் ஊர் வைஷ்ணவியின் வயிறு குறையாது. உணவுத்திட்டம், உள்ளூர் உணவால், உள்ளூர் மரபால், உங்கள் உடல் நலத்தால் நிர்ணயிக்கப்பட வேண்டும். பொத்தாம் பொதுவாக தீர்மானிக்கக் கூடாது. உங்களைக் கவனிக்கும் வேளையில், உங்கள் மண்ணையும் கவனிக்க வேண்டும். சத்தம்போட்டு எடையைக் குறைத்துவிட்டு சத்தமில்லாமல் இன்னொரு நோயைப் பெற்றிடவும் கூடாது.

காலையில் மங்கள் ஏரியைச் சுற்றி, அநேகமாக ஆயிரம் பேர் நடப்போம். அதிகாலை முதல் ஒன்பது மணி வரை ஏரி வலம் வருவோரில் நூற்றுக்கும் குறைவாகவே பெண்கள் இருக்கிறார்கள். எல்லா ஊர்ப் பூங்காக்களிலும் பெண்கள் நடப்பது குறைவாகவே உள்ளது. கிரிவலத்தில், கோயில் பிராகாரங்களில் மட்டுமே பெண்கள் சதவிகிதம் அதிகமாக உள்ளது. 'ஆறு டு ஒன்பது நான் அடுப்பைப் பார்ப்பேனா... என் இடுப்பைப் பார்ப்பேனா... காலையில அவர் நடக்கப் போறதுக்கு முன்னாடி மூலிகை டீ கொடுக்கணும். வந்த உடனே சூப் கொடுக்கணும்... அப்ப எப்படி நான் நடக்கிறது' என, ஆசையிருந்தும் ஆர்வமிருந்தும் நடையைத் துறக்கும் பெண்கள் நிறைய. 'வீட்டிலேயே மூணு கிலோமீட்டர் நடந்திடுவேன்' என கிச்சனுக்கும் ஹாலுக்கும் நடப்பதைக் கணக்கிலேயே சேர்க்க முடியாது. அவர்கள் ஒருகாலும் மெலிவதில்லை. "நம்ம மாதிரியே பருத்துப்போன சிம்ரன் எப்படி பேட்ட-யில சிக்குனு ஆகி சிலிர்ப்பா ஆடுனா... அவ சினிமாக்காரி, அவளுக்கென்ன" என அலைபேசியில் அடுத்த வீட்டு அக்காவிடம் பேசி அங்கலாய்ப்பதில் துளியும் பிரயோசனம் இல்லை. நடையும் உடற்பயிற்சியும் நாற்பது வயது பெண்களுக்கு மிக மிக அவசியம்.

4

கடந்த ஐந்தாறு வருடங்களில், நம் மக்களிடையே உருவாகியிருக்கும் ஒரு நல்ல விஷயம் நடைப்பயிற்சிப் பழக்கம். நகர்ப்புறப் பூங்காக்கள், காலை நேரத்தில் நாற்பதுக்கு மேற்பட்டவர்களால் நிரம்பிவழிகின்றன. போதாக்குறைக்கு, பூங்காக்களின் வாசலில் வகைவகையான கீரைகளும், ஆவாரம்பூ, செம்பருத்திப்பூ என வழக்கொழிந்த மருத்துவ மலர்களும் புதிதாய்க் குடியேறியுள்ளன. அறுகம்புல்லிலிருந்து பருத்திப்பால்வரை பல உற்சாக பானங்களாக உலா வருகின்றன. கூடவே, ‘எக்கா இதையும் இங்க வச்சு வித்துக்கட்டா?’ என மருந்து போடாத பப்பாளியையும் வெண்டைக்காயையும் அள்ளிக்கொண்டுவந்து கடைபோடும் நம் கிராமத்துச் சகோதரிகளையும் பார்க்க முடிகிறது.

தற்போது நகர்ப்புறப் பூங்காக்களைச் சுற்றி, இப்படி வளர்ந்து வரும் காலைநேரச் சந்தை, கிட்டத்தட்ட நாம் கனாக்காணும் சந்தை. எந்தப் பூங்கா வாசலிலும் பன்னாட்டு சிப்ஸ் பாக்கெட், வெளிநாட்டு புஷ்டி பழங்கள், பளபளப்பான காய்கறிகள் விற்கப்படுவதில்லை. பக்கத்து நிலத்தில் விளையும் கீரையும் காய்கறிகளும் பழங்களும்தான். ‘ரெண்டே

மாசத்தில் உடம்பிளைக்க மாசம் 8000 ரூபாய்க்கு டானிக்', 'கொல்லிமலை அல்லது குவாண்டமாலா மலை குலேபகாவலி மூலிகைகளால் குறுக்கு சிறுக்க வைக்க, 5000 ரூபாய்க்கு கேப்ஸூல்' என்றெல்லாம் சொல்லிக் குறுக்குவழி வணிகம் செய்பவர்கள் அவ்வப்போது தென்பட்டாலும், சீக்கிரம் அவர்கள் காணாமல்போய்விடுகிறார்கள்.

"இதெல்லாம் ஆர்கானிக்கா? இவங்ககிட்ட சர்ட்டிஃபிகேட் ஏதாச்சும் இருக்கா? 'டர்ட்டி'யா இருக்கே? 'ஆர்கானிக்'னு சொல்லி மொத்தமா ஏமாத்துறாங்கப்பா?" என அம்மாவை, அடுத்த வீட்டு மனிதனை நம்பாமல், அமேசானை மட்டுமே நம்பும் படித்த ஆப்பிள்கள், ஆண்டிராய்(ட)ர்களின் புலம்பல்கள் நடையினூடே நம் காதுகளில் கேட்கும். நடைப்பயிற்சி நம் நலத்தை மட்டும் காப்பதில்லை, கொஞ்சூண்டு கிராமிய நலத்தையும் கூடவே சேர்த்துக் காக்கிறது.

சரி... நாம் கொஞ்சம் நடந்துகொண்டே பேசலாம்.

'நான் ஏழு படிக்கையில் என் அப்பாவுக்கு நாற்பது வயது இருக்கலாம். மார்க்கெட், ஆபீஸ், சினிமா பார்க்க ராயல் தியேட்டர் என எல்லா இடங்களுக்குமே சைக்கிள்தான் அவருக்கு. திருநெல்வேலி டவுனிலிருந்து இரட்டை அடுக்குப் பாலத்தின் அடியில் உள்ள சைக்கிள் போகும் வழியில் ஸ்ரீபுரம் அருகே மூச்சிரைக்க ஏறி, பூர்ணகலா தியேட்டர் பக்கம் இறங்குகையில் மட்டுமே அவரும் அவர் சைக்கிளும் விரசலாகப் போகும். மற்ற நேரங்களில் ஆடு கோழியெல்லாம் அவரை முந்திக்கொண்டு செல்லும். மெதுவாய் ஓட்டிய சைக்கிளும் நடையும்தான் அந்தக்கால நாற்பதுகளின் ஒரே வலிமையான உடற்பயிற்சி. ஜிம்முக்குப் போவதை சாமி குத்தமாகப் பார்த்த தலைமுறை அது.

சராசரியாக 8-10 கி.மீட்டர் சைக்கிள் பயணமும், 3-5 கி.மீட்டர் நடையும், அன்றாட வாழ்வின் நகர்வுகளோடு ஒட்டியிருந்தன. சாம்பாரில் ஊறிய இட்லிகளைக் காலையிலும், சட்டி சுடுசோற்றை மதியமும், மீந்த சோற்றைத் தயிரூற்றி இரவும், சாப்பிட்டும்கூட, நம் அப்பா சமூகம், இன்சுலின் போதாமைக்கு நடையும் சைக்கிளும்கூட ஒரு முக்கியக் காரணமாய் இருந்திருக்கக் கூடும். இப்போதைய நாற்பதின்

வாழ்வியல் அப்படியில்லை. இந்தத் தலைமுறையை 'FAANG' நிர்வகிக்கும் தலைமுறை என்கின்றார்கள்.

'FAANG' என்றால் 'ஃபேஸ்புக், ஆப்பிள், அமேசான், நெட்ஃப்ளிக்ஸ், கூகுள்' என்பதன் சுருக்கமாம். நம் பிரபஞ்சம், 'மண்டிணைந்த நிலமும், நிலமேந்திய விசும்பும், வளித்தலையீய தீயும்" என, மண், நீர், தீ, காற்று, ஆகாயமெனும் ஐம்பூதத்தாலானது எனத் தொல்காப்பியம் அன்று சொன்னது. ஆனால், இப்போதைய பிரபஞ்சத்தின் அத்தனை நகர்வுக்கும் இந்த 'FAANG' ஐம்பூதங்கள்தாம் காரணம். இந்த ஐந்தும்தாம் 'நாம் இட்லிக்கு எந்தக் கலர் சட்னி அரைக்க வேண்டும்', 'பையனை நீட்டுக்கு எந்தக் கோச்சிங் சென்டருக்கு அனுப்ப வேண்டும்?', 'ஆய் போகவில்லையென்றால் அமேசானில் எந்த மருந்து வாங்க வேண்டும்?' என எல்லாவற்றையும் தீர்மானிக்கின்றன.

இந்த ஐம்பூதங்கள் செய்த முதல் அநியாயம், நம்மை எதற்காகவும் நடக்கவிடாமல் சோம்பேறியாக்கியதுதான். இந்தப் பூதப்பிடியிலிருந்து தப்பித்து, தினசரி 4-5 கி.மீட்டர் நடந்தே ஆகவேண்டும். காலையோ மாலையோ எப்போது நேரம் கிடைத்தாலும் நடக்கலாம். சித்த மருத்துவமும் சரி, சிர்காடியன் ரிதமும் சரி... மாலை சூரிய அஸ்தமனத்துக்குப் பின்னர் அதிக உடலுழைப்பு, உடற்பயிற்சி வேண்டாம் என்கின்றன. மெல்லக் குறுநடையைச் செய்யலாமே ஒழிய, இரவு 9 மணிக்கு வியர்க்க விறுவிறுக்க ட்ரெட்மில்லில் நடக்க வேண்டாம். அதேபோல, நல்ல திட உணவு சாப்பிட்ட பின்னரும் நடப்பது நல்லதல்ல. யோகாசனமும் சரி, நடைப்பயிற்சியும் சரி... சாப்பிட்டு 2 மணி நேரம் ஆனபின்னர் செய்வதே நல்லது. திரவ உணவென்றால் 30 நிமிடங்கள் கழித்த பின்னர், காலில் ஷூவைக் கட்டலாம். அதேபோல், சர்க்கரை நோயாளிகள் தாழ் சர்க்கரை நிலை வராதிருக்க, சிறிய கோப்பையில் சர்க்கரை-பாலில்லா தேநீர் எடுத்துவிட்டு, அல்லது சற்று ஆற்றல் தரும்படியான சிறு பழத்துண்டுகள், சிறுதானிய (மைதா சேர்க்காத) பிஸ்கட்டுகள் சாப்பிட்டுவிட்டு 20 மணித்துளிகளுக்குப் பின்னர் நடைப்பயிற்சிக்குப் போகலாம்.

நாற்பது வயதில், நடக்கும்போது பாதங்களைப் பாதுகாப்பது மிக முக்கியம். குறிப்பாக, சர்க்கரை நோயாளிகளுக்கு

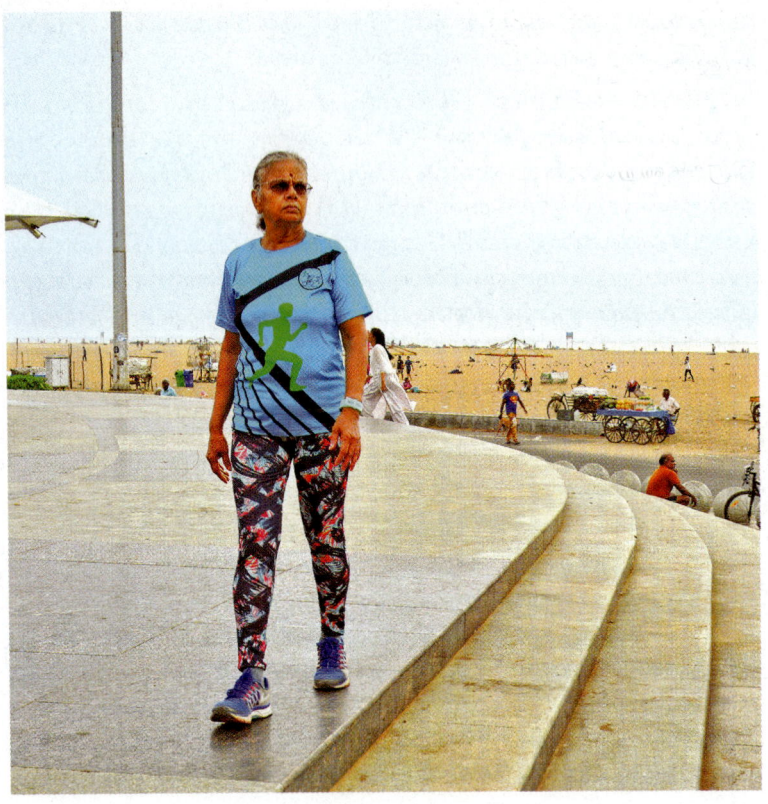

ரொம்பவே முக்கியம். நவகிரக தலங்களில் பிராகாரத்தை நடையாய் நடந்து சுற்றிவந்துவிட்டு கால் முழுவதும் புண்ணாகிப்போய் சிகிச்சைக்கு வந்த சர்க்கரை நோயாளிகள் நிறைய பேர் உண்டு. கோயில் பிராகாரமே என்றாலும் சர்க்கரை நோயாளிகள், காலுறை அணிவது நல்லது. காலுறை அணியும் கட்டாயத்தில் இருக்கும் நாற்பதுகள், காலுறையை உள்ளாடை போல் பராமரிப்பது அவசியம். உள்ளாடையைத் துவைக்காமல் ஐந்தாறு நாள்களுக்குப் போடுவோமா? சாக்ஸை மட்டும் நான்கைந்து நாள்கள் போடும் சோம்பேறி நாற்பதுகள் சொச்சம்பேர் நம் ஊரில் உண்டு. அப்படியானவர்களுக்குச் சொறி, சிரங்கு, படை, பூஞ்சை எனப் பத்து வகையான தோல் நோய்கள் வர வாய்ப்புகளுண்டு.

நடைப்பயிற்சியிலும் சரி, அலுவலகப் பணியிலும் சரி... காலுறை சுத்தம் மிக முக்கியம். 'நடக்கும்போது காலணி வேண்டாம்; அது ஒரு வணிக உத்தி' என வாதிடுவோரும் இன்று உண்டு. அவர்களின் வாதங்களில் சில உண்மைகளும் இருக்கின்றன. வெளிநாடுகளில் 'bare foot walking' எனும் குழுக்களே இருக்கின்றன. 'பாதங்கள் தரையில் பற்றி நடக்கையில்தான் அதன் புற நரம்புகள் தூண்டப்பட்டு ஆரோக்கியத்துக்கு வலுச்சேர்க்கும்' என்கிறார்கள் அந்தக் கருத்தை வலியுறுத்தும் நண்பர்கள். பழக்கமில்லாதவர்கள், ரத்தச் சர்க்கரை அளவினை நன்கு கட்டுப்படுத்திவிட்டு, கால்களுக்கும் பாதங்களுக்கும் உரமேற்றும் தனி உடற்பயிற்சிகளைச் செய்துவிட்டு, அதன் பின்னர் வெறுங்காலில் நடக்கலாம்.

எல்.கே.ஜியில் இருந்தே கழுத்தில் டை, காலில் ஷூ என வளர்க்கப்பட்டு, முதல் பெஞ்சிலேயே காலம் முழுவதும் இருந்து, கெமிக்கல் இன்ஜினீயரிங் படித்து, அங்கேயும் முதல் பெஞ்ச் 'ஞே'யாகவே வளர்ந்து, கேம்பஸ் இன்டர்வியூவில் படிப்புக்குத் தொடர்பில்லாத ஒரு வேலையில் சேர்ந்து, வெளிநாட்டு பேங்குக்கு கோடு எழுதும் குபீர் குமாஸ்தாக்களை

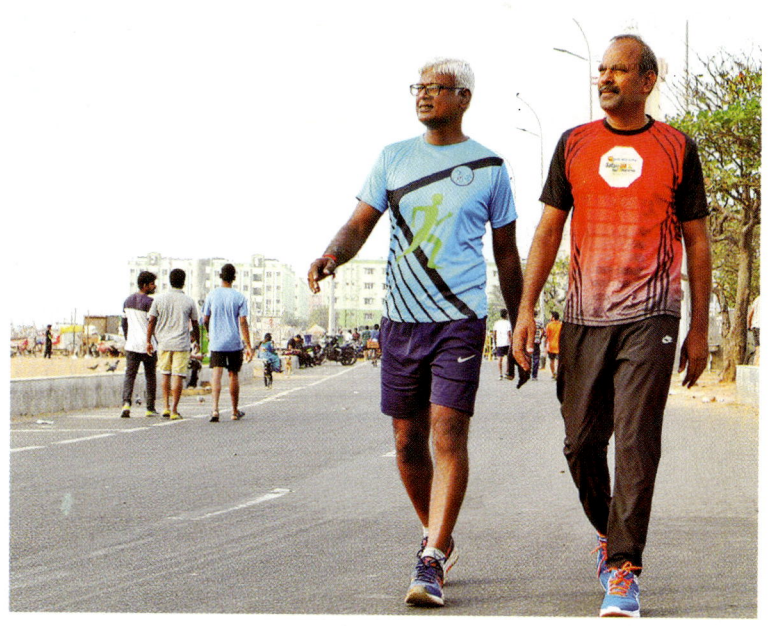

திடீரெனச் செருப்பில்லாமல் நடக்கச் சொன்னால், அவர்கள் பள்ளம், மேடு, பாக்டீரியா, வைரஸ் என பயந்துதான் சாவார்கள்.

முதலில் நடக்கச் சொல்லுவோம். அப்புறமாய் ஷூவைக் கழற்றலாம். நடக்காத நாற்பதுகளுக்கு நோயும் அதிகம். ஆயுளும் கம்மி என்கின்றன ஆய்வு முடிவுகள். சர்க்கரை, ரத்தக்கொதிப்பு, புற்றுகள் வரும் வாய்ப்பு நடைப்பயிற்சி இல்லாதவர்களுக்குச் சற்று அதிகம்தான். 'யானைக்கு ஞாபக சக்தி அதிகம்; அதைச் சீண்டினால், வைத்துச் செய்யும்' எனப் படித்திருக்கிறோம். ஆனால், 'அந்தப் பிள்ளையார் ஃபேமிலிக்கும்கூட அதிகம் மோதகம் சாப்பிட்டால் சுகர் வரும்' எனக் கனவில்கூட யாரும் நினைத்திருக்கமாட்டார்கள். ஆமாம்... நம்மூர் யானைகளுக்கும், கேரளத்து யானைகள் பலவற்றுக்கும் சர்க்கரை வியாதி வருவது கண்டறியப்பட்டிருக்கிறது. அவையெல்லாம், நிறைய ஒண்ணுக்குப்போய் மெலிகிறதா எனத் தெரியவில்லை.

ஆனால், பிரமிக்கவைக்கும் பருத்த ஜீவன்களுக்கு, ஆறாப்புண்களும் இன்னும் பல சர்க்கரை வியாதி அவஸ்தைகளும் வருவதாகக் கால்நடை மருத்துவர்கள் கவலையுடன் சொல்கிறார்கள். மிகச் சாதாரணமாக 15 கி.மீட்டர் வரை நடக்கும் அந்த யானைகளுக்குப் பொங்கலும் புளியோதரையும் 'பனானா சாலட்டும்' கொடுத்து, கொடுத்த காசுக்குக் கும்பிடு போடும் நம்மூர் அரசியல்வாதி மாதிரி ஆக்கியதில், நடக்காத அத்தனை யானைகளும் 'டயாபட்டாலஜிஸ்ட்'களைத் தேடிக் கொண்டிருக்கின்றன. 3-7 டன் வரை எடையுள்ள அவ்வளவு பெரிய வஸ்தாது... தன் எடையில் 6%-7% எடையுள்ள உணவைச் சாப்பிடும் பழக்கம் கொண்டது... நாற்பது வயதில் நம்மைவிடப் படுவேகமாக ஓடக்கூடிய மரபுப் பழக்கமுள்ளது... எந்த மாத்திரையுமில்லாமல், தினமும் சுமார் 100-130 கிலோ சாணம் போடத் தெரிந்த யானைக்கே இந்த கதி என்றால், நடக்காத மனிதனுக்கு நோய் வராதா என்ன..?

நடந்தேயாக வேண்டும்.

உலகத்திலேயே, பொலிவியா மணிக்யூ ஆற்றோரம் வசிக்கும் தென்னமெரிக்க '*Tsimane*' பழங்குடியினருக்குத்தான் மிக

மிக வலிமையான, நோயற்ற இதயம் இருக்கிறதாம். அந்த இதயத்தின் உள்ளே, ரத்த நாளங்களில், கெட்ட கொழுப்புப் படிதல் இல்லை. அதோடு அவர்களின் இதய ரத்த நாளங்கள் மிக வலிமையாக உள்ளனவாம். தி லான்சட் முதலான பல மருத்துவ அறிக்கைகள் இதை உறுதிப்படுத்தியுள்ளன. அதற்கு, அவர்கள் சாப்பிடும் பழங்கள், மீன்கள் தாண்டி தினசரி நடக்கும் 16,000 அடிகள் நடை மிக முக்கியக் காரணமாம்.

நாற்பதுகளின் இதயம் நலமாய் இருக்க, சர்க்கரை நோய் வாராதிருக்க, வந்தாலும் தலைவிரித்து ஆடாமலிருக்க, நாம் குறைந்தபட்சம் 10,000 அடி நடையாவது நடந்தேயாக வேண்டும் என்கின்றன மருத்துவ ஆய்வுகள். அதைக் கணக்கிட்டுச்சொல்ல, பல கைப்பேசிச் செயலிகள் உள்ளன. எல்லா வகைக் கைப்பேசியிலும் இவற்றை இலவசமாகத் தரவிறக்கம் செய்ய முடியும்.

நடக்கும்போது இடையிடையே 30 மணித்துளிகளுக்கு ஒருமுறை அரை டம்ளர் நீரருந்துவது நலம். வீட்டிலிருந்து குட்டி பாட்டிலில் அதைக் கொண்டுவந்துவிடுங்கள். 40-50 வயதுக்குள் இருப்பவர்கள், சர்க்கரை நோயுடனோ, இதய நோயுடனோ இருக்கும்பட்சத்தில், இடையிடையே சிறிதளவு நீர் அருந்துவது திடீர் தாழ்சர்க்கரைக்கு, திடீர் நீர்த்துவக்குறைவுக்கு நல்லது.

தள்ளாமல் பாதுகாக்கும். நடையின் வேகத்தை வைத்து வாழ்நாளைக் கணக்கிட ஆரம்பித்துள்ளனர். ‘நடைப்பயிற்சியின்போது, உங்கள் பேரன், பேத்தி வேகத்துக்கு நீங்கள் நடந்தால், நிச்சயம் சராசரி ஆயுட்காலத்தை ஆரோக்கியமாகக் கடப்பீர்கள்’ என நல்லதோர் ஆய்வு அழகாய்க் கண்டறிந்து சொல்லியுள்ளது. சாதாரணமாக, மணிக்கு 3 கி.மீட்டர் வேகநடை கொண்டவர்களின் ஆரோக்கியம் மிகச்சிறப்பு என்கிறது ஓர் ஆய்வு. நடைப்பயிற்சியின்போது சற்று அதைவிட வேகமாக, 4.5 -5 கி.மீட்டர்வரை இருப்பது நல்லது. உடல் எடையைப் பொறுத்தும் இதயத் துடிப்பைப் பொறுத்தும் இந்த வேகத்தைத் தீர்மானிக்க வேண்டும். நல்ல வேகநடையில்தான் நுரையீரல், இதயத்தின் பங்களிப்பு மிகச்சிறப்பாக இருக்கும். ஜிம்களில்

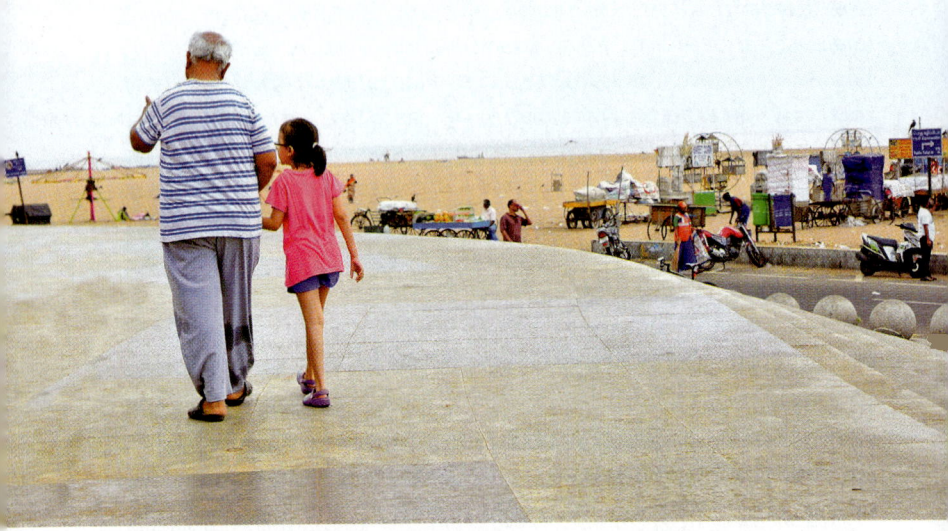

போய் மெஷினில் ஓடுவதைவிடப் பூங்காக்களில் நடப்பது மிக மிக நல்லது. சாலையோரம், வீதியோரங்களில் வாகன ஓட்டம் இல்லாதபோது நடக்கலாம்.

நடக்கும்போது வாட்ஸ் அப்பில் எவனோ எடுத்த வாந்தியை அள்ளிவழித்து அனுப்பும் 'சகதோஷ'ங்களால் சந்தோஷங்களைத் தொலைத்து அந்தக் குப்பைகளைப் பற்றி விவாதித்துக்கொண்டே நடப்பது நல்லதல்ல.

நடை, கிட்டத்தட்ட ஒரு தவம். நடையில் நம் மனம் நம்மோடு கவிதையாய்ப் பேசும். நம் ஆழ்மன அழுக்குகள் எல்லாம் வியர்வையில் வெளியேறும். குடையும் சிக்கல் பலவற்றுக்கு மூளையின் பதிவுகளிலிருந்து புதிய விடைகள் புறப்பட்டு வரும். நடந்து முடிக்கையில், சின்னதாய் ஒரு புன்னகை முகத்தில் பற்றிக்கொள்ளும். ஏதாவது விசேஷம் என்றாலோ, விஷயமே இல்லை என்றாலோகூட மனைவிக்கு அவசர முத்தம் ஒன்றைக் கொடுக்கச்சொல்லி, ஹைப்போதலாமஸை உசுப்பும். இவையெல்லாம் புனைவு இல்லை... அத்தனையும் ஆய்ந்து சொல்லப்பட்ட புதிய அறிவியல் செய்திகள். நாற்பதில் காதல் கொப்பளிக்க, 'அமுக்கரா', 'வயாகரா' என்றெல்லாம் செலவழிக்க வேண்டாம். வியர்க்க விறுவிறுக்க ஒரு நடை நடந்துவிட்டு வந்தால் போதுமாம்!

5

கோபமும் பரபரப்பும் நாற்பதின் மிக முக்கியமான நோய்க் காரணிகள். "பொண்ணு பார்க்கப் போறச்சே 'மௌன ராகம்' ரேவதியாட்டம் இருந்தா... இப்போ 'சந்திரமுகியாட்டம்'ல மாறிட்டா?'' என்று மிரண்டு நிற்பவர்கள் இன்றைய நாற்பதுகளில் நிறைய உண்டு. "ம்... நாங்கூட 'அலைபாயுதே' மாதவன்னுதான் நினைச்சேன்... போகப் போகல்ல தெரியுது, எல்லாத்தையும் குதர்க்கமா பேசிப்பேசியே மட்டம் தட்டுற 'கல்கி' பிரகாஷ்ராஜ்னு" எனக் குமுறும், மெனோபாஸ்க்கு முந்தைய சுற்றில் ஓடும் நங்கைகளும் சமமாய் இங்குண்டு.

வேடிக்கை என்னவென்றால், இருவருமே தங்கள் துணையை முடிவுசெய்தது, வாழ்வின் நுணுக்கங்களை அழகாய்ச் சொல்லும் இலக்கியங்களின் கற்பிதத்தால் அல்ல. எத்தனையோ பிரச்னைகள் இருந்தும் கவித்துவமாய் வாழ்வை நகர்த்தும் நண்பர்களின் நிழல்களிருந்தும் அல்ல. அவர்கள் செலக்ஷன் நடந்த விதமே வேறு. மனம் இறக்கை கட்டிப் பறந்து, புளகாங்கித வெகுசன சினிமாப் புனைவுகளின் போலி பிம்பங்கள் மீதுதான் இவர்களின் திருமணத்தேர்வுகள் முடிவு செய்யப்பட்டன. அவர்கள் துளியேனும் புதுமைப்பித்தனின் 'காஞ்சனை'யையும், வண்ணதாசனின் 'சின்னு'வையும்

வாசித்திருப்பார்களேயானால், வாழ்க்கையைக் கொஞ்சமேனும் புரிந்துகொள்ளும் பயிற்சி கிடைத்திருக்கும்.

இன்றைய நாற்பதுகள் பலருக்கும் வாசிப்பு அனுபவமும், வாழ்வியல் அனுபவமும் மிகவும் குறைவு. இதனால், எதிர்பாராதவற்றை எதிர்கொள்ளும்போது பெரும் வலியைச் சுமக்க நேர்கிறது. பல நேரங்களில் இன்றைய நாகரிக நாற்பதால், குடும்பம் என்பதைக் குதூகலமான கட்டமைப்பாகப் பார்க்க முடியவில்லை.

குடும்பத்தை சுயநலச் சித்தாந்தத்தின் முதல் கட்டுமானமாகவும், அடக்குமுறைகளின் வடிவமாகவும் பார்க்கிற நாற்பதுகள் இப்போது அதிகரித்து வருகிறார்கள். ‘உன் உலகமும் உன்னோடு பயணிப்பவர்களும் வேறு; என்னுடைய உலகம் வேறு’ எனும் ‘லிவிங் டுகெதர்’ சித்தாந்தம் இப்போது நாற்பதுகளை ஆக்கிரமிக்கத் தொடங்கியிருக்கிறது. ஆனால், அதுவும்கூட அதற்குரிய ஒரு வரையறைக்குள் அடங்குவதில்லை. மொத்தத்தில், இயல்பாய் நிகழும் விஷயங்கள் ஏமாற்றங்களாகி, அவற்றை சனிக்கிழமை இரவு, கூட்டமான குடியிலும், வெள்ளிக்கிழமை காலை, கோயில் பிராகாரங்களிலும் மூக்கைச்சிந்தி அழுது கரைக்கின்றனர்.

இவை போதாதென்று, தம்பதிக்கு இடையில் கோபத்தை விதைத்து வாழ்க்கையைப் புண்ணாக்கும் நோக்கத்தில் நிறைய பேர் உலாவுகிறார்கள். அவசரப்பட்டு, நான் நாத்தனாரையும் மாமியாரையும் மட்டும் சொல்கிறேன் என்று நினைத்துவிடாதீர்கள். அவர்களையும் தாண்டி நவீன நாத்தனார்கள், ஓர்ப்படிகள் உலவும் உலகம் இது. ஆமாம்... இதற்குமுன் பேசிய ‘*FAANG*’ எனப்படும் பஞ்சபூதங்கள்தாம் வேறு வேறு வேஷம் கட்டி ஆடி வெறுப்பை வளர்க்கும் புதிய உலகின் உறவுகள். (*FAANG* பற்றி முன் அத்தியாயத்தில் விளக்கப்பட்டுள்ளது). இப்பஞ்சபூதங்களின் பேரன் பேத்திகளான வாட்ஸ் அப், டெலிகிராமில் தினம் காலை ஐந்து மணிக்கே ‘குட்மார்னிங்’ சொல்லி, பாலூற்றும் நபர்கள் நம்மூரில் இருக்கிறார்கள்.

ஐந்து மணி நேரம் அலுவலகத்திலும் எட்டு மணி நேரம் வாட்ஸ் அப்பிலும் பணியாற்றும் இவர்களின் அராஜகம் பெரிதினும் பெரிது. முகம் பார்த்து முனங்கும் மாமியார்,

நாத்தனார் எடுக்கும் ஆயுதங்களைவிட இந்தத் தளத்தில் எசகுபிசகாகப் பயன்படுத்தும் எமோட்டிகான்கள், புளூ டிக்குகள் மிகப்பெரிய அணு ஆயுதங்கள். கொஞ்சம் கொஞ்சமாக குரூப்புக்கே சுகர், பிபி, ஹார்ட் அட்டாக் ஏற்படுத்தி, நின்று கொல்லும் கொடூர ஆயுதங்கள். இதில் நிகழும் மோசமான ஃபார்வேர்டுகளால், இன்னும் சரியாகப் பெயரிடப்படாத மன வியாதிகளில் சிக்கி நாற்பதுகள் தவித்து நிற்கிறார்கள். 'சார்! இந்த அளவுக்கெல்லாம் வாட்ஸப் லோளாங்கியம் எல்லோர் வீட்டிலும் இல்லை சார்' என்போருக்கு ஒரு செய்தி... இன்னும் வாட்ஸ்அப்புக்குள் மூழ்காத, கி.மு.க்களில் பிறந்த தலைமுறைக்கென்றே சீரியல் எனும் கில்லர்களைச் சிறப்பாகச் செய்து அத்தனை தொலைக்காட்சிகளும் நடுவீட்டில் தொங்கவிடுகின்றன.

நம் அப்பா அம்மா தலைமுறையின் கோபமும் வெறுப்பும் எதில் இருந்தன, எந்த அளவில் இருந்தன என யோசிக்கையில், சுவாரஸ்யமாக இருக்கிறது 'சட்னி ஏன் தாளிக்கலே?', 'ஆன்டனாவைத் திருப்பியும் டிவியில சிலோன் ரூபவாகினி ஏன் வரலை?', 'எவ்வளவு தேடியும் மேட்சிங் பிளவுஸ் ஏன் கிடைக்கலை?', 'சம்பந்தி பொங்கல் சீருக்குக் கரும்பு ஏன் வைக்கலை?', 'மாசக்கடைசியில தோசைக்கு ஏன் மாவாட்டணும்?', 'தள்ளி எடுத்த சீட்டுப்பணம் ஏன் இன்னும் கைக்கு வரலை?' என்கிற மாதிரிதான் பெருவாரியான வீட்டுக் கோபங்கள். இந்தக் கோபத்தை எல்லாம் தீர்க்க அவர்கள் யாரும் யோகா கிளாஸுக்குப் போகவில்லை. ஜும்பா ஆடவில்லை. மாறாக, மோர்ச்சோற்றுக்குத் தொட்டுக்கொள்ள பஜ்ஜி போட்டுவிட்டாலோ, அரை முழம் மல்லிகைப்பூ வாங்கிவந்துவிட்டாலோ எல்லாக் கோபமும் மாறிப் போய்விடும். 'இளைச்சுக்கிட்டே போறீங்க... ஒரு கரண்டி கூட போட்டுக்கிட்டாதான் என்ன?' என்கிற குழைவிலும், பதிலுக்கு 'ம்...ம் அதான் மூச்சுமுட்டுதோ?' என்கிற எள்ளலிலும் மிச்சமுள்ள கோபமும் அடையாளமில்லாமல் கரைந்துபோகும். இப்படியான கரிசனத்தைக் கொட்டும் மெனக்கெடலாக, பஜ்ஜி போடவேண்டாம்; 'ஸொமேட்டோ'வில் சொல்லி ஒரு பணியாரம் அனுப்பிவைக்கக்கூட இன்றைய நாற்பதுகளுக்கு நேரமில்லை. மனசை வருடிவிடும் வார்த்தை எள்ளல்களுக்கோ அவர்களுக்குத் துளியும் மனமே இல்லை. பயிற்சியும் இல்லை.

எல்லாவற்றுக்கும் மேலாக, இந்த வாட்ஸ்அப் உரையாடல்கள், ஏகத்துக்கு நாற்பதுகளின் மனதில் சந்தேக வியாதிகளை விதைத்துவிட்டன. மொட்டை மாடியிலும் மாமரத்து மூட்டிலும் அமர்ந்து, இன்லான்ட் கவரின் ஒட்டக்கூடிய பகுதி தவிர்த்து அத்தனை இடங்களிலும் நுணுக்கி நுணுக்கி அன்பைத் தெளித்து, காதலைக் கசிந்துருகி ஊற்றி எழுதிய கடிதத்தை, அவளின் அப்பனோ அம்மாவோ பார்த்துவிடக்கூடாது என நம் குலதெய்வத்தை வேண்டி தபால் பெட்டியில் சேர்ப்போம். அதற்குப் பதில் வரும் என தபால்காரர் வரும்வழியில் நாள்கணக்கில் காத்திருந்த வரலாறு நம்மில் பலருக்கு கண்டிப்பாய் இருக்கும். அதேசமயம், பதில் கடிதம் வரக் காத்திருக்கும் பத்து நாளுக்குள், அந்தக்காலத்துக் காதல் அக்னி முறுக்குக் கம்பிகளாய் இறுகி உறுதியாயிருக்கும். இப்போது அப்படி இல்லை, காதலாயிருந்தாலும் சரி, வெற்று கான்வர்சேஷனாக இருந்தாலும் சரி, நாம் வாட்ஸ்அப்பில் அனுப்பிய கிறுக்கல்களுக்கு 30 விநாடியில் புளூ டிக் வரும். புளூ டிக் வந்த அடுத்த 30 விநாடியில் பதில் வரவில்லை என்றால், அவனை மட்டுமன்றி, அவனின் ஒண்ணுவிட்ட அத்தை பரம்பரை வரை அத்தனை பேரையும் திட்டித் தீர்த்து, ‘அவனுக்கு அன்பு இல்லை, ஃபீலிங் இல்லை’ என்று முடிவுக்கு வந்து, மூன்று நிமிடங்களில் சண்டைகட்டிப் பிரிந்து நிற்கும் வழக்கம் இன்று அதிகம்.

இவையெல்லாம் இளசுகளுக்குத்தானே... நாற்பதுகளைப் பற்றிப் பேசும் இன்னா நாற்பதில் இவையெல்லாம் எதற்கு எனக் கோபம் வேண்டாம். நானும் முதலில் அப்படித்தான் நினைத்திருந்தேன். ஆனால், இன்று வீட்டு நிர்வாகம் செய்யும் அத்தனை நாற்பதுகளுக்கும் ‘புளூ டிக் நரம்பு பலகீன நடுக்குவாத நோய்’ வந்திருக்கிறது. வைரலாய்ப் பரவும் இந்த மன நோய், அதன் தொடர்ச்சியாக ‘கன்னாபின்னா கோப நோய்’, ‘எதற்கெடுத்தாலும் அழுகை நோய்’, ‘குதர்க்கமாகவே பதில் சொல்லும் நோய்’, பக்கத்து வீட்டைப் பற்றியே யோசிக்கும் நோய்’, ‘எக்குத்தப்பான சந்தேக நோய்’ எனப் பல புதிய மனநோய்ப் பட்டியலை உருவாக்கியுள்ளது. இதே நோய்க்கூட்டம் நடுச்சாமம் வரை போனில் உலாவும் அத்தனை ஆண்களுக்கும் உண்டு. இந்த இருபாலர் நோய்களை,

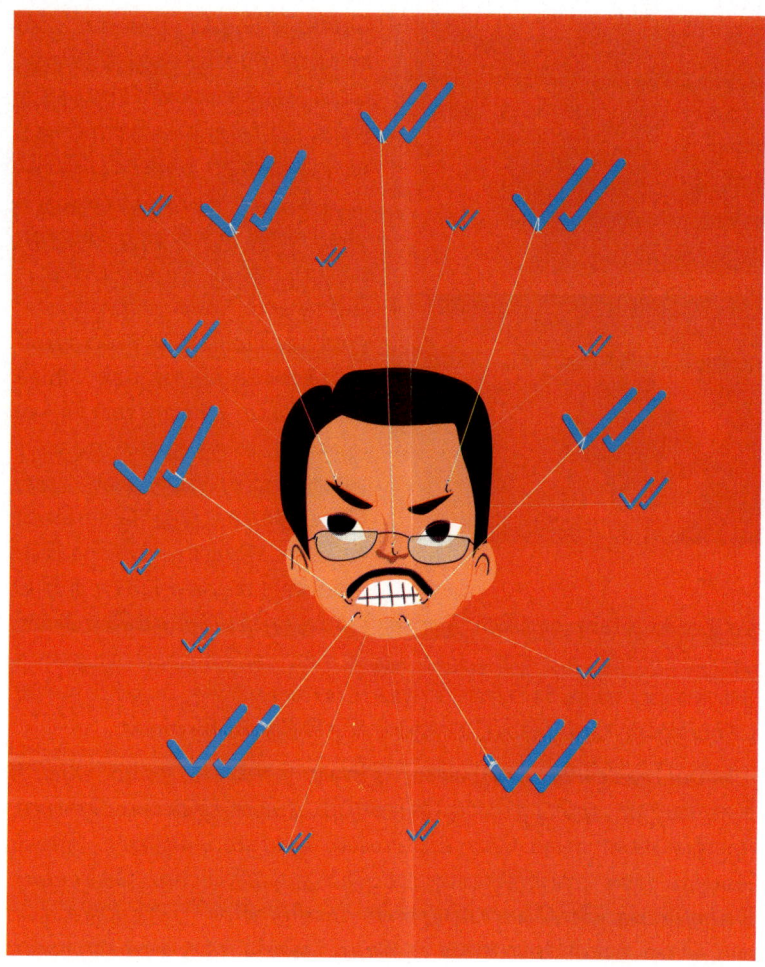

குதர்க்கக் கூட்டணி குரூப்புகள் பாலூற்றி வளர்க்க, கஞ்சா அடித்துவிட்டு 'அஞ்சலை'ப் பாட்டுக்கு ஆடும் சூர்யா மாதிரி நாற்பதுகளின் பலர் திரிகின்றனர்.

'*FAANG*' எனும் புதிய பஞ்சபூதங்களின் பிள்ளைகள் என்றாலும், வாட்ஸ்அப், முகநூல், இணையம், கைப்பேசி எல்லாமே இந்த நூற்றாண்டின் மிகப்பெரிய அறிவியல் கண்டுபிடிப்புகள். 'உயிர் போயே போய்விடும்' என்று

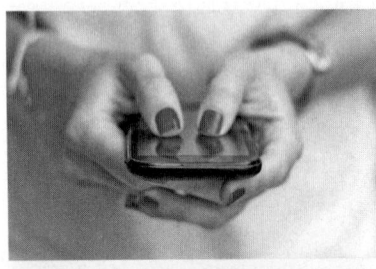
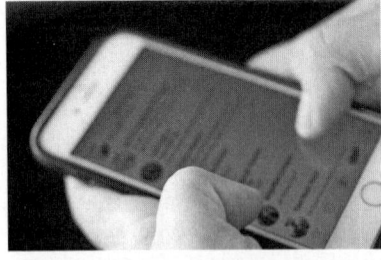

மொத்த டாக்டர் கூட்டமும் கைகளைப் பிசைந்து நிற்கிறது. பெற்றோர் கண்ணீரோடு கதறி நிற்க, பார்த்துக்கொண்டிருந்த மருத்துவரின் அலைபேசியில், 'டாக்டர்! நீங்க பார்த்துக் கொண்டிருக்கின்ற நோய், ... மாதிரி தெரியுதே... கொஞ்சம் செக் பண்ணுங்க' என அமெரிக்க ஒக்லஹாமா பல்கலைக்கழகத்தின் '*Rare Disesease Organisation*'-ல் இருந்து மருத்துவர் ஒருவர் அனுப்பிய வாட்ஸ் அப் செய்தியும் அது சொன்ன வழிகாட்டுதலும் குழந்தையின் உயிரைக் காப்பாற்றிய நிகழ்வை நான் அருகில் இருந்து பார்த்து வியந்திருக்கின்றேன். அறிவியலின் உச்சம் அது. ஆனால், அதே அறிவியலைத் தவறான விஷயங்களுக்குப் பயன்படுத்துவதால்தான் நாற்பதுகள் நோய்க்கூட்டத்தில் சிக்கித்தவிக்கின்றன.

நாற்பதுகளின் வாழ்வில், இவை நசுக்கும் நலம் பற்றித் தெளிவான அறிவு நமக்கு வேண்டும். நம்பகத்தன்மை குறைவு, 'முணுக்கென வரும் கோபம், மெல்ல வளரும் வெறுப்பு... இவை வெறும் மன வியாதிகளை மட்டும் தருவதில்லை. கோபமும் வெறுப்பும் மேலோங்கியுள்ள மனிதனின் ரத்தத்துக்குள் ஸ்ட்ரெஸ் ஹார்மோன்கள் குவியும். அவை ரத்த சர்க்கரையை, ரத்தக் கொதிப்பை உயர்த்திக் கொஞ்ச கொஞ்சமாக ரத்த நாளங்களைச் சிதைத்து (*Micro Vascular Damage*) ஒவ்வொரு நோயாக வரிசையில் அனுப்பும்.

என்ன செய்யலாம்?

ஒரு சின்ன யோகா பயிற்சி. நாவைச் சுருட்டி, மூச்சை உள்ளிழுத்து, மூக்கின் வழி வெளியேற்றும் ஓர் அழகிய பிராணாயாமப் பயிற்சிக்குப் பெயர், சீதளிப் பிராணாயாமம்.

கோபத்தையும் ரத்தக் கொதிப்பையும் குறைக்கும் அற்புதமான பயிற்சி அது. அறிவியல்பூர்வமாக நிரூபிக்கப்பட்ட பயிற்சி அது. உங்கள் மனைவி, இந்த மூச்சுப் பயிற்சியைச் செய்யும்போது, உற்றுப்பார்த்தீர்கள் என்றால், அவர் கன்னத்தில் குழி விழும். 'ஹே! அழகா இருக்கியே' என ஒரு பொய் சொன்னால், மதிய சாப்பாட்டுக்கு அழகாய் அடுக்கிய கிரீன் சாலட்டும் முருங்கைக்காய் சூப்பும் கிடைக்க வாய்ப்புண்டு. ஒரே ஒரு நாள், இந்த வாட்ஸ்அப்பையெல்லாம் வாரியலில் பெருக்கி வாசலுக்கு அந்தப்பக்கம் போட்டுவிடுங்கள்.

வேலையோடு வேலையாக, தபால் ஆபீஸ் போய், இன்லான்ட் கவர் ஒன்று வாங்கி, காலையில் நீங்கள் போட்ட சண்டைக்குச் சிறியதாக வருத்தம் தெரிவித்து, வெண்ணெய் உருகுவது மாதிரி வழவழவென உருகி உங்கள் வீட்டிலேயே இருக்கும் உங்கள் வீட்டுக்காரருக்கு சர்ப்ரைஸாகக் கடிதம் ஒன்று எழுதிப்போட்டீர்கள் என்றால், பத்து பதினைந்து வெள்ளை கவுன் போட்ட துணை நடிகைகளுடன், பழைய பாக்யராஜ் மாதிரி 'தந்தன தந்தன...'வென உங்களவர் உங்களோடு நடனமாட வர சாத்தியங்கள் நிறைய உள்ளன.

கோபம், வெறுப்பு, சந்தேகம் மூன்றையும் முளையிலேயே கிள்ளி எறியுங்கள். அதற்கு முதலில் ஈகோவை அழிக்க வேண்டும். இதுவே நாற்பதுகளில் உங்கள் குடும்ப நலத்தையும் உடல் நலத்தையும் ஒருங்கே காக்கும் எளிய உத்தி. முதலில் உங்கள் துணைக்கு ஒரே ஒரு கடிதம் மட்டும் எழுதிப்பாருங்களேன்!

6

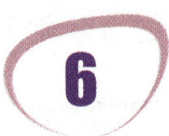

கல்லூரிகளில் நடக்கும் முன்னாள் மாணவ நண்பர்களுடனான சந்திப்பு, உண்மையில் ஒரு குதூகல உற்சவம். குறிப்பாக, நாற்பதுகளின் சந்திப்பு. செல்லத்தொப்பையும் முன்வழுக்கையும், கஷ்டப்பட்டு 'ஹென்னா' போட்டு மறைக்கும் நரைமுடியுமாக நடக்கும் அச்சந்திப்பில் நெகிழ்வான பல தருணங்கள் அமையும். தோழனின் தோளில் கைபோட்டுக்கொண்டு ஞாபகங்களில் கரைந்துகொண்டே கல்லூரியைச் சுற்றிவரும்போது, அங்கே காலியாக இருக்கும் சில இருக்கைகளைப் பார்த்து, 'இது முரளியோட இடம்ல... இந்நேரம் நோய் அவனைக் கொண்டுபோகலைன்னா நம்மோடு இங்கே இருந்திருப்பான்ல...' என்கிற ஏக்கமும் விசும்பலுமான பேச்சு இப்போதைய நாற்பதுகளின் 'அலும்னி'களில் அதிகம்.

நாற்பதுகளில் நடக்கும் திடீர் மரணங்களில் பெரும்பாலானவை (கிட்டத்தட்ட 45%), அதிக ரத்தக் கொதிப்பால் வரும் மாரடைப்பு, மூளையில் ஏற்படும் ரத்தக்கசிவு ஆகியவற்றால்தான் ஏற்படுகின்றன என்கின்றன புள்ளிவிவரங்கள். நம் சராசரி ஆயுள்காலம் கணிசமாக உயர்ந்திருந்தாலும், நாற்பதிலும் ஐம்பதிலும் ஏற்படும்

மரணங்கள் கடந்த 20 ஆண்டுகளில் அதிகரித்திருப்பது கசப்பான உண்மை. அப்படியான கசப்புக்குக் காரணம், உப்பு என்பது நம்மில் பலருக்குத் தெரியாது.

இனிப்பைப் பார்த்து அச்சம் கொண்டு அல்லது விழிப்புஉணர்வு கொண்டு விலகும் மனோபாவம் வளர்ந்துகொண்டே வருகிறது. ஆனால் அதே விழிப்புஉணர்வு இன்னும் உப்பில் வரவில்லை. ‘உப்பில்லாப் பண்டம் குப்பையிலே’ என உப்பை அக்காலம்தொட்டே கொண்டாடுபவர்கள் நாம். ‘உப்புக்கா வரி?’ என ஆங்கிலேயனைப் பார்த்துக் கொதித்தெழுந்த வரலாறும் நமக்குண்டு. உப்பு மிக மிக முக்கியமானது என்பதிலும் அறுசுவைகளில் ஒன்று என்பதிலும் நமக்குத் துளியும் சந்தேகமில்லை.

ஆனால், இன்று நாம் சாப்பிடும் உப்பின் அளவு முன்பைவிட மிக மிக அதிகம். இரண்டு வகையான உப்புகளை நாம் அதிகம் சுவைக்கிறோம். ஒன்று சோடியம். இன்னொன்று பொட்டாசியம். ஆனால், சரியான விகிதத்தில். நாம் அதிகம் சமைக்காத இலை தழை உணவுகளைச் சாப்பிட்ட வரை, கடல் மீன்களையும் ஆற்று மீன்களையும் சாப்பிட்ட வரை, வயலில் மேய்ந்து திரிந்த கோழிகளையும் ஆடு மாடுகளையும் சாப்பிட்டவரை நமது உடலுக்குப் போதுமான பொட்டாசியமும் சோடியமும் சரியான அளவுக்குக் கிடைத்தன. இப்போது நிலைமை தலைகீழ். எல்லாம் சோடியம் மயம்.

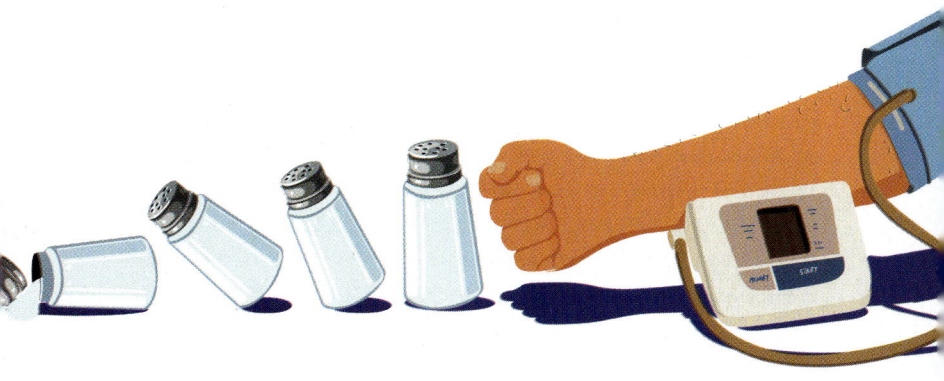

உப்பைக் கண்டுபிடித்து, தோராயமாக 8000 ஆண்டுகள் ஆகிவிட்டன. அப்போது உப்பு, தங்கத்தைவிட மதிப்புமிக்கதாகப் பார்க்கப்பட்டது. மாதச் சம்பளமாக உப்பைப் பெற்ற காலம் உண்டு. *'Salary'* என்ற சொல்லே *'Salt'* என்கிற வார்த்தையிலிருந்துதான் பிறந்திருக்கிறது. அந்த அளவுக்கு உப்பு மிக முக்கியமாகக் கொண்டாடப்பட்டிருக்கிறது. ஆனால், அதன் சுவைக்கு அடிமையான மனித இனம், மெல்ல மெல்ல தன் உணவில் அதன் அளவைக் கூட்ட ஆரம்பித்தது. அன்று ஒரு நாளைக்கு 0.7 - 0.9 கிராம் உப்பு சாப்பிட்டோம். இன்று 9-14 கிராம் சாப்பிடுகிறோம். 25-30 கிராம் வரை சாப்பிடும் நபர்களும் நம்மிடையே உண்டு. அதுமட்டுமல்ல... நம் உடலுக்குள் செல்லும் சோடியம்-பொட்டாசியம் விகிதம் 20 மடங்கு கூடியிருக்கிறதாம். இதெல்லாம் நேரடியாக நம் உணவில் சேர்பவை. உணவைப் பாதுகாக்க, சுவையூட்ட, அதன் திட திரவ நெகிழ்வுத்தன்மையை மாற்ற எனச் சேர்க்கப்படும் சோடியம் நைட்ரேட், பொட்டாசியம் நைட்ரேட், மோனோ சோடியம் குளூட்டாமேட் முதலான உப்புகள் தினசரி நம் உணவில் மறைமுகமாகச் சேர்வது தனிக்கணக்கு.

தொழிற்சாலைகள் கணக்கில் காட்டாமல், கண்ணுக்குத் தெரியாமல் பயன்படுத்தும் ஏராளமான மறைநீரால் *(Virtual Water)* எப்படி சுற்றுச்சூழல் குலைந்துபோகிறதோ, அதேபோல், கணக்கில் வராமல் மறைந்திருந்து தினமும் சேரும் இந்த ரசாயன உப்புகள் நம் உடலை ஏகத்துக்கும் பாதிக்கின்றன.

சத்தமில்லாமல் ஏறும் ரத்தக் கொதிப்புக்கும் இந்த உப்புக்கும் என்ன தொடர்பு? நாம் ஓட, உறங்க, இதயம் துடிக்க, சுயமாகச் சிந்திக்க என அத்தனைக்கும் உப்பு தேவை. ரத்தத்தில் உப்பு குறைந்தால் முதலில் குளறிப்பேசுவோம். அப்புறம் உளறிப் பேசுவோம். ரொம்பவும் குறைந்தால், கோமாவில் விழுந்து விடுவோம். உப்பு, நிச்சயம் தேவையான ஒன்றுதான். ஆனால் அதே உப்பு, கொஞ்சம் கொஞ்சமாய் அளவில் கூடும்போது, மெல்ல மெல்ல ரத்த அழுத்தத்தை உயர்த்துகிறது. சிறுநீரகத்தையும் இதயத்தையும் மூளையையும் அதனுள்ளே செல்லும் அத்தனை குறுநாளங்களையும் பாதிப்புறவைக்கும் தன்மை ரத்தக் கொதிப்புக்கு உண்டு.

துரித உணவில் சேர்க்கப்படும் உப்புகள்

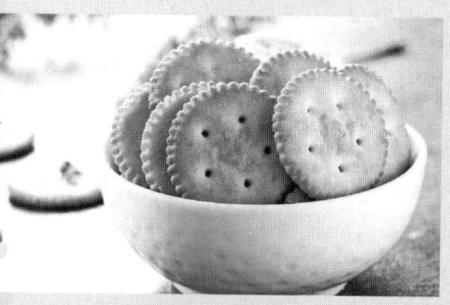

- கெட்டுப்போகாமல் இருக்க: சோடியம் பென்சோவேட், சோடியம் நைட்ரேட்.
- சுவைக்காக: மோனோ சோடியம் குளூட்டமேட் (மசாலா வாசனை), டைசோடியம் குவானிலேட் (காளான் வாசனை) டை சோடியம் இனோசினேட் (சிக்கன், மட்டன் வாசனை).
- மசாலாவோடு உணவுப் பொருள் நன்கு சேர: சோடியம் லாரல் சல்பேட்.

இன்னும், சத்துகளை உடலில் சேர்க்க, உணவை ஃப்ரெஷ்ஷாக வைத்திருக்க, பார்வைக்கு அழகாக இருக்க எனக் கிட்டத்தட்ட 25-க்கும் மேற்பட்ட சோடியம் வகையறாவைச் சேர்ந்த உப்புகள் பிஸ்கட், கேக், சாக்லேட், ரொட்டி, பீட்சா, பர்கர், நூடுல்ஸ், சிப்ஸ் போன்றவற்றில் சேர்க்கப்படுகின்றன.

பரம்பரையாகக் குடும்பத்தில் ரத்த அழுத்தம் இருந்தால் நாற்பதுகளில் நுழைவோருக்கு, இந்நோய் வரும் வாய்ப்பு சற்று அதிகம். 'தலைவலி வரும்; கிறுகிறுப்பு இருக்கும்; மரத்துப்போகும்; அப்போது பார்த்துக்கொள்ளலாம்' என அலட்சியமாக இராமல், ரத்த அழுத்தத்தின் அளவை அளந்தறிந்து, மிக அதிகமாக இருந்தால் ஆரம்பத்திலேயே சரியான சிகிச்சையை எடுத்துக்கொள்வது நல்லது. முதல் சோதனையில் சற்று உயர்வாகக் காட்டுகிறது என்பதற்காக தடாலடியாக மருந்துக்குச் செல்லாமல், வெவ்வேறு நேரத்தில் நான்கைந்து முறை ரத்த அழுத்தத்தை அளவிட்டுப் பார்ப்பது நலம். வீட்டிலிருக்கும் எலெக்ட்ரானிக் அளவீட்டுச் சாதனங்களைவிட, மருத்துவரிடம் போய், பாரம்பர்யமாகப் பார்க்கும் மின் அழுத்தமானியால் அளவிட்டுப் பாருங்கள். அதுவும் உட்கார்ந்து, நின்று, படுத்து சோதித்துக் கொள்வது தான் ரத்த அழுத்தம் இருக்கிறதா என்பதை உறுதிப்படுத்த உதவும். இப்போது இன்னும் துல்லியமாகக் கணிக்க மூளைக்குச் செல்லும் நாடியின் அழுத்தத்தை அளவிடும் கருவிகள்

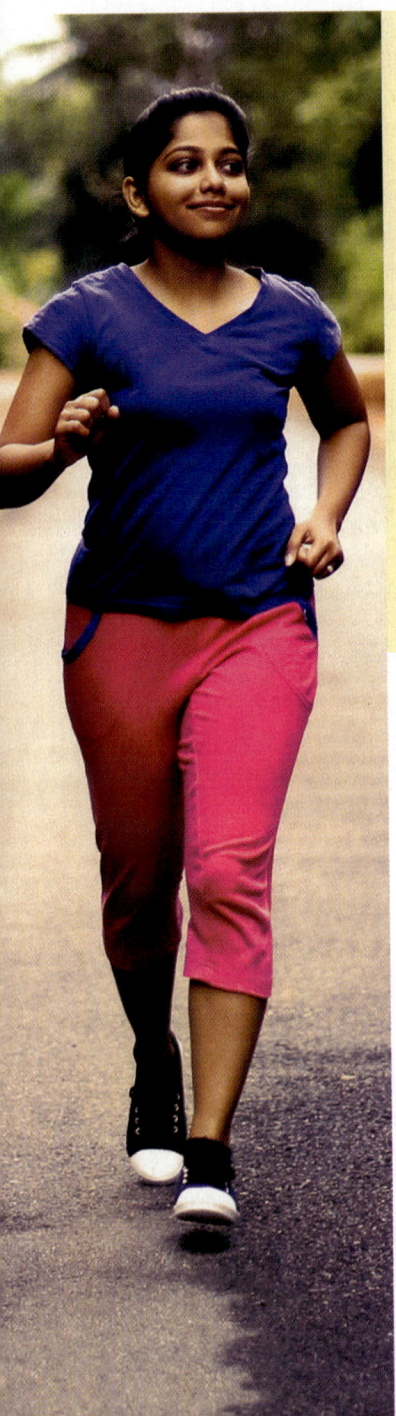

ரத்தக் கொதிப்பை விரட்ட தினமும் செய்யுங்கள்!

1. 45 நிமிட நடை
2. சீதளி பிராணாயாமம்
3. 7 மணி நேர இரவுத்தூக்கம்
4. யோக நித்திரைப் பயிற்சி
5. தினசரி தலைக்குக் குளித்தல், வாரம் ஒரு முறை நல்லெண்ணெய்க் குளியல்
6. தின உணவில் சிறிய வெங்காயம் 10 (சமைக்காதது), சிறிய வெள்ளைப்பூண்டு 10 (வேகவைத்தது)
7. தின உணவில் பார்லி, முள்ளங்கி, வாழைத்தண்டு, வெள்ளரி முதலான நீர்க்காய்கறிகளில் ஏதேனுமொன்று.

எல்லாம் வந்துவிட்டன. 'இதெல்லாம் சும்மா! இந்த நம்பரையெல்லாம் மாத்திக்கிட்டே இருப்பாங்க. கிறுகிறுப்பு வந்தா பார்த்துக்கலாம்' என்கிற தவறான எண்ணமும் வழிகாட்டுதலும் அலட்சியங்களும் தமிழகத்தில் அதிகமாகிக்கொண்டே போகிறது என்பது வருத்தத்திற்குரிய உண்மை.

பெருவணிகத்தால் சூழப்பட்டுள்ளது நம் மருத்துவத்துறை. நாம் அறமற்ற வணிகத்தைக் களைந்து, உண்மையான அறிவியலை உற்றுப்பார்க்க வேண்டுமேயொழிய, ஒட்டுமொத்த அறிவியலையே புறக்கணிப்பது மிக மிக ஆபத்து. நவீனமோ மரபோ...

இரண்டிலும் தற்போது சூழ்ந்திருக்கும் வணிகப்பிடியை விலக்கி அறிவியலின் வழிகாட்டுதலை அணுகவேண்டும். ரசாயன மருந்தோ, மூலிகையோ, மருந்தில்லாத சிகிச்சையோ, யோகாவோ, தியானமோ எதைச் செய்தாலும், ரத்த அழுத்த அளவு இதயம் சுருங்கும்போது 140-க்கு மிகாமலும், விரியும்போது 90-ஐத் தாண்டாமலும் இருக்க வேண்டும். தினசரி சின்னச் சின்ன அக்கறைகளால், செலவு குறைந்த மருத்துவத்தால் மிக அழகாகக் கட்டுக்குள் வைக்கக்கூடிய ரத்த அழுத்ததை அலட்சியமாக எண்ணிப் புறக்கணித்து, ஐம்பதுகளில் வாரம் இருநாள் டயாலிசிஸ்க்கு அலையும் நபர்கள் இப்போது அதிகரித்து வருகிறார்கள்.

அது என்ன சின்னச் சின்ன தினசரி அக்கறைகள்? பெட்டிச் செய்தியைப் பாருங்கள்.

உப்பைத்தாண்டி இன்று பெருகி நிற்கும் மிகப்பெரிய ரத்த அழுத்தக் காரணி, மன அழுத்தம். இக்கட்டுரையைத் தட்டச்சு செய்துகொண்டிருந்தபோது என் மருத்துவமனைக்கு ஒருவர் வந்தார். அவருக்கு சிறிய ரத்த ஓட்டக் குறைபாடு. மூளையில் தாக்கம் ஏற்பட்டிருந்தது. மிக லேசான '*syncope*.' காரணம், திடீரென அவருக்கு ஏற்பட்ட ரத்த அழுத்தம். முன்னர் சிகிச்சைபெற்று மீண்டுவந்துவிட்டார். அவருக்கு ரத்த அழுத்தம் ஏற்படக் காரணம், நீட் தேர்வு. ஜூன் 5-ம் தேதிக்குப் பின்னர் ரத்தக்கொதிப்பு அதிகரித்தவர்களில் கணிசமானோர், பிள்ளைகளை 'நீட்' தேர்வு எழுத அனுப்பியவர்கள்.

தமிழகத்தில் பல பிள்ளைகள் நீட் தேர்வில் மிகச்சிறப்பான மதிப்பெண் வாங்கியிருக்கிறார்கள். ஆனாலும், கூடவே நிறைய கேள்விகளும் முளைக்கின்றன. 'நீட்டில் நிறைய மதிப்பெண் பெற்றவர்கள் யார்... பள்ளியில் மட்டும் மிகச்சிறப்பாகப் படித்தவர்களா... அனிதாவின் அக்கா தம்பிகள் யாரேனுமா... 31-ம் தேதி மட்டும் முகம் மலரும் அடித்தளப் பணியில் அறத்தோடு வேலை செய்வோரின் பிள்ளைகளா என்றால், 'இல்லை' என்ற பதிலே வருகின்றன. அநேகமாக, எல்லோரும் குறைந்தபட்சம் மூன்று லட்ச ரூபாய் செலவழித்து, தனிப்பயிற்சி பெற்ற பிள்ளைகள்தான். அதிக மதிப்பெண் வாங்கி, 'மருத்துவர் புரொடக்ஷன் கம்பெனி'களின் விளம்பரங்களை முகங்களால்

நிரப்புவது அந்த வசதி படைத்த பிள்ளைகள்தான். நீட், 50,000 கோடி ரூபாய் வணிகத்தைக் கொண்ட விஷயம். இது புத்திசாலி மருத்துவரை உருவாக்கும் உத்தியா... புத்திசாலி வியாபாரிகளின் உத்தியா..? எதுவாக இருந்தாலும் நீட், பெற்றோருக்கு ரத்தக்கொதிப்பையும், பிள்ளைகளுக்கு மன வியாதியையும் வாரி வழங்கிக்கொண்டிருப்பதுதான் சத்தியமான உண்மை.

மன அழுத்தத்துக்கும் ரத்தக் கொதிப்புக்கும் நிறைய தொடர்பு உண்டு. 'நானூறுக்கு மேல் வாங்கினால்தான் சீட் கிடைக்குமா..? அரசு இடம் கொடுத்தாலும், தனியார் கல்லூரியில் வருஷத்துக்கு ஏழு லட்சம் கட்டணுமாமே? இன்னும் ஒரு வருசம் திரும்பவும் படிக்கணுமா? அதுவும் மூணு லட்சம் கட்டிப் படிச்சாதான் சீட் கிடைக்குமா?' என மனக்குமுறலோடு நிற்கும் தாய், எண்ணெய்ப் பலகாரம் அதிகம் சாப்பிடாதவள்தான். ஆனாலும் இந்த மன அழுத்தம் அவளின் மூளையின் 'தலாமசை' தூண்டி, அங்கிருந்து 'அமைக்டலா'வை அழுத்தி, 'ஹைப்போதலாமசை' உலுக்கி, நாளமில்லாச் சுரப்பிகளின்வழி 'கார்டிசால்'களையும் 'அட்ரீனலை'யும் தூண்டி அவளுக்கு ரத்தக் கொதிப்பைக் கொண்டு சேர்த்து விடுகிறது. பல அனிதாக்களின் அம்மாக்களுக்கு ரத்தக் கொதிப்பு இப்படித்தான் வருகிறது.

இன்று சத்தமில்லாமல் நாற்பதுகளிடம் பெருகும் ரத்தக் கொதிப்புக்கு அதிக உப்பும் அவசியமற்ற மன அழுத்தமும்தான் மிக முக்கியக் காரணங்கள்.

இவற்றைத்தாண்டி, குடிப்பழக்கமும் முக்கியக் காரணம். 'குடியுயர கோன் உயரும்' என்பதெல்லாம் பழசு. ' 'குடி' உயர உயரத்தான் கோனே நடக்கும்' எனப் புதிய தத்துவத்தோடு தெருவுக்குத் தெரு ஊற்றிக்கொடுக்கும் டாஸ்மாக்குகள் நாற்பதுகளுக்குப் பெரும் பிரச்னையாக உருவெடுத்து நிற்கின்றன. நாற்பதுகள் இந்த உப்பிலிருந்தும் தப்பிலிருந்தும் நிச்சயம் விலகி இருக்க வேண்டும். மறுத்தால், ரத்தக் கொதிப்பு உயரும். பக்கவாதம் வந்து நீங்கள் அசைவற்றுக் கிடக்கையில், 'அப்பா என்றழைக்காத உயிரில்லையே' என உங்கள் மகன் நிச்சயம் உங்களைக் கைகளில் ஏந்தித் தூக்கிச்செல்ல

ரத்தக் கொதிப்பைக் குறைக்கும் மூலிகைகள்

வெள்ளைத்தாமரை இதழ்
செம்பருத்தி இதழ்
மருதம் பட்டை

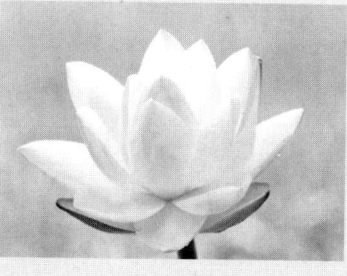

(இவற்றை எப்படிச் சாப்பிடுவது என கூகுளில் தேடாமல், வாட்ஸ் அப்பில் விசாரிக்காமல், உங்களுக்கு அருகிலிருக்கும் சித்த, ஆயுர்வேத மருத்துவர்களிடம் கேட்டறிந்து அவர்கள் பரிந்துரையின்பேரில் சாப்பிடுவது சிறப்பு)

மாட்டான். 'அடல்ட் டயப்பர் விலை கொஞ்சமாவா இருக்கு... அவரு படுக்கையிலேயே ஒண்ணுக்குப் போய்த் தொலையுறாரு... இன்னும் எவ்வளவு நாளைக்கு இப்படி?' எனச் சொல்லி, 'எப்போ முடியும்?' எனக் கேட்கும் பிள்ளைகள் கூட்டத்தின் நடுவேதான் நாம் நாற்பதில் நிற்கிறோம் என்பதை மறந்துவிடக்கூடாது.

முதுமையைத் தொட நமக்கு இன்னும் கொஞ்ச நாள்தான். 60-65-ல், நம் சொந்த ஊருக்குத் திரும்பிவந்து, பால்ய நண்பனோடு சைக்கிளில் டபுள்ஸ் போகவேண்டும்; பேத்தியோடு கோயிலுக்குப் போய் அங்கு யதேச்சையாய் வரும் ஒருதலையாய் நேசித்த குழிக்கன்னத்துக்காரியின் முதுமையை தூரத்திலிருந்து ரசிக்க வேண்டும்; மூச்சிரைக்க மேடு பள்ளங்களில் ஓடியாடி, 'பார்த்து... பார்த்து' என நம் முதுமையின் தள்ளாட்டத்தை ரசித்து எச்சரிக்கும் 'கிழவி மனைவி'யைப் பார்த்துச் சிரிக்க வேண்டும்..!

என்றால், இப்போது நாற்பதில் நம் ரத்தம் நிச்சயம் கொதிக்கக் கூடாது. குதூகலமாகச் சுற்றிவர வேண்டும். செய்ய வேண்டியது, உப்பைக் கொஞ்சம் குறைத்து, உற்சாகத்தை உயர்த்துவது மட்டும்தான்.

7

மெனோபாஸ் கொஞ்சம் பரிச்சயமான வார்த்தை. ஆண்ட்ரோபாஸ்... நிறைய பேருக்கு புதிய வார்த்தையாகப் படலாம். நாற்பத்தைந்து வயதுக்கு மேல் பெண்களுக்கு அவசியமற்ற கோபம், பயம், தனித்துவிடப்பட்ட உணர்வு, வியர்த்துக் கொட்டல், உலர்வான உடல் போன்ற அறிகுறிகளோடு வெளிப்படும் மாதவிடாய் முடிவுக்காலம்தான் மெனோபாஸ். பெண்களுக்கு மெனோபாஸ் ஏற்படுவதைப்போல ஆண்களுக்கும் ஓர் உடலியற்செயல்பாடு உண்டு என்கிறது மருத்துவம். அதற்குப் பெயர்தான் ஆண்ட்ரோபாஸ்!

இதுவரை கட்டுக்கோப்பாக சிக்ஸ் பேக்குடன் இருந்த உடம்பு தளர்ந்து, சரிந்து தொங்கும் தொப்பை, மார்பகத் தசைகளெல்லாம்கூடத் தளர்ந்துபோவது, புராஸ்டேட் கோளத்தில் லேசான வீக்கம் (*BPH*), அவசியமற்ற கோபம், அளவில்லாத பரபரப்பு, காமத்திலிருந்து கொஞ்சம் விலகல்... இவையெல்லாம் ஆண்ட்ரோபாஸின் அறிகுறிகள். துடிப்பாக, துரிதமாக இயங்கிவந்த மனம், சற்றுத்தொய்ந்து நிதானமாக மாறுவதுகூட ஆண்ட்ரோபாஸின் அடையாளம்தான்.

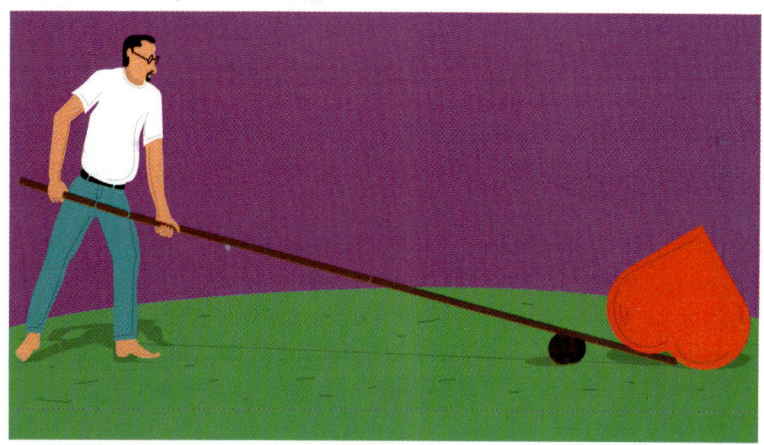

சித்த மருத்துவக் கொள்கைப்படி, இளமையில் பித்தம் சீறி நிற்கும். சிலருக்கு நாற்பதுக்கு மேல் பித்தத்தில் கொஞ்சம் கபம் வந்துசேரும். வேறு சிலருக்கு வாதம் வந்துசேரும். பித்தத்தோடு கபம் வந்துசேரும்போது சர்க்கரை நோயும், வாதம் வந்து இணையும்போது இதய நோய்களும் ரத்தக்கொதிப்பும் வந்து சேரும் என்கிறது சித்த மருத்துவம். பித்தத்தில் சேரும் வாதமும் கபமும் கொஞ்சம் அளவு கூடினால், ஆங்கில மருத்துவம் சொல்லும் 'ஆண்ட்ரோபாஸ்' வந்து சேரும்போல. 'என்னுடையது வாதமா, பித்தமா...' என கூகுளில் போய்த் தேடாமல், அருகில் உள்ள அனுபவமிக்க சித்த மருத்துவரைப் பார்த்து விசாரித்துக் கொள்ளுங்கள்.

ஆண்ட்ரோபாஸ் சமயத்தில் ஒரு சிலருக்கு வரக்கூடிய உடல்நலப் பிரச்னை, புராஸ்டேட் கோள வீக்கம். முன்பைவிட இப்போது இதன் தாக்கம் நிறைய இருக்கிறது. உணவும் வாழ்வியலும் சிதைந்ததால் அதிகரித்த நோயில் இதுவும் ஒன்று. புராஸ்டேட் கோளம் என்பது ஆண்களுக்கு மட்டும் உள்ள ஒரு கோளம். உடலுறவில் விந்தைப் பீய்ச்சி அடிக்க இயங்கும் இந்த உறுப்பு, இயற்கையின் மிகப் பிரமாதமான படைப்பு. உடலுறவில் விந்துவரும்போது சிறுநீர் வராமல் இருக்க ஒன்றை மூடி, இன்னொன்றைத் திறந்துவிடும். முன்பெல்லாம், ஐம்பதுகளின் தொடக்கத்தில் லேசாக வீங்கத் தொடங்கும். இப்போது நாற்பதுகளின் நடுவிலேயேகூட சிலருக்கு வீங்கத்

தொடங்கிவிடுகிறது (benign prostate hypertrophy). இரவில் அடிக்கடி சிறுநீர் கழிக்க எழவேண்டியுள்ளது; பகலிலும் கொஞ்சம் கொஞ்சமாக அடிக்கடி சிறுநீர் வருகிறது; நன்கு பீய்ச்சி அடிக்காமல், அதன் ஓட்டம் தடைப்படுகிறது என்றால், ஒருமுறை மருத்துவரிடம் சென்று ஆலோசித்துச் சரி செய்துவிடுவது நல்லது. அலட்சியமாக விட்டுவிட்டால் ஐம்பதிலும் அறுபதிலும் பிரச்னை அதிகரித்துவிடும்.

புற்றுக்கூட்டங்கள் அதிகரித்துவரும் காலத்தில், 'அது புற்றுக்கட்டியா?' என்பதைக்கூட நாற்பதுகளின் இறுதியில் இருப்பவர்கள் PSA எனும் சோதனை மூலம் உறுதி செய்து கொள்வது நல்லது. வெள்ளைப் பூசணிக்காய்க் கூட்டு, வெள்ளரி-பூசணி விதை போட்ட மாதுளை ஜூஸ், தக்காளிப் பழத்தோல் இவையெல்லாம் புராஸ்டேட்கோள வீக்கம் குறைக்கும் எளிய வீட்டு உணவுகள்.

ஆண்ட்ரோபாஸ் என்பது, மெனோபாஸ் மாதிரியான 'கருத்தரிப்பு முடியும் தருணம்' இல்லை. இந்த வயதில் உயிரணுக்களின் எண்ணிக்கை சிலருக்கு சற்றுக் குறையலாம்; உயிரணுக்களின் இயக்கத்தில் கொஞ்சம் தொய்வு ஏற்படலாம்; ஆனால் கருத்தரிப்புக்கு எவ்விதத்திலும் பாதிப்பு ஏற்படுத்தாது. ஆனால், இந்த ஆண்ட்ரோபாஸ் வேறு சில சிக்கல்களை உருவாக்கும். நம் வள்ளுவ ஆசான் சொன்னது மாதிரி, 'மலரினும் மெல்லிய காமம்' ஆண்ட்ரோபாஸில் மலர்வதில்லை. அதற்குக் கொஞ்சம் கூடுதலாக மெனக்கெட வேண்டியிருக்கும். யதேச்சையாக, சிந்தனையில் சற்றுச் சிலிர்ப்பு வரும் சமயம், பேனா பேப்பரெல்லாம் இருந்தாலும்கூடக் கவிதை எழுதத் தோணாமல், கம்பெனியின் எக்செல் ஷீட் கணக்கு ஞாபகத்தில் வந்து தொலைக்கும். பணி முடித்துக் களைத்துவந்த பின்னிரவில், அசந்து தூங்கும் மனைவியின் அழகு முகம் பார்க்கையில், நெற்றியில் முத்தம் ஒன்று கொடுக்க வேண்டும். ஆனால், அடுத்தநாள் அதிகாலைப் பயணம் ஞாபகத்துக்கு வந்து, போர்வையை இழுத்துப் போர்த்திப் படுக்கச் சொல்லும். இவையெல்லாமே ஆண்ட்ரோபாஸின் அட்டகாசங்கள்.

காதலில் திரிந்த பொழுதுகளில், கம்பன் முதல் தாமரை வரை கடன் வாங்கிப்போட்டுப் பதில் பேசிச் சிலிர்ப்பைக் கொடுத்த இளமை ஆண்ட்ரோபாஸில் இராது. மாறாக அங்கே, ஆணாதிக்க

Erectile dysfunction

பலருக்கும் நாற்பதில் இன்னலைத்தரும் மிக முக்கியமான விஷயம் என்பதால், இதைப்பற்றித் தெளிவுற அறிந்திருப்பது அவசியம். இளம்பிராயம் போல நாற்பதில் காம உந்துதலும், உறுப்பின் உறுதியும் நிச்சயம் இராது என்பதை முதலில் தெளிவாகப் புரிந்துகொள்ள வேண்டும். ‘எப்படி இருந்த நான் இப்படி ஆயிட்டேன்’ என்று வசனம் பேசி சுய பச்சாதாபமோ, உளவியல் சிக்கலோ அடையக்கூடாது. மனமுதிர்வுடன் கூடிய காம மகிழ்வு நாற்பதிலும் நிச்சயம் சாத்தியமே. மனம் இளைப்பாறி, குதூகலப்பட்டு, உடல் தயாராகச் சற்றுக் கூடுதல் மெனக்கெடல் வேண்டும், அவ்வளவுதான்.

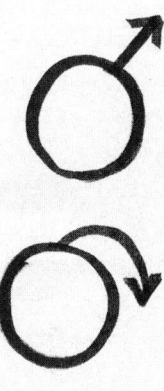

என்ன அந்த மெனக்கெடல்கள்?

● தினசரி அலுவலகம் முடிந்து வந்ததும் மாலை நேரம் வெதுவெதுப்பான நீரில் குளியல் போடுங்கள்.

● உணவில் பசலை அல்லது முருங்கைக் கீரையை பாசிப்பருப்புடன் சேர்த்து சமைத்துச் சாப்பிடுங்கள். புலாலில் மீன் உணவு.

● நாடி சுத்தி, பிராணாயாமப் பயிற்சிகள், மூலாதாரத்தைத் தூண்டும் காயகற்ப பயிற்சிகளைச் செய்யுங்கள்.

● தொப்பையைக் குறைத்து தசைகளை இறுக்கும் எளிய உடற்பயிற்சிகள் செய்ய வேண்டும். தண்டால், பஸ்கி போன்ற, எந்த உபகரணக்களும் இல்லாத இந்திய உடற்பயிற்சிகளே போதுமானவை. தசைகளை இறுக்கி தொப்பையைச் சுருக்கவும் மீண்டும் இறுகலான தசைக்கட்டைப் பெறவும் இவை உதவும் என்பதோடு, இப்பயிற்சிகள் மலரினும் மெல்லிய காமத்தை மீண்டும் துளிர்க்கச் செய்ய உதவும் என நம் மரபு நூல்கள் உறுதியளிக்கின்றன. ‘அப்படியா... இதோ சாயந்தரமே ஆரம்பிக்கிறேன்’ எனக் களத்தில் இறங்கினால், ‘சுளுக்கு, தாடை – முன் பல் உடைதல்’ முதலான விபத்து நிகழக்கூடும். இவை ஏற்படாதிருக்க, நல்ல பயிற்சியாளரிடம் சென்று பயில்வது நாற்பதுக்கு அழகு!

மனம் நடுவீட்டில் சப்பணம்கூட்டி அமரும். ‘இதற்குப்போய் எதற்கு அவளைப் பாராட்ட வேண்டும்? ஏன் அவளுக்கு இந்தப் பிடிவாதம்? அவளால்தானே இந்த மனக்கசப்பு?’

என்ற சிந்தனைகள் மேலோங்கிவிடும். இதனால் காதலும் காமமும் கொஞ்சம் குறையத் தொடங்கும். தற்போதைய கூச்சல் நிறைந்த சமூகத்தில், நெருக்கடிகளில் நசுங்கித் திரியும் நாற்பதுகளுக்கு ஆண்ட்ரோபாஸ் ஒரு சின்ன மன விலகலை மனதில் ஏற்படுத்துவதைத் தவிர்க்க முடியாது. ஆணின் ஆண்ட்ரோபாஸும், பெண்ணின் மெனோபாஸும் ஒரே நேரத்தில் குடும்பத்தில் வந்துவிடக்கூடாது என்பதற்காகத்தானோ என்னவோ, ஆணுக்கும் பெண்ணுக்கும் நான்கு முதல் ஐந்து வயது இடைவெளி இருக்குமாறு பார்த்துத் திருமணம் செய்தார்கள் நம் முன்னோர்.

குறைவான டெஸ்டோஸ்டீரான் (*Testosterone*) தான் ஆண்ட்ரோபாஸ்க்குக் காரணம் என்றால், தைராய்டு குறைவுக்கு மாத்திரை போடுவதுபோல, சர்க்கரைக்கு இன்சுலின் போடுவதுபோல, இந்த ஹார்மோனை ஆண்ட்ரோபாஸ் காலத்தில்

இவையெல்லாமும் காரணமாக இருக்கலாம்!

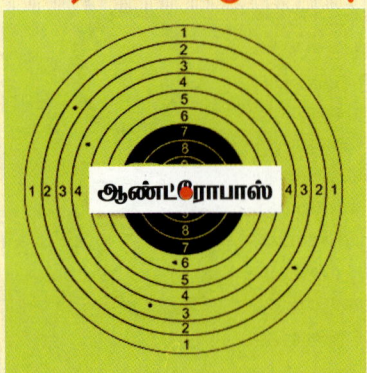

காம உணர்வு குறைவது, உடலுறவில் ஈடுபட இயலாமை என இருந்தால் அது நாற்பதின் ஆண்ட்ரோபாஸாகத்தான் இருக்க வேண்டும் என்பதில்லை. வேறு சில நோய்களுக்கான விளைவுகளாகவும் இருக்க லாம்!

- **நீரிழிவு நோய்.**
- **இதய நாள அடைப்பு அல்லது அதில் ரத்த ஓட்டக் குறைவு.**
- **தைராய்டு கோளக் குறைவு.**
- **பிட்யூட்டரி கோள வீக்கம்/ நீர்க்கட்டி.**
- **மன அழுத்த நோய்.**

('ஐயோ, இதனால்தான் முடியலையா?' எனக் குமுறி, தடாலடியாக ஸ்பெஷலிஸ்ட்டுகளைத் தேடி ஓடாதீர்கள். விழிப்புஉணர்வுக்குத்தான் இந்தச் செய்தி. உங்கள் குடும்ப மருத்துவர் இவற்றையெல்லாம் நிச்சயம் பார்த்துக்கொள்வார்.)

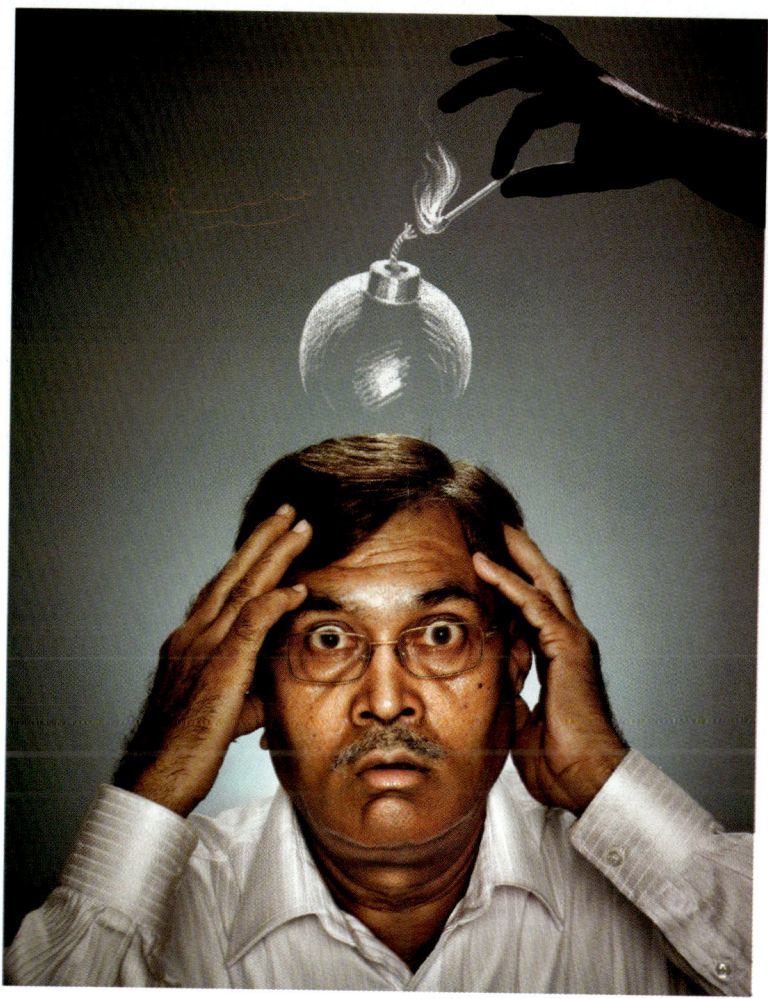

மருந்தகத்தில் வாங்கிச் சாப்பிட்டால் என்ன எனச் சிலருக்குக் கேள்விகள் எழலாம். இன்டர்நெட்டில், 'இதில் டெஸ்டோஸ்டீரான் அடங்கியுள்ளது' என்கிற விளம்பரத்தோடு, ஏகத்துக்கும் மருந்துகள் சுற்றுகின்றன. அந்தக் காலத்தில் நம் தாத்தாக்கள் 'சிட்டுக்குருவி லேகிய'த்தின் பின்னால் அலைந்ததுபோல, இப்போது சிலர் இந்த மாத்திரைகளின் பின்னால் சுற்றுகிறார்கள். மருத்துவர் ஆலோசனையின்றி இந்த

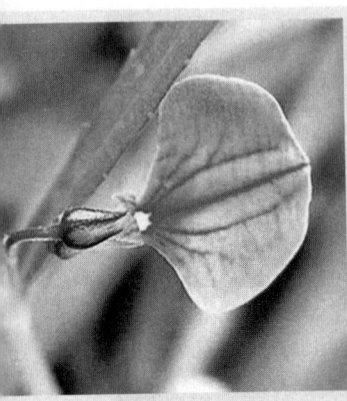

ஆண்ட்ரோபாஸ் சிரமங்களைக் குறைக்கும் சில மூலிகைகள்!

ஓரிதழ்த்தாமரை, நெருஞ்சில், அமுக்கரா கிழங்கு, பூனைக்காலி விதை, சாலாமிசிரி.

(இவற்றை எப்படி, எந்த அளவு, எதோடு சேர்த்து, எவ்வளவு காலம் சாப்பிட வேண்டும் என்பது நபருக்கு நபர் மாறுபடும். உங்கள் அருகிலுள்ள அரசு மருத்துவமனைகளில் உள்ள சித்த மருத்துவர்கள் நிச்சயம் இதற்கு வழிகாட்டுவார்கள். அணுகி ஆலோசிப்பது நல்லது)

ஹார்மோன் மாத்திரைகளைச் சாப்பிடுவது மிகவும் ஆபத்து. நேரடியாக இதுபோன்ற ஹார்மோன் மாத்திரைகளைச் சாப்பிட்டால், புராஸ்டேட் கோளத்தில் வீக்கம் வந்து (சில நேரத்தில் புராஸ்டேட் புற்றுகூட வரலாம்) அப்புறம் சிறுநீர் கழிப்பதுகூட சிரமமாகிவிடும்.

சரி... என்னதான் இதற்குத் தீர்வு? பதற்றமில்லாமல் பெட்டிச்செய்திகளைப் பாருங்கள்.

ஆண்ட்ரோபாஸ் சமயம், சில ஆண்களுக்கு உடலுறவில் பிரச்னைகள் வரலாம். அப்படியிருந்தால் தயக்கமில்லாமல் உங்கள் குடும்ப மருத்துவரை அணுகிப்பேசுங்கள். கழுத்துவலி, மூட்டுவலி மாதிரி அது ஒரு காதல்வலி... அவ்வளவுதான். மருந்துக்கடைக்குப்போய் வலி மாத்திரை வாங்கி காலத்துக்கும் சாப்பிடுவது எவ்வளவு ஆபத்தோ அந்த அளவுக்கு இந்தக் காதல் சுணக்கத்திற்கு, முக்காடு போட்டுக்கொண்டு ராத்திரி மருந்துக்கடை மூடும்சமயம் போய், குதிரைப் படம், காண்டாமிருகப் படம் போட்ட மத்திரைகளை வாங்கிச் சாப்பிடுவதும் ஆபத்து. கட்டுப்பாடில்லாத, ரத்தச் சர்க்கரை அளவு, ரத்த அழுத்த அளவு இரண்டுமே ஆணுறுப்பில் தொய்வை (*Erectile Dysfunction-ED*) ஏற்படுத்துபவை. இந்த இரு நோய்களையும் நன்கு கட்டுப்படுத்திவிட்டாலே, ஆண்ட்ரோபாஸில் தலையெடுக்கும் *ED*-ஐ முற்றிலும் சரிசெய்துவிட முடியும். இன்னொரு முக்கியமான விஷயத்தையும் இங்கே கவனமாகப் புரிந்துகொள்ள வேண்டும்..

Problems below the belt is an indicator for problems above the belt என மருத்துவ அறிவுரை ஒன்று உண்டு. ஆணுறுப்புக்குள் ரத்த ஓட்டம் செல்ல, சுணக்கம் அல்லது மறுப்பு உள்ளதென்றால், அதே நபரின் இதயத்தின் ரத்த நாளத்துக்குள்ளும் ரத்த ஓட்டம் செல்வதில் சுணக்கம் இருப்பதற்கான வாய்ப்பு உண்டு. குடும்ப மருத்துவரால் மட்டும்தான் இப்படியான புரிதலுடன் ஆண்ட்ரோபாஸின் ED- ஐ அணுக முடியும். கூகுள் மருத்துவருக்கோ, போலி மருத்துவருக்கோ இந்தச் சிக்கலின் ஆழம் புரியாது, அவர்கள் இன்னும் பல சிக்கல்களைச் சேர்த்துவிடுவார்கள்.

காதலுக்கு ஏங்கும் வயசு இருபதா, நாற்பதா என சாலமன் பாப்பையாவை வைத்துப் பட்டிமன்றமே நடத்தலாம். 'அதெப்படி... இளமையில்தானே காதல் வரும்... நாற்பதில் எப்படி?' எனப் பாயவேண்டாம். உளவியல் உலகமும் இலக்கிய உலகமும் காதலுக்கு ஏங்கும் வயது நாற்பதுதான் என உறுதியாகச் சொல்கின்றன. சீஸருக்குப் பின்னர், கிளியோபாட்ராவின் மீது காதல்வயப்பட்ட ஆண்டனியின் வயது நிச்சயம் ஐம்பதை ஒட்டித்தான் இருந்திருக்க வேண்டும். இன்றுவரை அவர்கள் காதலைப் பாடிக்கொண்டேயிருக்கின்றன இலக்கியங்கள்.

இருபதுகளின் காதலில், இளமையும் துள்ளலும் இலக்கும் உண்டு. திமிறும் காமத்தைத் திருகிப்பிடித்துக்கொண்டு பயணிக்கும் அந்த வயதின் காதல் வேறு. அதன் அற்புதங்கள் வேறு. நாற்பதுகளின் காதல் வேறுமாதிரி. ஒட்டுமொத்தமாக அன்புக்கும் புன்னகைக்கும் அரவணைப்புக்கும் பாராட்டு களுக்கும் மட்டுமே ஏங்கும் காதல் அது. பாதுகாப்பில்லாத பணி, அதிலும் அச்சமூட்டும் பணிச்சுமை, எதிர்கொள்ள முடியாத அலுவலக அவமானங்கள், சுற்றங்களின் சுயநலம், சுயத்தைத் தொலைத்து, புகுத்தப்படும் அடையாளங்களை மட்டுமே அடைகாத்து வளர்க்கும் அந்த நாற்பது வயதுக் காதல், சத்தியமாகக் காமத்துப்பாலின் அத்தியாயம் அல்ல... சின்னதாக இளைப்பாறும் இடம். மீண்டும் அது ஓர் அன்னை மடி. மறுபடி ஓர் அப்பாவின் தோள். தொடரும் தோழமையின் இறுக்கும் கரங்கள். ஆண்ட்ரோபாஸ்கள், அதைத் தத்தம் இல்லறத்தில் மட்டும் தேடவேண்டியதுதான் மிக மிக முக்கியம்!

8

பாகுபலி மாதிரி சிவலிங்கத்தைத் தூக்கிக்கொண்டு மலையில் ஓடவேண்டாம்; மூச்சிரைக்காமல், முதுகு பிடிக்காமல், 25 லிட்டர் தண்ணீர் கேனை அதன் இணைப்புப் பாத்திரத்தில் கவிழ்த்துவைக்கவாவது முடியவேண்டும் இல்லையா? நாற்பதில் பலருக்கு அது முடியாததாகிப்போய்விட்டது. அதற்கும்கூட, அல்ஜீப்ராவில் சிக்கிச் சின்னாபின்னமாகிக்கொண்டிருக்கும் பத்தாம் வகுப்புப் பையன் தேவைப்படுகிறான். ஆமாம்! இன்றைய நாற்பதுகள் பலருக்கும் தொப்பை வயிற்றில் மட்டுமல்ல; கன்னத்தில் தொப்பை, கையில் தொப்பை, கீழ்த்தாடையில் தொப்பை. அத்தனை தசையும், இளநீர் குடித்த பின்னர் சுரண்டித் தின்னும் வழுக்கை மாதிரி 'கொழகொழ'வெனத் தொங்கிப்போயிருக்கிறது.

அப்போதெல்லாம் வீடுகளில் பெரிய நிலைக்கண்ணாடி இருக்கும். பெரிய கல் வீடுகளில் கொஞ்சம் பெரிதாக பெல்ஜியம் கண்ணாடிகள்கூட ஒன்றிரண்டு இருக்கக்கூடும். ஆனால், அதிலும்கூட அதிகபட்சம் தோள்பட்டை வரைதான் தெரியும். அப்பா ஷேவிங் செய்ய வைத்திருக்கும் கண்ணாடியோ போஸ்ட்கார்டு சைஸில் இருக்கும். நடுவில் குறுக்காய் உடைந்து

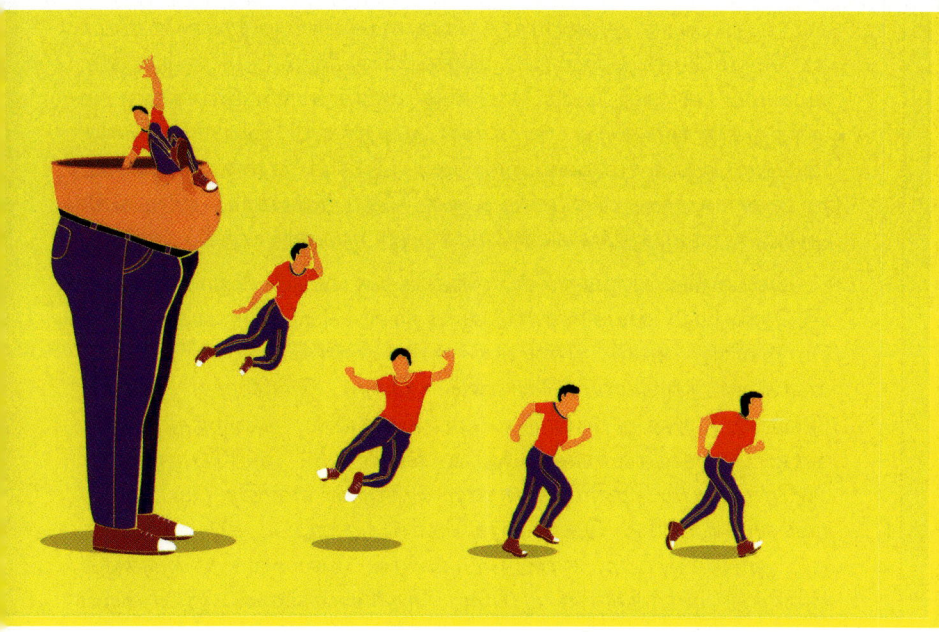

கோடு வேறு விழுந்திருக்கும். அந்தக் கண்ணாடியை இடது கையில் சாய்வாகப் பிடித்துக்கொண்டு, வலது கையில் ரேசரைப் பிடித்து, முகத்தைப் பளபளவென அவர் ஷேவிங் செய்வது சின்னதாய் ஒரு சர்க்கஸ்தான். கரணம் தப்பினால் மரணம் என்கிற மாதிரி, முகத்தில் கீறல் விழுந்து, அதுவரை 'பொன்னம்பலமாய்' இருந்த முகம், 'பிளேடு பக்கிரி'யாய் மாறிவிடும். இப்படி, அந்தக்காலத்து வீட்டுக் கண்ணாடிகள் பெரும்பாலும் நம் அழகு முகத்தை மட்டுமே காட்டின. எண்ணெய் தடவிய முடியைத் துல்லியமாய் வகிடு எடுக்கவும், மோதிர விரலில் சாந்துப்பொட்டை எடுத்து நெற்றி முடி குழைந்து வெட்கிச் சந்திக்கும் நெற்றிப்பொட்டில் வைக்கவும், ஆள்காட்டி விரலில் எடுத்த ஐடெக்ஸ் மை, கண்ணீரைத் தராமல் இமைக்கும் இறங்காமல், இமை முடியில் இழையோட வைக்கவும் மட்டுமே கண்ணாடிகள் பயன்பட்டன.

ஒருபோதும் அக்கண்ணாடிகள், இருபாலரின் தொப்பைகளைக் காட்டவே இல்லை. ஆனால் இப்போது அப்படி இல்லை. வீட்டுக்கு வீடு டிரெஸ்ஸிங் டேபிள் வந்து

விட்டது. அந்த ஆளுயரக் கண்ணாடிகளை யதேச்சையாய்க் கடக்கும்போதெல்லாம், அதில் தெரியும் நம் உருவமே, நம்மைப் பார்த்து 'கெக்கே பிக்கே' எனச் சிரிப்பதில் சங்கடம் ஏகத்துக்கு வருகிறது. ஆனால் அதைக்கூட அலட்சியமாய், 'அப்படியெல்லாம் ஒண்ணும் மோசமில்லை' எனக் கண்ணாடி முன்னால் மூச்சைப்பிடித்துத் தொப்பையை விழுங்கி, ஆசுவாசப்படுத்திக்கொள்வோர் நாற்பதுகளில் சற்றே அதிகம்.

அன்றைய நாற்பதுகள், தங்களுக்கு வரும் தொப்பையை 'இதெல்லாம் வயசானால் வரத்தான் செய்யும்; வசதியான வாழ்வின் அடையாளமாக்கும்; பண்ணையார் அழகு' எனக் கடந்துபோய்க்கொண்டிருந்தனர். இப்போது அப்படி இல்லை. 'நின்று குனிந்து பார்க்கையில், குறைந்தபட்சம் கால் பெருவிரலாவது தெரியவேண்டும். அப்போதுதான் ஆரோக்கியம் தெரிகிறது என்று பொருள்' என்கிற படிப்பைப் பள்ளிக்கூடமே சொல்லிக்கொடுத்துவிட்டது. ஆனால், நம் துரதிர்ஷ்டம், கால் பெருவிரல் இல்லை... பலருக்குக் குனிந்து பார்த்தால் பூமியே தெரியவில்லை. இன்றைய முழுக்கண்ணாடிகள் அழகை மட்டும் காட்டும் பொருள் அல்ல; ஆரோக்கியத்தைக் கோடிட்டுக் காட்டும் பொருளும்கூட.

ஆம் நண்பர்களே! இறுக்கமான கட்டுடல் ஆணுக்கும் பெண்ணுக்கும் அழகின் அடையாளம் மட்டுமல்ல, ஆரோக்கியத்தின் முகவரியும்கூட. அதற்கான மெனக்கெடல் மிக மிக அவசியம். சத்தியமாய் எந்த மாத்திரை மருந்தாலும், தொப்பையைக் கரைக்க முடியாது. சில கொழுப்பு எரிப்பான்கள் (fat burners) நாம் எடுக்கும் முயற்சிக்குப் பக்கபலமாக இருக்கும். அவ்வளவுதான். சிக்கென்ற கட்டுடலைப்பெற மூன்று பெரு முயற்சிகள் தேவை. 1. யோகாசனம் 2. உடற்பயிற்சி 3. விளையாட்டு. யோகாசனக் கலை பற்றி மிக நுட்பமாய்ப் பேசவேண்டிய விசயங்கள் ஏராளம் உள்ளன.

சர்வதேச யோகா தினமான ஜூன் 21-ம் தேதி மட்டும் யோகா பனியனுக்குள் உடலைத் திணித்துக்கொண்டு, முகநூலில் திரும்பிய பக்கமெல்லாம் ஸ்டேட்டஸ் போட்டு, புதிய யோகிகள் பயமுறுத்துகிறார்கள். யோகா தொப்பைக்கும் நோய்க்குமான மருந்து மட்டுமல்ல, அதையும் தாண்டிப் புனிதமானது. அதன் ஆழமும் அகலமும் ஆந்த்ரோபாலஜியும்

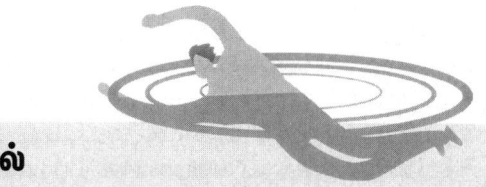

நீச்சல்

நாற்பதுகளுக்கான விளையாட்டு மற்றும் உடற்பயிற்சிகளில் முதலிடம் நீச்சலுக்குத்தான். 'மூட்டு தேயும், தசை பிடிக்கும், லிகமென்ட் பிய்ந்து போகும்' என எவ்வித பயமும் இல்லாமல், ஒட்டுமொத்த தசைகளையும் உள்ளுறுப்புகளையும் வலுப்படுத்த முடியும் என்றால் அது நீச்சலால் மட்டும்தான். முதுகுவலி, கழுத்துவலி உள்ள ஆணுக்கும் பெண்ணுக்கும் வலி போக்கும் ஒருவித சிகிச்சையும் நீச்சல்தான். 'கார்டியோ ரெஸ்பிரேடரி, தசை, மூட்டு ஃபிட்னஸ்' என்ற மூன்று வகை ஃபிட்னஸ்களையும் கொடுக்க நீச்சலால் மட்டுமே முடியுமாம். 'நீச்சலா, இந்த வயசுக்கு மேலயா?' எனத் தயங்க வேண்டாம். மூன்றே நாள்களில் மீனாய் நீந்த வைக்கப் பயிற்சியளிக்கும் பயிற்சியாளர்கள் நம்மூரில் நிறைய உண்டு.

சோஷியாலஜியும் பெரிதினும் பெரிது. அடுத்த சில அத்தியாயங்களில் யோகாவைப் பற்றி விரிவாகப் பேசுவோம். தற்போது உடற்பயிற்சியையும் விளையாட்டையும் மட்டும் கொஞ்சம் வியர்க்க வியர்க்கப் பார்க்கலாம்.

சுகர் கொஞ்சம் ஏறிவிட்டது என்பதாலோ, கணவன் இப்போதெல்லாம் கடைக்கண்ணில் பார்ப்பதில்லை என்பதாலோ, கண்ணாடியில் பார்க்கும்போது 'பிப்பெட் பியூரட்' மாதிரி இருந்த உடம்பு, 'சின்ன சைஸ் பீக்கர்' மாதிரி ஆகிப்போன காட்சி அடிக்கடி தென்படுவதாலோ, 'நாளையிலிருந்து ஓடப்போகிறேன்; பக்கத்து வீட்டு அக்காவோடு பேட்மின்டன் விளையாடப்போகிறேன்' என நடு இரவில் சங்கல்பம் செய்துவிட்டு, அதிகாலையில் நைக் ஷூ, டிராக் ஷூட் என அலங்காரம் செய்து, களத்தில் இறங்குவது கொஞ்சம் ஆபத்து. விளையாட்டு நிச்சயம் நல்லதுதான். ஆனால், அதற்கு முன்னதாக உடற்பயிற்சி வேண்டும்.

என்ன பயிற்சிகள்? மூன்று வகையான பயிற்சிகள் அவசியம். 1. இதய நுரையீரல் தசைகளுக்கான உடற்பயிற்சி (Cardio

respiratory fitness) 2. தசைகளுக்கான உடற்பயிற்சி *(muscle fitness)* 3. மூட்டுகளுக்கான உடற்பயிற்சி *(joint fitness)*. இவற்றில், இதய நுரையீரலுக்கான உடற்பயிற்சி மிக முக்கியமானது. ஏரோபிக் *(Aerobic exercise)*, எண்டியூரன்ஸ் *(Endurance exercise)* என்ற செல்லப்பெயர்கள் இதற்கு உண்டு. மொத்தத்தில், இப்பயிற்சிகள் மூலமாகத்தான் எல்லா தசைகளுக்கும் ஆக்சிஜன் சீராகக் கிடைக்கும். இந்த ஃபிட்னஸ் இல்லாமல், ஆஞ்சநேயர் கதம் தூக்கிக்கொண்டு போகிற ஸ்டைலில், மட்டையை வைத்துக்கொண்டு பட்டையைக் கிளப்பலாம் என்று போனால், விளையாடும்போது கை கால் தசைகளுக்கு ஆக்சிஜன் கிடைக்காமல் அந்தத் தசைகள் நோய்வாய்ப்பட வாய்ப்புண்டு. தசை நாண்கள் கொஞ்சம் முறுக்கி, பிய்ந்துபோகவும் வாய்ப்புண்டு. சில நேரங்களில் இதயத் தசைகள் திணறுகையில் மாரடைப்பு வரை கொண்டு செல்லக்கூடும். 'டாக்டர்தானே விளையாடச் சொன்னார்? முதல்ல அவருக்கு போனைப் போடு... அல்லது அவர் மேல கேஸைப் போடு' எனக் கிளம்பிவிடக்கூடாது. எல்லா விளையாட்டுக்கும் முன்னர் ஃபிட்னஸ் மிகவும் அவசியம். உங்கள் கல்லூரிக் காலத்தில், மனசுக்குப் பிடித்தவர்களிடம் கடிதம் கொடுக்கும் முன்னர், லேசாக முகத்தைப் பார்த்துப்

இதய நுரையீரல் உடற்பயிற்சிகள்

வேக நடை, ஓட்டம், நடனம், நீச்சல், சைக்கிள், படிக்கட்டுகள் ஏறுதல், டென்னிஸ், கால்பந்து மாதிரி விளையாட்டும்கூட.

'இதையெல்லாம் செய்ய நேரமில்லை, மைதானமில்லை. கூட வர நண்பர்கள் இல்லை' என்பவர்கள், கார் கழுவுவது, வீட்டைச் சுத்தம் செய்வது. தண்ணீர்த் தொட்டியை சுத்தம் செய்வது, வீட்டுத்தோட்டம் அல்லது மாடித்தோட்டம் அமைத்து அதில் 45 நிமிஷம் முழுமையாய்ச் செயல்படுவது, அலுவலகத்துக்கு சைக்கிளில் செல்வது ஆகியவற்றைச் செய்யலாம். இவையும்கூட மிகச்சிறந்த இதய நுரையீரலுக்கான உடற்பயிற்சிதான். 'குறைந்தபட்சம் வாரத்துக்கு 150 நிமிஷம் இப்படியான பயிற்சி மட்டுமே ஆயுளைக் கூட்டும்' என்கிறது அமெரிக்க இதய நிபுணர் கூட்டமைப்பு.

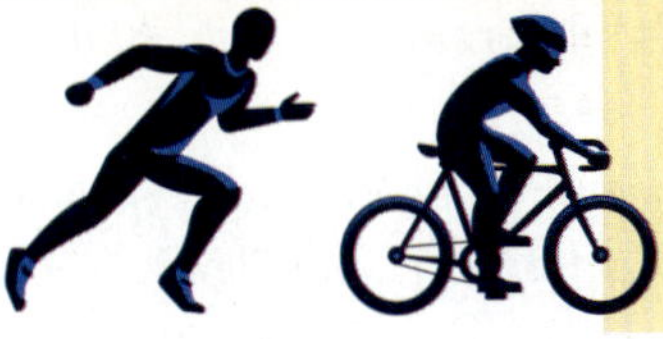

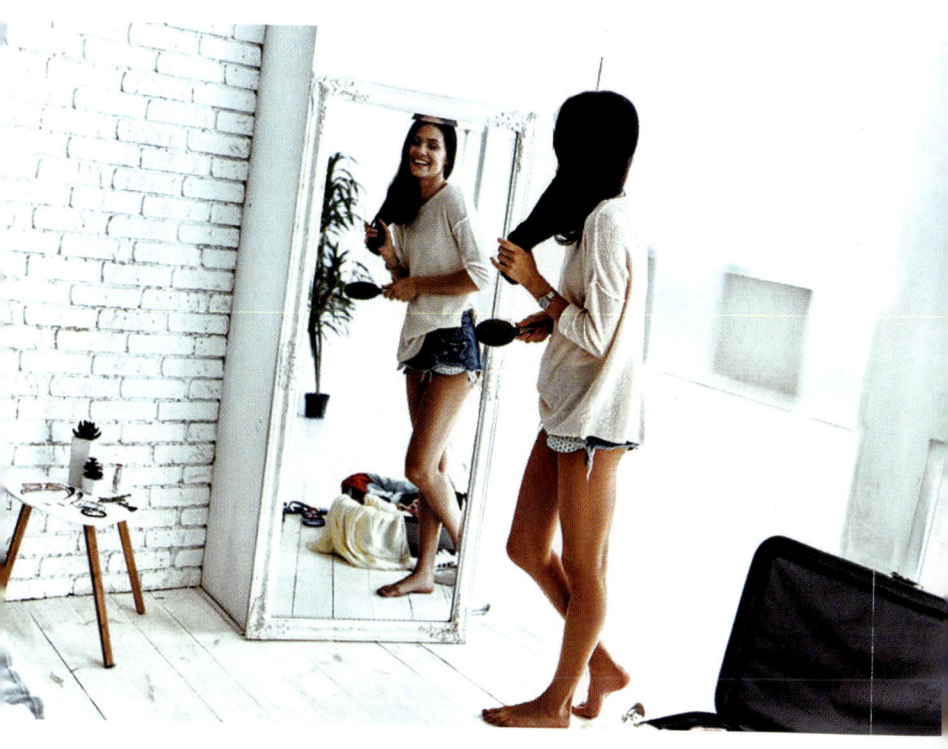

புன்னகைத்து, 'ரெஸ்பான்ஸ் கிடைக்குதா?' என்று வழிந்த மாதிரி என்று வைத்துக்கொள்ளுங்கள். விளையாடப்போகும் முன்னர் பயிற்சி கட்டாயம்.

இதய நுரையீரல் உடற்பயிற்சி மூலமாக வாழ்நாள் அதிகரிக்கிறது. சர்க்கரை நோய், ரத்த அழுத்தம், மாரடைப்பு வருவது குறைகிறது என்று ஆய்ந்து அறிந்து சொல்லி விட்டார்கள். *VO2 Max* என்கிற பார்முலா (ரத்த நாடியில் உள்ள ஆக்சிஜன் மற்றும் ரத்த நாளத்தில் உள்ள ஆக்சிஜன் வேறுபாடுகளை, இதயம் துடிக்கும்போது வெளிப்படும் ரத்தத்தின் கொள்ளளவோடு பெருக்கி, கணக்கிடுகிறார்கள்) இதற்கு அடிப்படை. அந்தக் கஷ்டமான *VO2= Q x CaO2-Cv O2* என்ற பார்முலாவெல்லாம் நமக்குத் தேவையில்லை. நமக்குத் தெரியவேண்டியது *vo2 max* என்ற அளவுதான். இந்த அளவை

இதய நுரையீரல் பயிற்சியில் அதிகரிக்க முடியும். அப்படி அதிகரித்தால் நிச்சயம் ஆயுள் கூடும்; சுகர் கூடாது; திடீர் மாரடைப்பு வராது என்பதுதான்.

அடுத்ததாக, தசைகளுக்கான உடற்பயிற்சிகள். இவை விளையாடப் போகும் முன்னர் ரொம்ப அவசியம். தசையின் வலு திறம்பட, நீடித்த உடலுறுதிக்குத் தயாராக, தசை நாண்கள் சேதமடையாமல் இருக்க, விளையாடும்போதும் இரவு உறங்கும்போதும் வலி கொடுக்காமல் இருக்க உதவும் பயிற்சிகள்.

மெல்லிய வேகத்திலான ஓட்டம், 'ஸ்குவாட்' (மேற்கத்திய கழிப்பறையில் உட்கார்வதுபோல் உட்கார்ந்து எழும் பயிற்சி), குப்புறப் படுத்து கைகளால் உடல் எடையைத் தூக்கி இறக்கும் புஷ் அப்ஸ் (*Push ups*), கிரஞ்சஸ் (*Crunches*), ட்ரைசெப்ஸ் டிப்ஸ் (*Triceps Dips*) என தசைகளை வலுவாக்கும் பயிற்சிகள் நிறைய உண்டு. சில்வஸ்டர் ஸ்டாலோன், அர்னால்டு சினிமாவில் செய்வதையெல்லாம் யூடியூபில் பார்த்துப் பரவசப்பட்டு அதைச்செய்ய முயலாமல், முறையாக அதற்கென உள்ள பயிற்சியாளரை அணுகிக் கற்றுக்கொள்ளுங்கள். தசைகளுக்கான பயிற்சியை முறையாகச் செய்ததற்குப் பின்னர் விளையாடச் செல்வது, ஒரேநாளில் விளையாட்டை மூட்டை கட்டி வைக்காமல் இருக்க உதவும்.

மூட்டுகளுக்கான உடற்பயிற்சி மிக மிக அவசியமான ஒன்று. மூட்டுகளை முழு அளவில் மடக்கி நீட்டும்தன்மை, சுழலும் தன்மைகளைப் பயிற்சியின் மூலம் முழுமையாகப் பெற்ற பின்னரே காலால் பந்தை உதைக்கவும், மட்டையால், பூப்பந்தை விளாசவும், பும்ரா மாதிரி பந்தை வீசவும் முயல வேண்டும். பள்ளியில் விளையாட்டு வகுப்பில்கூட, பொய்யாக டாக்டர் சர்ட்டிபிகேட் வாங்கிக் கொடுத்துவிட்டு மரத்தடியில் பாடத்தைப் படித்த முதல் பெஞ்ச் படிப்பாளிகள் நம்மில் சிலர் இருக்கலாம். அவர்கள், நாற்பது வயதில் தொப்பை பெருகி இருக்கும்போது, நேரே மைதானத்துக்கு வந்து, பும்ராவை நினைத்துக்கொண்டு பந்து வீசப்போனால், கை சுளுக்கி, தோள்பட்டை நாண் பிய்ந்து... அப்புறம் பனியனைக் கழற்றி விட வீட்டம்மாவை உதவிக்குக் கூப்பிட நேரிடும்.

மூட்டுகளை, இணைப்புத்தசைகளை, நாண்களை வலுவாக்கச் சிறப்பான உடற்பயிற்சிகள் இருக்கின்றன. இவை விளையாடுவதற்கு மட்டுமல்ல, மூட்டு வலி, கழுத்து வலி நீங்குவதற்கான சிகிச்சையும்கூட. நாற்பதுகளில் பெண்கள் பலருக்கும் வரும் குறுக்கு வலி, சற்று எடை கூடுவதால் வரும் மூட்டுவலிக்குக்கூட இந்தத் தசை மூட்டு உடற்பயிற்சிகள் பெரிதும் உதவும். ஸ்ட்ரெச்சிங் உடற்பயிற்சிகள், நீச்சல் பயிற்சி ஆகியவை இடுப்பு, கால், கழுத்து, முதுகுத்தண்டுவட மூட்டுகளை வலுவாக்கும்.

உடற்பயிற்சிக்கென்றே பிரத்யேக உடை, காலுறை, காலணி இவற்றோடு, முடிந்தால் உங்கள் இணையுடன் உடற்பயிற்சியில் ஈடுபடுங்கள். அந்தப் பயிற்சிகளின்போது, மெல்லிய இசையும் கூடவே சின்னச் சின்னதாய் ஒருவரை ஒருவர் செய்யும் எள்ளலும் தினம் மறக்காமல், ‘அட நீயா இது... எங்கப்பா போச்சு உன் தொப்பை?!’ என ஏகத்துக்குப் பாராட்டும் சேர்ந்துவிட்டால், நான்காவது பிட்னஸூம்கூட வாய்க்கும். ‘அதென்ன நான்காவது பிட்னஸ்’ என, இதைப்படிக்கும் கவித்துவமான நாற்பதுகள் சத்தியமாய்க் கேட்க மாட்டார்கள்.

9

அந்தப் பெண்ணுக்கு வயது நாற்பதுக்கு அதிகமாக இருக்கும் என்று பார்த்தவுடனே தோன்றியது. அவர் வங்கியில் வேலை பார்க்கும் அலுவலர். "எனக்கு இதை இப்பவே பிச்சு எறியணும்போல இருக்கு. கிட்டத்தட்ட அறுபது நாளா அவதிப்பட்டுட்டிருக்கேன். கொட்டுது சார்" என்று அவர் பேசியபோது, கலங்கிய கண்களைத் தாண்டி, வெளிறிய முகம் 'பளிச்'செனத் தெரிந்தது. எந்த மூத்த மருத்துவரும் அந்த வெளிறிய முகத்தை வைத்தே அவர் கடும் ரத்தசோகையில் இருப்பதைக் கண்டுபிடித்துவிடுவார். பேச்சிலும் நடையிலும் இருந்த நீள் மூச்சுகள் அந்தப் பெண்ணின் ரத்தசோகையை உறுதிப்படுத்தின. நாற்பது வயதையொட்டிய பெண்களுக்கு மிக முக்கியத்தொல்லை 'பெரும்பாடு' எனப் பேச்சுவழக்கில் சொல்லக்கூடிய அதிக ரத்தப்போக்குள்ள மாதவிடாய். வலியும் அதிக ரத்தப்போக்கும் முதுகுவலியும் நாவெல்லாம் வறண்டு நிற்கும் உடற்சோர்வும், எல்லாவற்றிற்கும் மேலாக, மேகம்போல் சூழ்ந்து நிற்கும் மன அழுத்தமும் சேர்ந்து இப்படி நாற்பதில் வரும் 'மெனரேஜியா' (Menorrhagia), பெண்களின் வாழ்வில் கடக்கக் கடினமான ஒரு காட்டாறு.

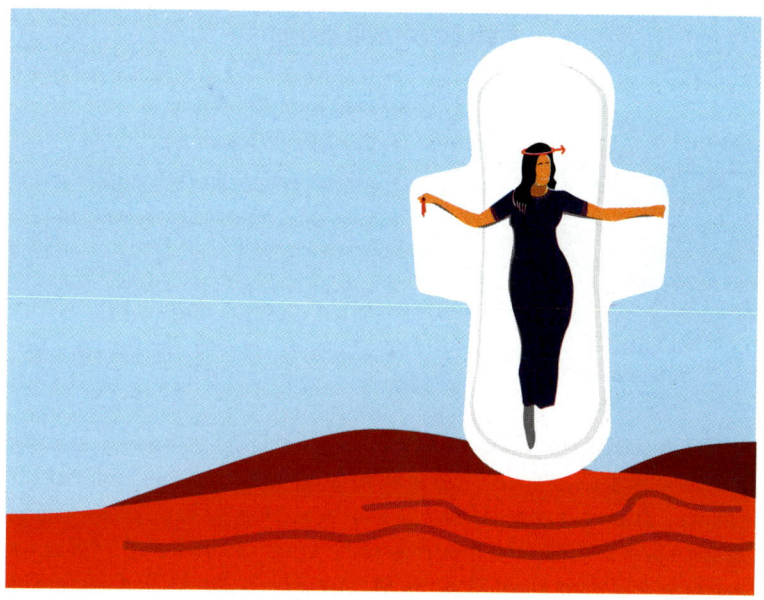

எங்கள் அம்மா, அத்தைகளுக்கு இவ்வளவு சிக்கல் இருந்ததாகத் தெரியவில்லை. சானிடரி நாப்கின்களை இருட்டில்போய் மறைவாக வாங்கிவந்த அப்போதைய சமூகத்தில், அந்தச் சிக்கலும் வலியும்கூட வெறும் மனக் குமுறலாகவே இருந்திருக்க வாய்ப்புண்டு. அன்றைக்குச் சத்தமில்லாமல் பெண்கள் மட்டும், நள்ளிரவில் ஒன்றுகூடி, கொழுக்கட்டை அவித்து அவ்வையாருக்கு வேண்டி விரதம் இருந்தபோதாவது இந்தச் சிக்கலைப் பேசித் தீர்வு காண முயன்றார்களா என விசாரித்தால், அப்படி ஏதும் நடந்ததாகத் தெரியவில்லை. அங்கும்கூட 'குழந்தை பிறக்கணும்... நல்ல வரன் அமையணும்' என வேண்டியதாகவே கூறப்படுகிறது. ஆண்களுக்குத் தெரியாமல் படு ரகசியமாக நடைபெறும் இந்த விரதத்தைப்பற்றிக் கேட்டால், 'காது போயிடும். பார்த்தால் கண்ணு குருடாயிடும்' என்கிற கர்ண பரம்பரைக் கதைகள் இன்றும் தெற்கத்தி மாவட்டங்களில் அதிகம் உள்ளன. மாதவிடாய் சிரமங்கள் அனைத்தும் இன்றைக்கும் நம் சமூகத்தில் அலட்சியத்துடனோ அருவருப்புடனோ தாழ்வுமனப்பான்மையுடனோதான் பார்க்கப்படுகின்றன.

என்ன சாப்பிடலாம்?

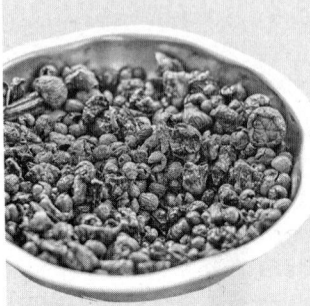

- பருமனாகவே இருந்தாலும் கொள்ளுப்பயறு வேண்டாம்.
- கோழிக்கறி வேண்டாம்.
- மாதுளைச்சாறும் நெல்லிச்சாறும் சிறப்பு.
- வாழைப்பூ பொரியல், சுண்டைக்காய் வற்றல் சுகம் தரும்.
- பருப்புப்பொடிபோல கறிவேப்பிலைப் பொடி தூவி ஒரு பிடிச் சோறு.
- வறுக்காத, பொரிக்காத வேகவைத்த மீன்.

இச்சமூகத்தில் பெண்ணின் மார்பகப் பிரச்னைகளுக்குக் கொடுக்கப்படும் முக்கியத்துவம் கருப்பையின் சங்கடங்களுக்குக் கொடுக்கப்படாததுகூட, 'ஒருவித ஆணாதிக்க மனோபாவம்தான்' என உளவியல் ரீதியாக அணுகுவோரும் உண்டு. நாற்பது வயதுக்கு மேல் பெண்ணுக்கு மாதவிடாய்ச் சிக்கல் ஏற்படுகையில் நவீன அறிவியல், 'முதலில் புற்று ஏதுமில்லையே?' எனச் சோதித்துப் பார்த்துக் கொள்ள வலியுறுத்துகிறது. முதல் சோதனை, கருப்பை வாய்ப்பகுதியின் செல்களைச் சேகரித்து (*Swab*), அதில் மாறுபட்ட தகவமைப்புடைய புற்று செல்கள் இருக்கின்றனவா எனக் கவனிப்பது. இன்னொன்று, அல்ட்ரா சவுண்டு மூலம் கருப்பையின் உட்சுவரின் தடிமன் எந்த அளவில் உள்ளது என்பதைப் பார்ப்பது. கருப்பைக் கழுத்துப்பகுதி செல்களில் இயல்பற்ற (*Atypical*) செல்கள் இருக்கும்பட்சத்தில் திசுப்பரிசோதனை (*Biopsy*) பரிந்துரைக்கப்படுகிறது. அதேபோல் கருப்பையின் உட்சுவர் தடித்துப்போய் 15 மி.மீ., 20 மி.மீ. என்ற அளவில் இருந்தால் அதிலிருக்கும் திசுக்களையும் சோதித்துப் பார்க்க வலியுறுத்துகிறது.

"இதுக்குத்தான் நான் ஆஸ்பத்திரிக்கே வரலைன்னு சொன்னேன்... 'பயாப்ஸி எல்லாம் செய்யவே கூடாது'ன்னு வாட்ஸ்அப்பில் எவ்ளோ தகவல் வருது தெரியுமா?" என வாதிடுவோர் இன்று பெருகிவிட்டனர். உலகச் சந்தையில் வாட்ஸ்அப் மருத்துவர்கள் இப்போது மிக அதிகம். பயாப்ஸியினால் புதிய நோய் பிறந்ததாகவோ, இருக்கும்

சாதாரணக் கட்டி புற்றாக மாறியதாகவோ, பயாப்ஸிக்காகத் திசுக்களைச் சுரண்டியதால் கட்டி பெரிதாகிப்போனதாகவோ எங்கும் சான்று இல்லை. அதேசமயம் மார்பில் கடுகளவில் உள்ள சின்ன வளர்ச்சியை பயாப்ஸி செய்து பார்த்து, அதைப் புற்றுக்கட்டி என அடையாளம் கண்டு மார்பகத்தையும் காப்பாற்றி, கட்டியையும் சிறு கம்பி மூலம் அறுவை சிகிச்சை செய்து, முழு நலத்துடன் குதூகலத்துடன் இருக்கும் மகளிர் இன்று ஏராளம். 'பயாப்ஸிக்கு மாட்டேன்' என்பது அறியாமையின் உச்சம். மூன்றுவிதமான தாமதங்கள்தான் பல நேரத்தில் இப்பிரச்னையைப் பெரிதாக்குகின்றன.

1. நோயாளி செய்யும் தாமதம், 2. மருத்துவர் செய்யும் தாமதம், 3. சிகிச்சை தாமதம்.

இந்த மூன்றையும் தவிர்க்கவேண்டியது நாற்பது வயதான பெண்களுக்கு மிகவும் அவசியம்.

நாற்பது நாள், ஐம்பது நாள் தொடர்ச்சியான ரத்தப்போக்கு என்பது பெரும்பாலும், 'எண்டோமெர்ரியோசிஸ்', 'அடினோமயோசிஸ்' (*Endometriosis and Adenomyosis*) பாதிப்புகளாக இருக்கலாம். சில நேரங்களில் ஃபைபிராய்டு (*Fibroid*) எனும் நார்க்கட்டிகளாகவும் இருக்கலாம். இவற்றுக்கெல்லாம் அறுவை சிகிச்சை என்பது கடைசித் தேர்வு மட்டுமே. மரபிலும் நவீனத்திலும் இன்று ஏராளமான மருந்துகள்

மூலிகை மருந்து

துவர்ப்புச் சுவையுள்ள மூலிகைகளைப் பெரும்பாட்டின் ரத்தப்போக்கைக் குறைக்கப் பயன்படுத்துகிறது சித்த மருத்துவம்.

– ஆல், வேல், அரசு, அத்தி, பூவரசு வேர்ப் பட்டைகளைக் கசாயமிட்டுக் கொடுக்கலாம். 'எப்படி, எந்த அளவில், யாருக்கெல்லாம்...' என்கிற முடிவை கூகுளில் தேடாமல், அருகிலுள்ள அரசு மருத்துவரிடம் ஆலோசியுங்கள். இன்னும் கூர்மையாகக் கவனித்துக் கணித்து, சரியான நிரந்தரத் தீர்வை அவர் சொல்லக்கூடும்.

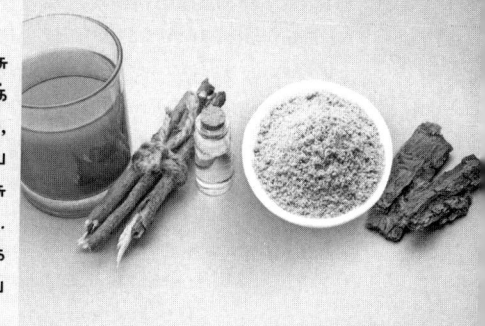

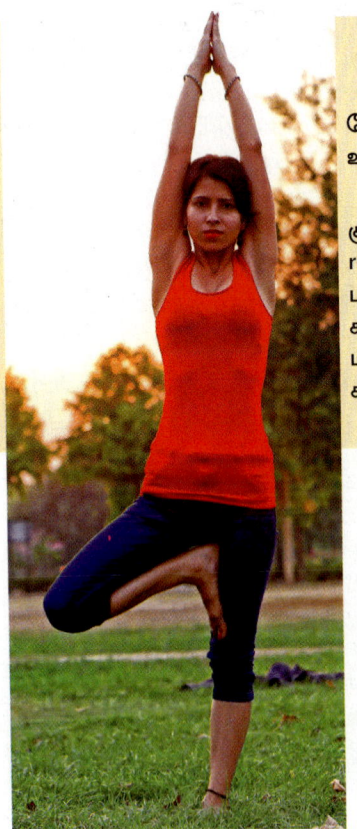

யோகா மற்றும் உடற்பயிற்சி

உடலுக்கும் மனதிற்கும் ஃபிட்னஸ் வேண்டிய இந்தப் பருவத்தில் யோகாவும் உடற்பயிற்சியும் மிக மிக அவசியம்.

குறிப்பாய் சீதளி பிராணாயாமம், சூரிய நமஸ்காரம் பயிற்சி, IRT, DRT, QRT relaxation technique-ஐ முறையாகப் பயின்ற யோகாசன ஆசிரியர்களிடம் கற்றுச்செய்வது, நாற்பதில் எரிச்சல் மனதையும் ஹார்மோன் குழப்பங் களையும் சேர்த்தே தெளிவிக்கும்.

முறையாக ஆய்ந்தறியப்பட்டு வந்துவிட்டன. கடந்த இருபது ஆண்டுகளில், அதிக ரத்தப்போக்கைக் காரணமாக வைத்து, தேவையில்லாமல் அதிகம் அகற்றப்படும் உறுப்பு அநேகமாகக் கருப்பையாகத்தான் இருக்கும். (அதன் வரிசையில் இன்று பித்தப்பைகளும் அவசியமில்லாமல் பல நேரங்களில் அகற்றப்படுகின்றன).

இந்தியாவில் இன்னும் மருத்துவ வசதி எட்டாத கிராமங்கள் ஏராளமாய் இருக்க, நகர்ப்புறங்களில் நட்சத்திர வசதி கொண்ட மருத்துவமனைகள் சற்று அளவுக்கு அதிகமாகவே புற்றீசல்போல் பெருகிவருகின்றன. ரூ. 200 கோடி முதல் ரூ. 2,000 கோடி வரை முதலீடு செய்யப்பட்ட பெரு மருத்துவமனைகள் ஒருபக்கம், 'உலகத்தரமான சிகிச்சையை அங்கு மட்டும்தான் பெறமுடியும்' என்ற நிலையை உருவாக்கிவருகின்றன. இன்னொரு பக்கம், அவசியமற்ற அறுவை சிகிச்சை, தேவையில்லாத சோதனைகள் எனத் தொடர்ந்து மருத்துவ அறத்தைச் சிதைக்கின்றன. இப்படியான

பல பெரு மருத்துவமனைகளில், நீட் தேர்வெழுதாமல், அரசுப் பள்ளியில் பயின்று வந்த திறமைசாலி மருத்துவர்கள் பலர் மௌனமாகவும், கொஞ்சம்பேர் வலியுடனும், கொஞ்சம் பேர் 'வேறென்ன செய்வது?' என்ற மனோபாவத்துடனும் நசுங்கிக் கொண்டிருக்கின்றனர். இதில் பல மருத்துவமனைகள் பெரும் நஷ்டத்தில் இயங்கிவருவதாக வேறு வணிகச் செய்திகள் உலா வருகின்றன. ஒருவேளை இந்தியாவில் இரண்டு மூன்று பெரிய மருத்துவமனைகளை மூடிவிட்டால், 'அட போங்கப்பா! நாங்கள் பார்த்துக்கொள்வோம்' எனச் சொல்ல அரசோ அரசு மருத்துவமனைகளோ உள்ளனவா? மழைத் தண்ணீரைச் சேமித்துவைக்க வழி தெரியாமல் கடல் நீரில் உப்பைப் பிரிக்கும் உற்சவம் நடத்தும் அரசுகள், தேர்தலைத் தவிர எதற்கும் முன்யோசனையுடன் இயங்குவதில்லை.

இன்றைக்கு இந்தியாவில் உச்சத்தில் உள்ள ஒரு பெரு மருத்துவ மனையில் கிட்டத்தட்ட 90,000 பணியாட்கள் இருக்கிறார்களாம். அந்த மருத்துவமனை நிர்வாகத்தின் 63 சதவிகித பணம், ஊதியத்துக்கும் சந்தைப்படுத்துதலுக்கும் சோதனைக்கும் செல்கிறதாம். காப்பீடுகள் மூலமாக இங்கு கணிசமாக உறிஞ்சப்படும் பணம், நோயாளிகளின் சிகிச்சைக்கான மருந்துகளைத் தாண்டி இந்த 63 சதவிகிதச் செலவுக்குத்தான் கொடுக்கப்படுகிறது. மருத்துவமனையில் 1000 ரூபாய் காப்பீடு மூலமாகவோ கையிலிருந்தோ நாம் கொடுத்தால் அதில் ரூ.180 மட்டும்தான் மருத்துவருக்கும் சிகிச்சைக்குமானது. மீதம் அனைத்தும் 'நாங்க பாத்துக்கமாட்டோமா? வாங்க ப்ளீஸ்' என ஆடிப்பாடி அழைக்கும் விளம்பரம் முதல் ஈசிஜி, எக்ஸ்-ரே, டிடிஹெச், சாட்டிலைட் வாடகை என அத்தனைக்குமானது. 'எக்ஸ்-ரே, ஈசிஜி எல்லாம் அவசியமான ஒண்ணுதானே?' எனக் கேட்டால், அவசியம்தான். ஆனால், 'இப்போது இந்த சிடி ஸ்கேன் அவசியமா?' என்பதற்கும் 'அதற்கு வசூலிக்கப்படும் தொகை சரியானதா?' என்பதற்கும் 'இந்த அறுவை சிகிச்சை 100 சதவிகிதம் இப்போதே அவசரமாய் அவசியமா?' என்பதற்கும் பல நேரங்களில் நேர்மையான பதிலில்லை.

இன்னொரு பக்கம் இணையமும் ஊடகங்களும் வாட்ஸ்அப்பும் விழிப்புஉணர்வு என்ற பெயரில் கொஞ்சம் அதிகபட்ச அச்சத்தை வெகுஜன மத்தியில்

விதைத்ததாலும், இவற்றில் உலாவும் சில நேர்மையற்ற மனிதர்கள் உருவாக்கிவிட்ட வதந்திகள் பலவும் சேர்ந்து, மிகக் கடுமையான நம்பகத்தன்மையற்ற நிலையை மருத்துவம் மீதும் மருத்துவர்கள் மீதும் பெரிதும் உருவாக்கிவிட்டன. விளைவு? மருத்துவமனைக்குள் நுழையும்போது, ரோலர் கோஸ்டரில் ஏறப்போகிற திகிலில்தான் சாமானியப் பெண் நுழைகிறாள். எல்லாவற்றிலும் சந்தேகத்துடன்! பயத்துடன்!

ரத்தப்போக்கின் உச்சத்தில் வெளிறிப்போய் விக்கி நிற்கும் நடுத்தர வர்க்கத்துப் பெண்ணுக்கு, இப்படியான உறிஞ்சலும் பயமும் கூடுதலாய் வெளுக்கவைக்கிறது. இந்தக் கடினமான சூழலில் விக்கித்துப்போய் நிற்கும் பெண்ணிடம்தான், 'மூணே வேளை... இந்த மருந்தைச் சாப்பிடு... எதுக்கு தாயி கண்ட கண்ட மருந்தெல்லாம்? இதுவரை ஒரு லட்சம் பேரை குணப்படுத்தியிருக்கேன்' எனப் பச்சைப் பொய்யைச் சொல்லி இழுக்கும் மருத்துவராய் வேடமிட்ட சமூக விரோத கும்பலின் நிழல் ஆசுவாசப்படுத்துகிறது. இறங்கிக்கொண்டே இருக்கும் சாதாரண இரும்புச்சத்தின் அளவைக்கூடக் கணிக்கத் தவறுவதும் ஆரம்ப நிலைப் புற்றைக் கணிக்கத் தவறுவதும் இப்படியான போலிகளிடம் சிக்கித்தான்.

நாற்பதில் இச்சங்கடங்களை அணுகும்போது, சரியான நோய்க்கணிப்புதான் முதல்படி. 'ஏன் அதிக ரத்தப்போக்கு? அதிக ரத்தப்போக்கினால் என்னுள் என்ன நடக்கிறது?' என்பதைத் துல்லியமாய் ஒரு பெண் அறிந்துகொள்ள வேண்டியது மிக மிக முக்கியம். அடுத்து தாமதிக்காமல் உரிய மருத்துவ சிகிச்சை. வெகு சொற்பமாய் சிலருக்கு மட்டுமே அறுவை சிகிச்சை அவசியப்படலாம். அதற்கான தேவை 100 சதவிகிதம் இருக்கும்பட்சத்தில் அறுவை சிகிச்சை செய்துகொள்வதிலும் தயக்கமே காட்டக்கூடாது.

குடும்பத்திலும் சமூகத்திலும் அதிக ரத்தப்போக்குடன் சோர்ந்து நிற்கும் பெண் கூடுதலாய்ப் பந்தாடப்படுவது இன்னும் அதிகபட்ச வேதனை. கொட்டித் தீர்க்கும் ரத்தப்போக்கால், வயிற்றைப் பிழிந்தது போன்று வலிக்கும்போது மேஜையில் சாய்ந்து அழத்தோன்றும். 'மணி அஞ்சரைதானே ஆகுது...ஏன் இங்க படுத்திருக்கீங்க? இந்த ஒரு ஃபைலை மட்டும் முடிச்சுக்கொடுத்துட்டு நீங்க வேணா ஓலால

போயிடுங்களேன்" எனச் சொல்லிவிட்டு நகரும் அதிகாரியைப் பார்க்கும்போது 'இவங்கள மாதிரி ஆள்களுக்கெல்லாம் ரத்தப்போக்கே வராதா' என்று தோன்றும். வீட்டுக்குப் போனால் இப்போதெல்லாம் முறைத்துக்கொண்டே திரியும் பையனோ, துச்சமாய் ஓரக்கண்ணால் பார்த்துவிட்டு நகர்ந்துபோகும் மகளோ இருக்கக்கூடும். 16, 18 வயதில் அந்தப் பிள்ளைகள் அலட்சியப்படுத்துவதும் சற்று முன்னர் அலுவலகத்தில் அந்த அதிகாரி அலட்சியமாய் ஆர்டர் போட்டுவிட்டுக் கடந்துபோனதும் ஒன்றாகவே தெரியும். 'எல்லோரும் உதாசீனப்படுத்துகிறார்களே' என்று 'ஓ'வென அழத்தோன்றும்.

இவை எல்லாம் சேர்ந்து எரிச்சலின் உச்சத்தில் இருக்கையில், உப்பிப் பருத்த உடம்பில் கொஞ்சூண்டு ஒட்டியிருக்கும் கழுத்தில் செல்போனை செருகிக்கொண்டே படியேறும் கணவன் துளியும் புன்னகைக்காமல், மின்சார வண்டியில் இறங்கப்போகும் நபரை இடித்துக்கொண்டு ஏறும் வஸ்தாது மாதிரி, 'தள்ளு' எனச் சொல்லிக்கொண்டே வீட்டுக்குள் நுழையும்போது ஸ்ரீஹரிகோட்டா கவுன்ட் டவுனின் கடைசிப் பத்து எண்கள் தொடங்கும்.

"நான் இங்க ஒருத்தி இருக்கிறதே கண்ணுக்குத் தெரியாதா?"

"அதான் நந்தி மாதிரி இருக்கியே... சொல்லு..."

"நான் செத்துக்கிட்டிருக்கேன்..."

"அப்படியா... மூணு தோசையும் சட்னியும் அரைச்சு வெச்சிட்டு முடிவு பண்ணேன்" என்கிற வசனத்தோடு தொடங்கும் காட்சியில் அதுவரை அமைதியாய் இருந்த அத்தனை சமையலறை சாமான்களும் சத்தம் போடும்.

கேவி அழமுடியாத அழுகையும் காட்டு விலங்கைப் பார்க்காமலேயே பயங்கொள்வதும் கைகள் வீசி ஓடாமலேயே வியர்ப்பதும் என எல்லாம் சேர்ந்து புழுங்கி நிற்கும் நம் சக மனுஷிகள் பெரும்பாலானோருக்குச் சின்ன தலைகோதலும், 'வர்றியா ஒரு சின்ன நடை போயிட்டு வரலாம்' என்கிற அழைப்பும் 'ஏன் இவ்வளவு சோர்வா இருக்க, ஒரு டீ போட்டுத்தரவா?' என்கிற கேள்வியும்தான் மருந்துகள். அதைக் கொஞ்சம் கொடுத்துதான் பாருங்களேன் ஆண்களே!

10

இந்தியாவின் பண்பாட்டு அடையாளமாக 'யோகா' என்ற ஒற்றைச் சொல் உலகம் முழுக்க ஒலிக்கிறது. 'உயிர் வளி ஆற்றல், வாதம் பித்தம் கபம், பாசிட்டிவ் நெகட்டிவ் எனர்ஜி' என எதையும் ஏற்றுக்கொள்ளாத மேற்கத்திய விஞ்ஞானம் யோகக் கலையை மெள்ள மெள்ள உள்வாங்க ஆரம்பித்துவிட்டது. உலகின் எந்த வளர்ந்த நாடுகளுக்குப் போனாலும் யோகா வகுப்புகள் எடுக்கும் மருத்துவரோ பயிற்சிபெற்ற நிபுணரோ அடிக்கடி கண்ணில் தட்டுப்படுகின்றனர்.

நாற்பதுகளுக்கு ஞாபக சக்தி முதல் ஆண்மை சக்தி வரை, அதன் உயர்வுக்கென விதவிதமான யோகப் பயிற்சிகள் உலகின் மூலை முடுக்கெல்லாம் கற்றுத்தரப்படுகின்றன. நாற்பதுகள் நிரம்பி வழியும் மடங்களில் எல்லாம் யோகா தெரியாமல் மடாதிபதிகள் தங்கள் பரப்புரையை நகர்த்த முடியாது என்ற புரிதலில் எல்லா மடமும் யோகா கூட்டணியை பலமாய் வைத்துக்கொள்கின்றன. 'யோகா செய்யலைன்னா இன்ஷூரன்ஸ் கிடையாது' என அமெரிக்கா, கர்ப்பிணிகளை எச்சரிக்கிறது. இன்று யோகா துறையில் நடக்கும் நேர்த்தியான ஆய்வுகள், 'யோகா வெற்று முழக்கமில்லை' என்பதை ஆணித்தரமாகச் சொல்ல ஆரம்பித்துவிட்டன. 'சார்!

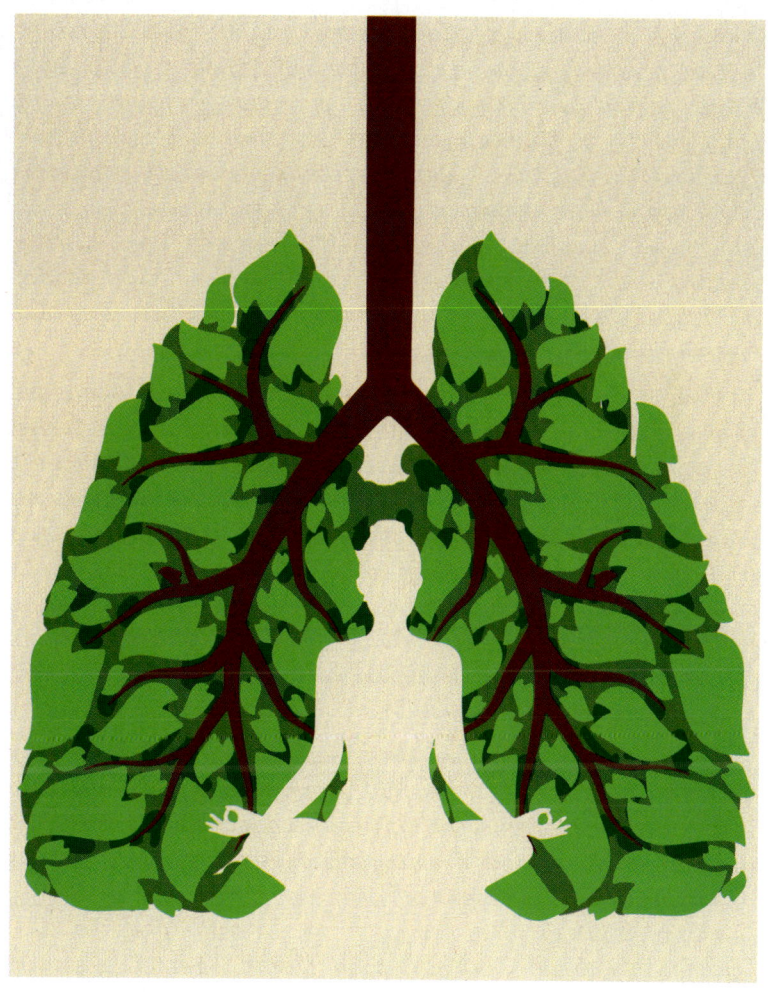

முழங்காலை மடக்க முடியல... மூணு படி ஏறினால் மூச்சு வாங்குது... எனக்கு யோகா சரியா வருமா?', 'காவியும் சாமியும் யோகாவில் கட்டாயமா, எனக்கு அதில் மாறுபாடான நிலைப்பாடு உள்ளதே... என்ன செய்யலாம்' என்போரின் கேள்விகளோடு இதைக் கொஞ்சம் அலசிப் பார்ப்போமே!

பல காலத்துக்குப் பிறகுதான் யோகா மதங்களோடு கைகோத்தது. சரியாகச் சொன்னால், வேத மறுப்பு இயக்கமாய்க்

கிளைத்த சாங்கியத் தத்துவங்களைத் தன்னகத்தே கொண்டு, 'உடல் மாயை இல்லை; உடல் உண்மை; அதை உறுதியாக்கித் தான் ஞான மார்க்கத்துக்குள் நுழைய இயலும்' என்ற புரிதலோடு உருவானவைதான் யோகாசனப் பயிற்சிகள். இயற்கையை வழிபட்ட இயற்கையின் கூறுகளோடு தன்னைப் பொருத்திப் பார்த்து நலவாழ்வைப் புரிந்துகொள்ள முற்பட்ட நம் மூத்த குடியின் புரிதல்தான் யோகா. 'அட்டாங்க யோகா'வோ ஆயிரக்கணக்கான ஆசனங்களோ, ஒரே நாளில் கட்டமைக்கப்பட்டவையோ ஒரே முனிவரின் கனவில் தோன்றியவையோ அல்ல.

'எல்லா நோய்களுக்கும் துன்பங்களுக்கும் உனது கன்மமும் பிறப்பும் பிசாசும் சாபங்களும்தான் காரணம்' என உலகின் பெருவாரியான கூட்டங்கள் வெகுகாலம் சொல்லிக்கொண்டு, ஆதிக்கம் செய்துகொண்டிருந்தபோது, 'உன் உடல்நலத்துக்கு உன் செயலால், எண்ணத்தால், உணவால், சூழலால் நீ ஏற்படுத்தும் மாற்றங்கள்தான் காரணம்; பிறப்போ பிசாசோ காரணமில்லை' என உரக்கச்சொன்ன கூட்டம்தான் யோகாவையும் புரிந்து கற்பிக்கத் தொடங்கியது. இன்றைக்கு உலகெங்கும் யோகாவைக் கொண்டு சென்றவர்களில் மகரிஷி மகேஷ் யோகி, பி.கே.எஸ்.ஐயங்கார் போன்றோர் முக்கியமானவர்கள்.

யோகா என்பது ஞான மார்க்கத்திற்கான வழிநிலையாக வெகுகாலமாகப் பார்க்கப்பட்டுவந்தபோது, யோகாவை மனிதனின் உடல்நலத்துக்கும் மனநலத்துக்கும் பயன்படுத்த முடியும் என அவற்றை சாமானியனுக்குக் கற்றுக்கொடுக்க முறைப்படுத்திச் சொன்னவர் நம் ஊர் பத்தமடையிலிருந்து சென்ற சுவாமி சிவானந்தா அவர்கள். ரிஷிகேஷில் அவரிடம் பயிற்சி பெற்றவர்களே பீகாரி யோகா குருக்கள், பி.கே.எஸ். ஐயங்கார், மகேஷ் யோகி போன்றோர். அவர்களிடம் தொடங்கி இன்று யோகாவில் உலகெங்கும் கோலோச்சும் எல்லா நிறுவனங்களும் சிவானந்தா பட்டறையில் இருந்து பயிற்சிபெற்று வந்தவர்களே.

'ஆமை எப்படி மெல்ல மூச்சிழுக்கிறது? பாம்பின் மூச்சு ஏன் இப்படி உள்ளது? கடல் மீனும் காட்டின் வண்ணத்துப் பூச்சியும் தன் அசைவில் எப்படித் தன் உடல்நலத்தைத் தற்காத்துக்கொள்கின்றன?' என உன்னிப்பாய்க் கவனித்து

ஆசனங்களை உருவாக்கியிருக்கலாம். அப்படி இயற்கையை உற்றுக்கவனித்த நம் மூத்தகுடி, அதன் பின்னர் உலகைப் புரிந்து தத்துவங்களைப் படைத்திருக்கலாம். ஆப்பிள் விழுந்ததைப் புவியீர்ப்பு விசையாக நியூட்டன் யோசித்த மாதிரிதான், உடலின் இயக்கத்தில் இருந்த நீரையும் காற்றையும் பார்த்து, 'அண்டத்தில் உள்ளதே பிண்டம்' என நம் சித்தர்களும் யோசித்தனர். இரண்டும் அறிவியல் தத்துவங்களே. உடலின் அசைவுகளையும் மூச்சின் ஓட்டத்தையும் அப்படிக் கவனித்துத்தான் திருமூலரும் 'காற்றைப் பிடிக்கும் கணக்கறிவாளருக்குக் கூற்றை உதைக்கும் உரியதுவாமே' எனும் அறிவியல் தத்துவத்தை இந்த உலகுக்கு அறிவித்திருக்கக்கூடும்.

நியூட்டனின் மூன்றாம் விதியை ஐந்தாம் வகுப்பிலேயே படிக்கும் நம்மவர்கள், திருமூலரின் மூன்றாம் தந்திரத்தையும் ஒன்பதாம் தந்திரத்தையும் நியூட்டனைப் படித்ததுபோல் அறிவியலாய்ப் பார்க்காமலும் படிக்காமலும் போனதுதான் மரபின் அறிவியலை நாம் கொஞ்சம் கொஞ்சமாய் இழந்ததற்குக் காரணம். நியூட்டன் அன்று தான் சார்ந்திருந்த மதத்தை, மத குருக்களை எதிர்த்து அறிவியல் கருத்துகளை ஆழமாக உலகத்துக்குப் பதிவிட்டார். ஆனால் நாம் நம் மூத்த குடியின் அறிவியல் கருத்துகளை மதங்களுக்குள் கோயில்களுக்குள் முடக்கிவைத்துவிட்டதுகூட நம் அறிவியல் இடைக்காலத்தில் முடங்கிப்போனதுக்கு முக்கிய காரணமாய் இருக்கலாம்.

ஆனால் இப்போதைய அறிவியல் உலகம் யோகாவை அலசித்தள்ளுகிறது. 10,660 நோயாளிகளிடம் 20-க்கும் மேற்பட்ட நாடுகளில் நடத்தப்பட்ட 138 ஆய்வுகளில், புற்றுநோய் மருந்துகளோடு கூட்டு சிகிச்சையில் யோகப் பயிற்சிகளும் வழங்கப்பட்டதால் உடல்நலம், மனவுறுதி அதிகரித்து நோய் எதிர்ப்பாற்றல் அதிகரித்தது உறுதிப்படுத்தப்பட்டிருக்கிறது. 'ஜர்னல் ஆஃப் டயாபடீஸ் ரிசர்ச்' (*Journal of Diabetes research*) எனும் உலகத்தரம் வாய்ந்த மருத்துவ இதழில், சர்க்கரைநோய் கட்டுப்பாட்டில் யோகாவின் பங்கு குறித்து சமீபத்தில் வெளியான ஆய்வு முடிவுகள் குறித்த கட்டுரை மிக முக்கியமானது (*www.ncbi.nlm.nih.gov/pmc/articles/PMC4691612/*). இந்தக் கட்டுரை உலகெங்கும் யோகாவில் நடைபெற்ற ஆய்வுகள் பலவற்றையும் தொகுத்து, அந்த

யோகப் பயிற்சிப் பட்டியல்

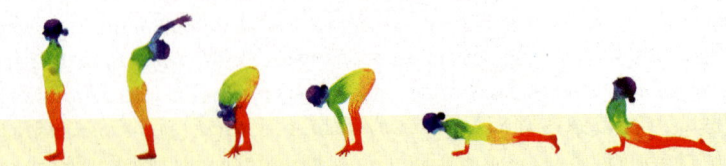

1. இறைவணக்கம் (உங்கள் மனம் ஒருநிலைப்பட, எந்தக் கடவுளை வேண்டுமானாலும் வணங்கலாம், அல்லது இந்தப் பிரபஞ்சத்தை வணங்கலாம்) - 2 நிமிடம்.

2. உடல் தசைகளைத் தளர்வாக்கி நீட்டி மடக்கி யோகாசனங்களுக்கு உடலைத் தயார்படுத்துதல் - 6 நிமிடம்.

3. சூரிய நமஸ்காரம் 10 முறை (உங்களின் குடும்ப மருத்துவர் அனுமதித்தால் மட்டும். முதுகுத் தண்டுவட பாதிப்புள்ளவர்களுக்கு இது ஆகாது) - 9 நிமிடம்.

4. நின்றுகொண்டு, படுத்துக்கொண்டு, அமர்ந்துகொண்டு செய்யும் ஆசனங்கள் - (உங்கள் யோக மருத்துவர் பரிந்துரைப்பதை மட்டும் செய்தால் போதும்) - எல்லாம் சேர்த்து 15 நிமிடம்.

5. அக்னிசாரா, பஸ்திகா, கபாலபாதி கிரியாக்கள் (உயர் ரத்தஅழுத்தம் உள்ளவர்களுக்கு இதய நோயாளிகளுக்கு வேண்டாம்) - 3 நிமிடம்.

6. பிராணாயாமம், நாடிசுத்தி பிராணாயாமம் - 6 நிமிடம்

7. பிரம்மரி - 3 நிமிடம்

8. தியானப் பயிற்சி - 15 நிமிடம்

9. உடலைத் தளர்த்தி ஒரு நிமிடம் ஓய்வு

10. இறை/இயற்கை வணக்கம் - 1 நிமிடம்.

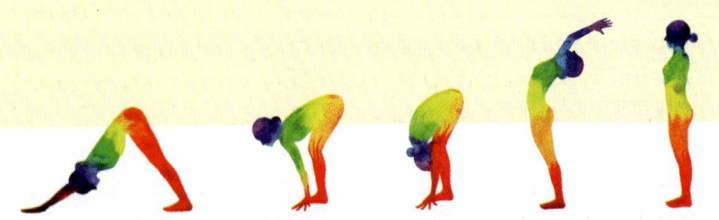

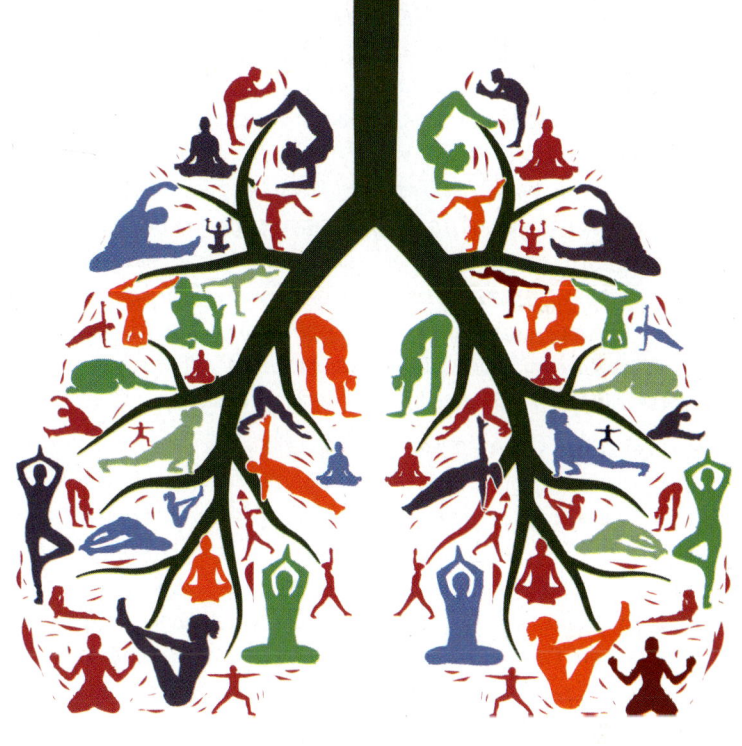

ஆய்வுக் கட்டுரைகளின் போக்கு, நம்பகத்தன்மையை அடிப்படையாகக் கொண்டு, ஒருமித்த முடிவுகள் என்னவென அலசி ஆராய்ந்து சொல்கிறது.

அமெரிக்காவில் உள்ள வெர்ஜீனியா பல்கலைக்கழகமும் தேசிய மாற்று மருத்துவமுறை கவுன்சிலும் (*NCCAM*) இணைந்து நடத்திய இந்த ஆய்வின் முடிவாய், 'யோகாவினால் சர்க்கரை நோயும் கட்டுப்படும்' என்றும், 'சர்க்கரைநோயினால் பின்னாளில் சிறுநீரக இதயப் பிரச்னைகள் வருவதும் கணிசமாய்த் தடுக்கப்படும்' என்றும் அறிவிக்கப்பட்டுள்ளது. யோகப் பயிற்சிகள் கணையத்தில் தொய்வடைந்த பீட்டா செல்களைத் தூண்டுவதும், இன்சுலின் பணியைச் சீராக்குவதும் மிகத்தெளிவாய் நிரூபிக்கப்பட்டுள்ளது. 'சீதளி பிராணாயாமம்' எனும் மூச்சுப்பயிற்சி உயர் ரத்த அழுத்தத்தைக் கட்டுப்படுத்த

உதவுவதை ஆய்வுகள் நிறுவியுள்ளன. 'மரணம் தவிர்க்க இயலாதது; ஆனால், நம்மால் இன்னும் நீண்ட நாள்கள் வாழமுடியும்' என்ற நம்பிக்கையில் மூச்சுக்கலையை நம் மூத்த இனம் மிகச்சிறப்பாகக் கையாண்டிருப்பது பல யோகா நூல்களில் நமக்குக் கிடைக்கும் செய்தி. '120 வயதெல்லாம் வேண்டாம். அதே வித்தையைப் பயன்படுத்தி, வயோதிகத்தில் செயல்வன்மை குறையும் சிறுநீரகத்தையும் கணையத்தையும் இதயத்தையும் சற்று சீராக்க முடியுமா?' என நடத்தப்பட்ட ஆய்வுகளில், 'சாத்தியம்' எனத் தெரிய வந்திருக்கிறது. மேலும், இந்தப் பயிற்சிகள் உடலில் நடைபெறும் வயோதிக மாற்றங்களைக் கட்டுப்படுத்துவதையும் இப்போதைய யோகா ஆராய்ச்சியாளர்கள் உறுதிப்படுத்தியுள்ளனர்.

தியானமும் யோகாசனப் பயிற்சிகளும் பிராணாயாமம் எனும் முயற்சியும் மூளையின் ஆழ்மனவோட்ட வேகத்தை எப்படி அமைதிப்படுத்தி (ஆல்ஃபாநிலை என்கிறார்கள்) மூளையின் செயல்திறனை இன்னும் மேம்படுத்துகின்றன எனப் பல நவீன ஆய்வுகளை நடத்தி, உலகே ஏற்கும் தரவுகளைக் கொணர்ந்திருக்கிறார்கள். 'மொஸார்ட் இசையும், வாட்சன் கிர்ரிக் டி.என்.ஏ-வின் இரட்டைச் சுருளும் (*Double helix*), ஐன்ஸ்டினின் சார்பியல் கோட்பாடு (*Theory of relativity*) தத்துவமும், ராமானுஜரின் எண் கணித சூத்திரங்களும் இந்த ஆல்ஃபா நிலையில்தான் கண்டறியப்பட்டவை' எனப் பல யோகா ஆசிரியர்கள் கூறுவர். 'தியானம் மற்றும் பிராணாயாமத்தின் மூலம் ஒருவரால் இந்த ஆல்ஃபா அமைதி நிலையை அடைய முடியும்' என்று இன்றைய நவீன அறிவியல் தரவுகளால் நிரூபிக்கின்றனர், இன்றைய நவீன யோகிகள்.

'யோக நித்திரையின் நவீன வடிவமான *IRT/QRT/DRT (Instant/Quick/Deep Relaxation Techniques)* எனப்படும் 'ரிலாக்ஸேஷன் டெக்னிக்' எப்படித் தூக்கமின்மையை இயல்பாய்க் களைந்து நல்லுடலுக்குத் தேவையான, இரவில் மட்டுமே சுரக்கும் மெலட்டோனின் ஹார்மோனைச் சுரக்கவைக்கிறது' என்றும் இந்திய மருத்துவ அறிவியல் ஆராய்ச்சிக்கழக வழிகாட்டுதலில் நவீன யோகிகள் ஆராய்ந்திருக்கிறார்கள். நாள்பட்ட நுரையீரல் நோய்க்கும் ஆஸ்துமாவுக்கும் பிராணாயாமம் எப்படி நுரையீரலின் செயல்திறனை அதிகரிக்கிறது,

புற்றுநோய் செல்களுக்கு எதிரான இயற்கையான நல்ல செல்கள் (Natural Killer Cells) கூடுதலாய் உற்பத்தியாவதற்கு தியானமும் யோகாசனங்களும் பிராணாயாமமும் எந்த வகையில் பணிபுரிகின்றன என்றெல்லாம் நவீன அறிவியலின் தரவுகளுடன் மிகத்துல்லியமாய் நிறுவப்பட்டுவிட்டன.

மொத்தத்தில் யோகா மிக முக்கியமான உடல்நலப் பயிற்சி. நாற்பதுகளுக்குள் நுழையும் ஒவ்வொருவரும் இதை முறையாகக் கற்று தினசரி 20 முதல் 45 நிமிடம் வரை தங்கள் நேர வசதிக்கேற்பப் பயன்படுத்துவது உடலையும் மனதையும் செம்மையாக வைத்திருக்க உதவும். மத்திய அரசின் ஆயுஷ் துறையும் பெங்களூரு யோகா பல்கலைக்கழகமும் சர்க்கரைநோய் முதலான தொற்றா நோய்களுக்கான சிகிச்சைப் பட்டியலில் யோகாவையும் சேர்த்துள்ளது.

நம் மூத்த சமூகத்தின் அன்றைய பிரபஞ்சப் புரிதலை அதன் நுட்பமான அறிவியலை, மதத்துக்குள்ளும் கோயில்களுக்குள்ளும் முடக்கிவைத்ததுபோல் இப்போதும் யோகாவை மத அடையாளமாகக் கொண்டு செல்லாமல், இந்தியப் பண்பாட்டின் கொடையாக, உடல் மற்றும் உளநலப் பயிற்சியாக உரக்கச்சொல்வது முக்கியம்.

11

'**ஹ**த்திய குசுக்காவா ஸ்லாலுவத்து சின்த்தாவா...' என்ற பாடல் வரிகளுக்கு அர்த்தம் தெரியாதுதான். ஆனால், ஜென்சி அந்த வரிகளைப் பாட, இளையராஜா இசைக்கும்போது லிட்டர் லிட்டராக மூளையில் 'எண்டோர்பின்' சுரப்பது உண்மை. நாற்பதுகளில் நோய்க்காப்புக்கு இந்த 'எண்டோர்பின்'கள் ரொம்பவே அவசியம். 'மெட்பார்மின்' மாத்திரையையோ, ஆவாரைக் கசாயத்தையோ காலை, மாலை இரண்டுவேளை சாப்பிடுகிற மாதிரி, இளையராஜா பாடலை சாப்பாட்டுக்கு முன்னாலும், ஜென்சி பாடலை சாப்பாட்டுக்குப் பிறகும் கேட்க வேண்டும் என டாக்டர்கள் 'பிரிஸ்கிரிப்ஷன்' எழுதிக் கொடுத்தால்கூட 'எச்பிஏ1சி' எகிறாது என்று பலமுறை எனக்குத் தோன்றும். நாற்பது என்றால், வெறும் நோயும் வலியும் விரக்தியும்தானா... நிச்சயம் இல்லை. வாழ்வின் கொண்டாட்டங்களும் நாற்பதுகளில்தான் அதிகம் வாய்க்கும். நாம்தான் கொண்டாட மறக்கின்றோம். நம் வெளிநாட்டுச் சொந்தங்கள் நம்மைவிட அதில் ஒருபடி நிச்சயம் மேல். அதுவும் புலம்பெயர்ந்த மக்களிடம் அது அதிகமாகத்தான் இருக்கிறது.

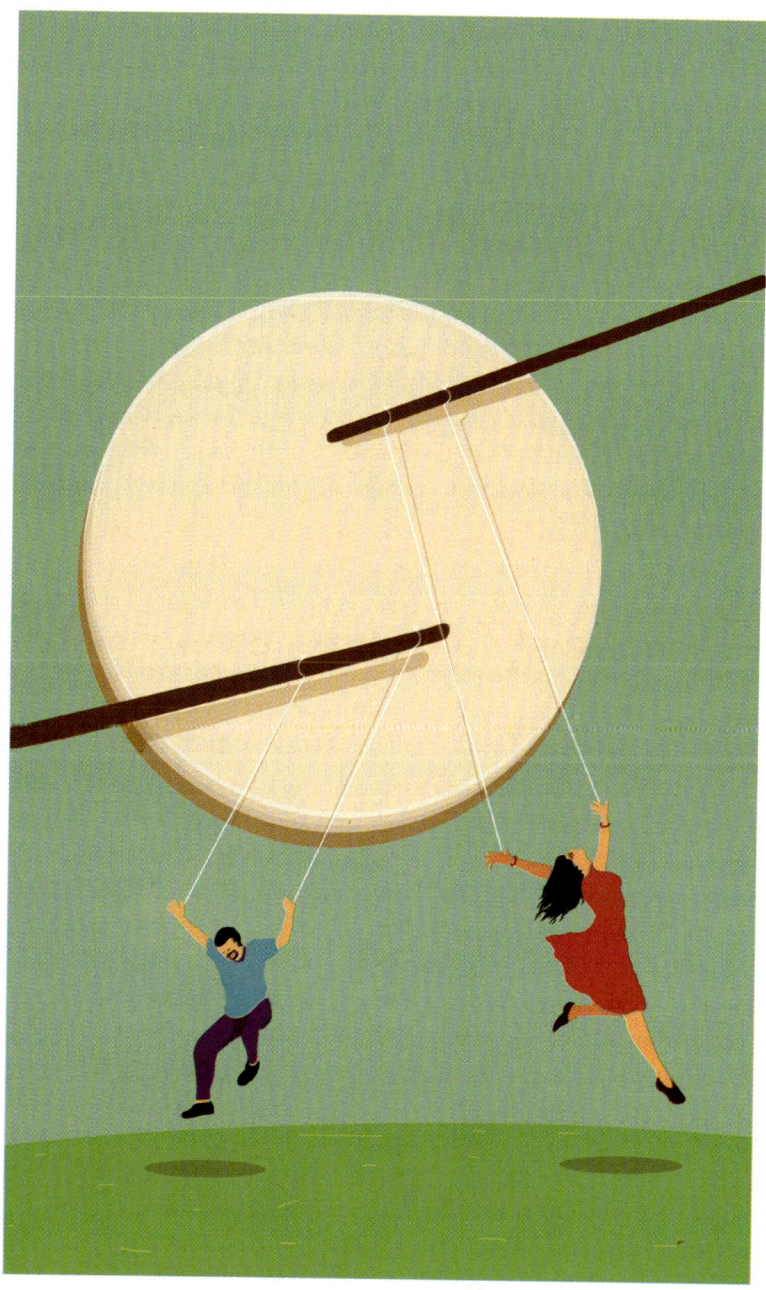

ஒவ்வொருமுறை வெளிநாட்டுப் பயணத்தின்போதும், அங்கு சந்திக்கும் நாற்பதுகளை ஒட்டிய தமிழ்ச்சமூக முகங்களே நினைவில் நிற்கும். பிரசவம் பார்க்கவோ அல்லது பேரன் பேத்தியை டே-கேரில் பார்க்கவோ வந்திருக்கும் மந்தைவெளி, மன்னார்குடி மக்களைத்தாண்டி, அங்குள்ள விழாக்களில் அதிகம் கண்ணில்படுவது 35-40 வயதை ஒட்டியவர்களே. அப்படி நான் இந்த முறை வியந்து பார்த்தது, வட அமெரிக்கத் தமிழ்ச்சங்கப் பேரவை சிகாகோ நகரில் நடத்திய மாபெரும் திருவிழாவில், பட்டையைக் கிளப்பி ஆட்டம்போட்ட பறை இசைக்குழு. விசாரித்ததில், அது செயின்ட் லூயிஸ் மாநில பறை இசைக்குழு என்பது தெரியவந்தது. ‘இழவுக்கு அடிக்கும் விஷயமில்லை இது... உழவுக்கும் உடலுக்குமான கொண்டாட்ட ஒலி’ என்பதை உரக்கச் சொல்லி, அமெரிக்காவின் மூலை முடுக்கெல்லாம் சென்று பறை இசைக்கின்றனர் அந்தக் குழுவினர்.

வாரம் முழுக்க ஏதோவொரு மென்பொருள் நிறுவனத்தில், *Artificial intelligence* அல்லது *Machine language code* எழுதிக்கொண்டிருக்கும் இவர்கள், சனி, ஞாயிறு ஆனால் பறையைத் தோளில் மாட்டிக்கொள்கின்றனர். அட்டகாசமாக நடனமாடிக்கொண்டே பறை இசைக்கும் இந்தக் குழுவில் அநேகம் பேர் நாற்பதுகள்தாம்.

உறுதியாகவும் உற்சாகமாகவும் ஆடும் அந்தக் குழுவின் தலைவர் பொற்செழியனைப் பார்த்து, கொஞ்சநேரம் பேசிக் கொண்டிருந்தேன். 2003-ல் இருந்து கொஞ்சம் கொஞ்சமாகப் பறை இசையைக் கற்றுத் தேர்ந்திருக்கிறார்கள். ரோஷிணி எனும் சிறுமிதான் அவர்களின் குருவாம். அந்தச் சிறுமி தன் பத்தாம் வகுப்பு விடுமுறையில் அமெரிக்காவில் இருந்து திண்டுக்கல் வந்து பாரம்பர்யப் பறை இசைக் குழுவிடம் பயிற்சிபெற்றுச் சென்றிருக்கிறார். அவரிடமிருந்து இந்த ஒட்டுமொத்த குழுவும் பறை இசையைப் பயின்றிருக்கிறது. இப்போது, அவர்களுக்கே உரிய அமெரிக்க ஸ்டைலில் 32 வகுப்புகளைக் கொண்ட ஆன்லைன் கோர்ஸ், பறைக்கென ஆரம்பித்து உலகெங்கும் இந்த இசையை முறையாகக் கற்க தளம் அமைத்துள்ளனர். தோலினாலும் மரக்கட்டையினாலும் செய்யப்படும் இந்தப் பறையின் இசையை ‘ஆர்கானிக்

இசையாக்கும்' என்கிறார் பொற்செழியன். 'பாடிக்கொண்டே ஆடுவது, நேர்த்தியாக உடலை அசைப்பது என இந்த நடனம் ஒரு மிகப்பெரிய உடற்பயிற்சி; சுகர் - பி.பி-யெல்லாம்கூடக் கட்டுப்பாட்டில் வருது சார்' என அவ்வளவு உற்சாகமாகச் சொன்னார்.

அமெரிக்கத் தமிழ்ச்சங்கங்களின் தேசிய கீதமாக இப்போது பறை ஒலிக்கிறது. அநேகமாக, எல்லா ஊரிலும் ஆண்களும் பெண்களும் இதை அழகாக இசைத்து நடனமாடத் தொடங்கியுள்ளனர். தமிழனாக இதைப் பார்க்கையில் எனக்கும் கொண்டாட்டம் பீறிக்கொண்டு வந்தது. மருத்துவனாக இதைப் பார்க்கையில், இந்த இசை தரும் மகிழ்ச்சியில் நிச்சயம் மன அழுத்தம் குறையும். உற்சாகம் பீறிடுகையில் நோய்க்காப்புகூட நிச்சயம் பெருகும் எனத் தோன்றுகிறது. நாற்பதுகளுக்குத் தேவையான *Cardio respiratory fitness* மற்றும் *Muscle and joint fitness* சத்தியமாக, பறை பழகினால் கிடைக்கும்.

சிகாகோ நோக்கி விமானத்தில் செல்லும்போது, உலகின் தலைசிறந்த பியானோ இசைக்கலைஞனாகத் தேர்வுபெற்ற நம் தமிழ்ப்பிள்ளை லிடியன் நாதஸ்வரம் (பெயரே இசைக்கிறது) கூட வந்தான். அடர்த்தியான முடியுடன் குட்டி ரஹ்மானாகத் தோற்றம்கொண்ட அவன் இன்னும் சில வருடங்களில், நம் ஊருக்கு எத்தனை ஆஸ்கர்களையும் கிராமிகளையும் அள்ளிவரப்போகிறானோ என யோசித்துக்கொண்டே தரையிறங்கினேன். இங்கே அமெரிக்கப் பிள்ளைகள் பறையில் அதிரவைத்ததில், உண்மையிலேயே எனக்குப் பத்து வயது குறைந்துபோனது. போதாக்குறைக்கு விழாவில் நாட்டுப்புற இசைக்கலைஞர்கள் செந்தில் - ராஜலட்சுமியின் பாட்டுக்கு 3000 பேரும் போட்ட ஆட்டத்தில் பங்கேற்ற அத்தனை பேருக்கும் போனஸாக ஐந்தாண்டு ஆயுள் கூடியிருக்கும். நம் மரபிசையோ, மேற்கத்திய இசையோ, கர்நாடக சங்கீதமோ ஏதோ ஒன்றை இசைக்கவோ, ரசிக்கவோ நாற்பதுகள் நிச்சயம் நேரம் ஒதுக்க வேண்டும்.

'சங்கீத ஜாதி முல்லை' என எஸ்.பி.பி-யின் குரலையோ, 'ஆசை முகம் மறந்துபோச்சே' என சுசித்ராவின் குரலையோ அதிகாலைப்பொழுதில் கேட்டுப்பார்த்துவிட்டு சுகரோ,

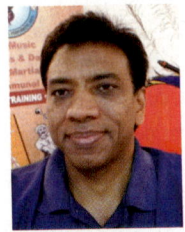

பொற்செழியன்

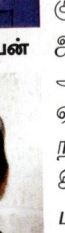

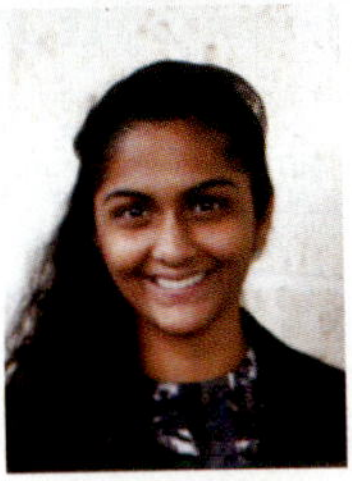

ரோஷிணி

பி.பியோ பாருங்கள். அவை கொஞ்சம் வெட்கித் தலைகுனியத்தான் செய்யும்.

காலங்காலமாக இசையும் நடனமும் உழைக்கும் மக்களின் வாழ்வோடு கலந்திருக்கின்றன. களை எடுக்கும்போது குலவை பாடுவதும், மீன் வலை விரிக்கும்போது ஐலசா போடுவதும் போல, அலுவலகத்தில் அமர்ந்து கூவ முடியாதுதான். ஆனால், வீட்டில் ஏதாவது ஒரு பொழுதில், நம் பிள்ளைகள் நம்மைப் பார்த்து எள்ளலாக நகைத்துச் சிரிக்கச் சிரிக்க சின்னதாக நாட்டியமாடுவதும், குழுவாக மாதமொருமுறை எங்காவது சுற்றுலாச் சென்று நடனமாடுவதும் நிச்சயம் உடலுக்கு உறுதி தரும். *30-40* வருடங்களுக்கு முன்பு, ஞாயிறு மதியம் மர்பி ரேடியோவில் கரகரவென வரும் நேயர் விருப்பத்தில் ‘இளமை இதோ இதோ’ பாடலைக் கேட்டபடி கமலை மனதில் நினைத்துக்கொண்டு, கையில் சொடுக்குப் போட்டுக்கொண்டு, தன் பருத்த இடுப்பை ஆட்டி ஆட்டி மகிழ்ந்த, என் நாற்பது வயது அப்பாவைப் போல நிச்சயம் நிறைய பேருக்கு அப்பாக்கள் இருந்திருக்கலாம். ஆனால் அம்மாக்கள் ஆடினால், தெய்வக் குற்றமாகிவிடும். அதிகபட்சம் குலதெய்வக்கோயிலில் சாமி வந்தால் மட்டுமே அவர்கள் ஆடுவதற்கு அப்போது அனுமதிக்கப்பட்டார்கள்.

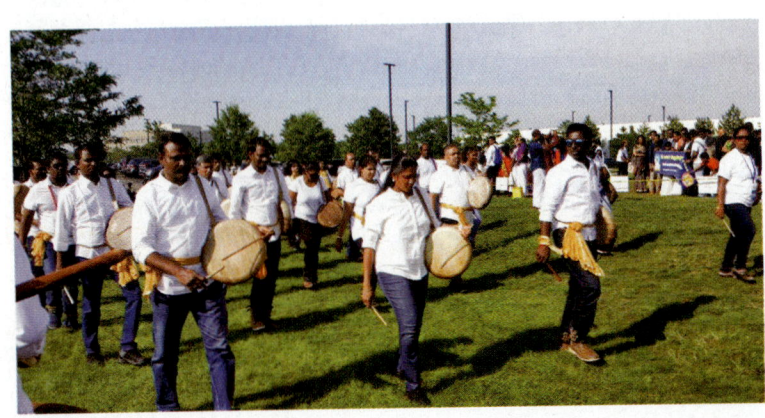

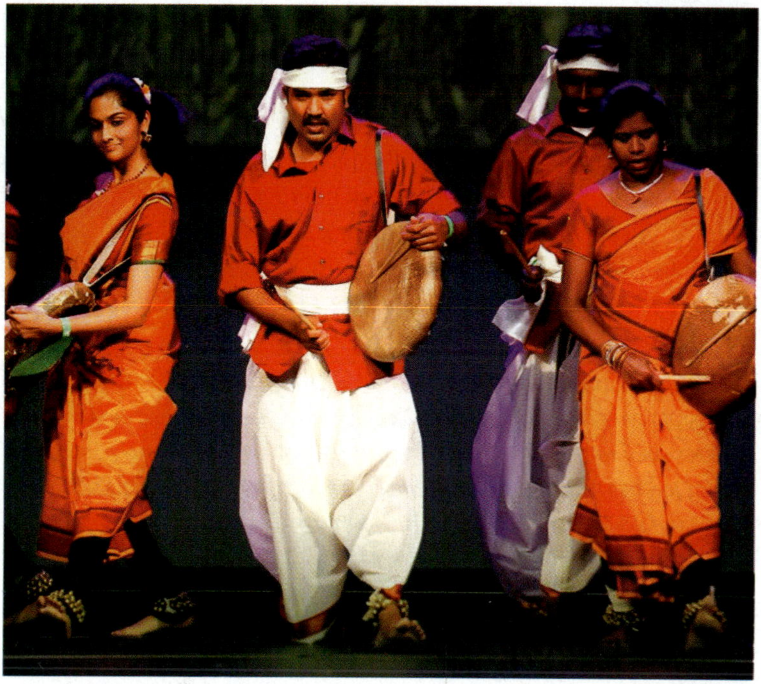

சுமபா நடனம் - இன்று நகர்ப்புறப் பெண்களிடையே இந்தச் சொல் மிகவும் பிரபலம். எடை குறைக்க மகிழ்வான இசை நடனத்துடன்கூடிய இந்த உடற்பயிற்சி, கொலம்பியாவிலிருந்து வந்தது. உலகெங்கும் இப்போது 180 நாடுகளில் இது மிகப் பிரபலம். பெல்லி, சல்சா போன்ற பெண் நடனங்களைக் கொண்டு வடிவமைக்கப்பட்டதால், 95 சதவிகிதம் இது பெண்களுக்கானது.

கிட்டத்தட்ட 300 - 900 கலோரி ஆற்றல் வரை ஒரு மணி நேரத்தில் எரிக்கக்கூடிய ஆட்டம் இது. எடையைக் குறைப்பது முதல் பெண்களின் உள்ளுறுப்புகளுக்கு நலம் தருவது வரை, இந்தப் பயிற்சியால் உடல் குறையும்; மனம் விரியும்..!

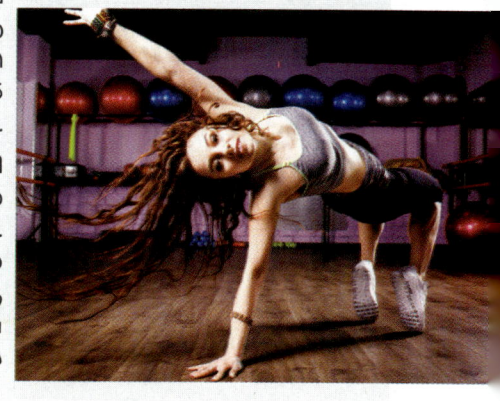

இப்போதேனும் அந்த ஆணாதிக்கத்தை விட்டு, எதிர்பாராத பொழுதில் தோள்பிடித்து உங்கள் இணையோடு நடனமாட முயற்சி செய்யுங்கள்.

இதிலும் இங்கிருந்து புலம்பெயர்ந்த தமிழ்க் குடும்பங்கள் ஒருபடி மேல். திருமண விழாக்களில், நட்புச் சுற்றுலாக்களில் அவர்கள் நடனமாடி மகிழ்வதைப் பார்க்கையில், நிச்சயம் நம் ஊரில் இதை ஊக்குவிக்க வேண்டும் என்றே தோன்றுகிறது. பல நேரங்களில் கடும் மன அழுத்தத்தில் இருக்கும் நம் மகளிருக்கு உற்சாகத்துடன்கூடிய இந்த நடனம் ஊக்க மருந்தாகத்தான் அமையும்.

வேலைப்பளுவும் குடும்பப் பொறுப்புகளும் நெருக்கும் வயதுதான் நாற்பது. ஆனாலும் இதில் மெல்லிய கணங்களைத் தொலைப்பதுதான் இன்று நோய் நெருக்கடிகளையும் உளவியல் கசப்புகளையும் நிறைய பேருக்குத் தருகிறது. 'கட்டிப்பிடித்து முத்தம் கொடுக்கவா முடியும்? ஒரு காபியாவது சாப்பிடலாம் வா' என்ற தேவதேவன் கவிதையைப் படித்துக் கிளர்ச்சியுறாத முன்னாள் காதலர்கள் உலகில் இருக்க முடியாது. முன்னாள் காதலியை யதேச்சையாகப் பார்த்தால்கூட '96' சேதுபதியாகவே இருப்போம். அதுதான் நல்லது. ஆனால், கட்டிப்பிடித்து முத்தம் கொடுக்கக்கூடிய மனைவியுடன், திடீர் காபி சாப்பிடப்போவதும், அதற்குப் பையனின் பைக்கையோ மகளின் ஸ்கூட்டியையோ இரவல் வாங்குவதும் நிச்சயம் தேவதேவன் எழுதாத கவிதையே. நீங்கள் அந்தக் கவிதையை மட்டும் எழுதுங்கள். பின்னணிக்கு ராஜா இசை கேட்கும்; நடனம் கால்களில் பிறக்கும்!

12

கழுத்து, இடுப்பு மற்றும் முதுகுத் தண்டுவட எலும்புகளுக்கு இடையிலான தட்டின் விலகலும் வீக்கமும் உலர்வும் பிதுக்கமும் இந்தத் தலைமுறைக்குச் சற்று அதிகம்தான். 'செர்விகல் / லம்பார் ஸ்பாண்டி லைடிஸ்' என்கிற மருத்துவ நோய்க்கணிப்புச் சொல்லால் குறிக்கப்படும் இந்த நோய், நடுத்தர உழைக்கும் வர்க்கத்தில் கொஞ்சம் கூடுதல். குறிப்பாக, கல்லூரிக் காலத்திலிருந்து இருசக்கர வாகனங்களில் அதிகமாகப் பயணிக்கும் ஆண்களுக்குக் கழுத்தில் ஏற்படும் 'செர்விகல் ஸ்பாண்டிலோசிஸ் 'பிரச்னையும், இரண்டு சிசேரியன் பிரசவங்கள் ஆன பெண்கள், தினமும் பேருந்தில் நின்றுகொண்டே பயணிப்பதால் நாற்பதுகளில் ஏற்படும் 'லம்பார் ஸ்பாண்டிலோசிஸ்' பிரச்னையும் இன்று மிக அதிகம். அந்தக் காலத்தில் குடம் தூக்கி, கிணற்றில் நீர் இறைத்து, அடிபம்பில் தண்ணீர் அடித்து இதே பிரச்னைகளைச் சந்தித்தவர்கள்தாம் நாம். ஆனால் அப்போதைவிட, இப்போது வலியின் தீவிரம் அதிகரித்திருக்கிறது. கூடவே நம் வலி தாங்கும் ஆற்றல் மிகவும் குறைந்துபோய்விட்டது.

வலி, உடல் பேசும் மொழி. உடல் தனக்குள் நடக்கும் பிழையை அல்லது நோயோடுதான் நடத்தும் யுத்தத்தினை அறிவிக்கும் சமிக்ஞையே வலி. உடல், தனக்குத் தானே பிழையைச் சரி செய்துகொள்ளும் ஆற்றல்கொண்டிருப்பதால், பெரும்பாலும் அம்மொழியைக் கேட்காமல் நாம் அலட்சியப்படுத்தியபடி நகர்கிறோம். சின்னச் சின்ன காயங்களால் உண்டாகும் சின்னச் சின்ன நுண்ணுயிரிகளுடன் உடல் நடத்தும் போரில் ஏற்படும் வலிகளை மிக எளிதாகக் கடந்துபோகிறோம்.

அதேநேரம், மீண்டும் மீண்டும் உடலை ஒழுங்கீனப் பழக்கங்களால் சிதைப்பதன் காரணமாக வரும் வலி, நம் இயல்பான வாழ்வுக்கே சவாலாக அமைந்துவிடும். 'ஸ்பாண்டிலோசிஸ்' அப்படித்தான். 'ஸ்கோலியோசிஸ்' (Scoliosis) மாதிரி பிறப்பிலேயே சற்றுக் கோணலாக வளைந்திருக்கும் முதுகைத் தவிர்த்து, பிற கழுத்து மற்றும் முதுகு வலிகள் எல்லாம் அநேகமாக நமக்கு நாமே உருவாக்கிக்கொள்ளும் வலிகள்தான்.

'ஸ்பாண்டிலோசிஸ்' வராமலிருக்க உணவில் பெரிதும் அக்கறை வேண்டும். அடிக்கடி நெஞ்சு கரித்து, புளித்த ஏப்பத்துடன் வாய்வுத் தொல்லை உள்ளோருக்குக் கழுத்து வலி அதிகம் வருகிறது. வலிக்கு மருத்துவமில்லாமல் வாய்வு போக 'அஷ்ட சூரணம்' எனும் எளிய அன்னப்பொடியில் கழுத்து வலியைக் குணமாக்கிக்கொண்டவர்கள் நிறைய பேர். உணவில் புளிப்பும் துவர்ப்பும் கூடும்போது, இந்த எலும்புகளுக்கிடையே 'டிஸ்க்' எனப்படும் தட்டு உலர்கிறது. 'துவர்த்தல்' என்றால் 'உலர்தல்' என்று பொருள். தட்டு உலர்வதும், அதில் ஏற்படும் அழற்சியில் வீங்குவதும்தான் ஸ்பாண்டிலோசிஸ் பிரச்னைக்கு அடிப்படைக் காரணம். இப்படி உலரும், வீங்கும் தட்டு பிதுங்கத் தொடங்கும்போது முதுகுத் தண்டு வடத்தில் இருந்து வரும் நரம்புகளைத் தொட்டுச் சீண்டி, அழுத்தி, வேதனை தர ஆரம்பிக்கிறது.

கழுத்தில் அப்படி நிகழ்வதைச் சித்த மருத்துவம் 'சகனவாதம்' என்கிறது. சில சித்தர்கள் இடுப்பில் ஏற்படும் இப்படியான தொல்லையை 'சகனவாதம்' என்கின்றனர். இடுப்பில் ஏற்படும் இதுபோன்ற தொல்லைகள், பெருவிரல்வரை நீளும் மிக முக்கியமான நரம்பான 'சியாட்டிக்' நரம்பினை

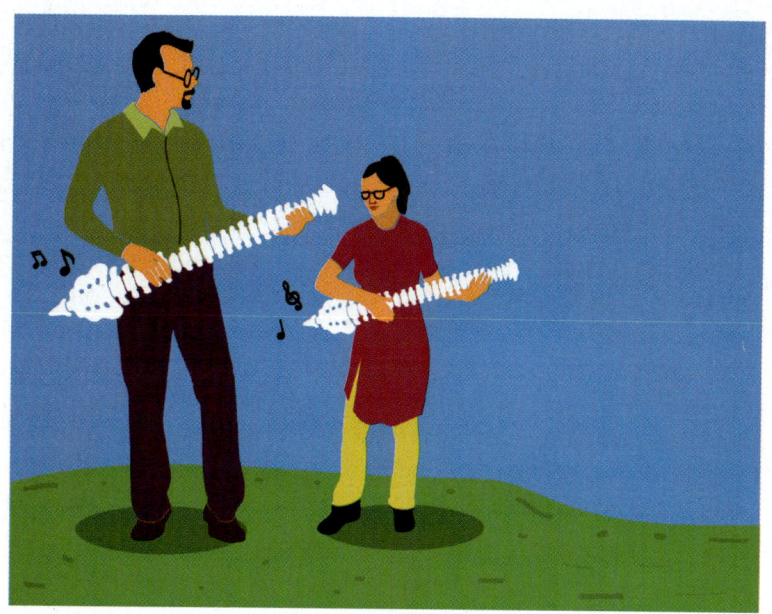

அழுத்துகின்றன. அப்போது ‘சியாட்டிகா’ எனும் நரம்பு நோய்த்தொல்லை ஏற்படுகிறது.

கொஞ்ச நேரம் நிற்கத் தொடங்கியவுடன், இடுப்புப் பகுதியில் சுறுசுறுவென எரிச்சலும் இடுப்பு, பிட்டம், பின்னங்கால் பகுதிகளில் வலியும் பரவினால், சியாட்டிக் நரம்பில் அழுத்தம் ஏற்பட்டு ‘சயாட்டிகா’ ஏற்பட்டிருக்கிறது எனப் புரிந்துகொள்ளலாம். 35 - 40 வயதினருக்கு இந்த பாதிப்பு இப்போது மிகவும் அதிகம் காணப்படுகிறது.

மதியம் மூன்று மணிக்கு விமானத்தில் ஏற, குண்டு துளைக்காத காரில் அத்தனை சாலைப் பயணிகளையும் காக்க வைத்துவிட்டு ‘சர்ரென’ பறக்கும் தலைவர்களின் பாதுகாப்புக்குக் காலை 8 மணியிலிருந்தே கால்கடுக்கக் காத்திருக்கும் கான்ஸ்டபிள்களுக்கு, அவர்களின் நாற்பதுகளில் புரமோஷன் வருகிறதோ இல்லையோ, ‘சியாட்டிகா’ வருவது இயல்பு. ஆறு மணிக்கு எழுந்து, காபியில் ஆரம்பித்து, அலுவலகத்தில் கைரேகையைப் பதித்து உட்காரும்வரை அதிகம் நின்றும் ஓடியும் உழலும் பெண்களுக்கும் இந்த

'சியாட்டிகா' சாதாரணமாக வரும். கூடவே, கழுத்துப்பகுதியில் ஸ்பாண்டிலோசிஸ் உண்டாக்கும் வலியானது, இடதுபக்கத் தோள்பட்டை, முன்னங்கை எனப் பரவும்போது, 'இது மாரடைப்பின் அறிகுறியோ?' என மருத்துவரையே மிரள வைப்பதும் உண்டு.

என்ன செய்யலாம்... என்ன செய்யக்கூடாது?

நிமிர்ந்த முதுகுடன் நிற்கும், முதுகைச் சரியாகத் தேவையான அளவு, நம் பணிகளுக்கு ஏற்ப வளைத்துக்கொண்டும் வாழும் அற்புத உயிரி நாம். காரியம் ஆகவேண்டும் என்றால் நெடுஞ்சாண்கிடையாகக் காலில் விழுவதும், ஜப்பானியரே சொக்கிப்போகும் அளவுக்கு முதுகை வளைத்து வணக்கம் வைப்பதிலும் தமிழர்கள் இன்னும் ஒருபடி உசத்தி. இப்படியான அரசியல்வியாதிகளும், அதிகம் இருசக்கர வாகனத்தில் அலைந்து திரியவேண்டிய பணியிலிருப்போரும், கழுத்து மற்றும் முதுகுக்கான உடற்பயிற்சிகளையும் ஆசனங்களையும் செய்தே ஆகவேண்டும் (விவரங்கள் பெட்டிச் செய்தியில்).

கூடவே, தாம் ஓட்டும் வாகனங்களின் 'ஷாக் அப்சார்பர்' (*Shock absorber*) சீராக உள்ளதா என அவ்வப்போது சோதித்துக்கொள்ளவேண்டியதும் அவசியம். தற்போது இளசுகளை மயக்கும்விதமாக வரும் புதுப்புது இருசக்கர வாகனங்கள், பயணிப்பதற்காக வடிவமைக்கப்பட்டவையாகத்

பாக்யராஜ் டான்ஸ் ஆடுங்கள்!

'ஸ்பாண்டிலோசிஸ்' வராமல் தடுக்க 'சூரிய நமஸ்காரம்' எனும் சூரிய வணக்கமும் சாதாரணமாகப் பள்ளிகளில் செய்யும் ஏரோபிக் எக்சர்சைஸ்களும் போதுமானவை. ஆனால், கழுத்து மற்றும் இடுப்பில் வலி வந்துவிட்டால் முன் குனியும் - முன் வளையும் ஆசனமோ, உடற்பயிற்சியோ செய்யக்கூடாது. புஜங்காசனம், தனுராசனம், பவனமுக்தாசனம் மற்றும் மூச்சுப்பயிற்சிகளே போதுமானவை.

தாடை, முன் நெஞ்சுப்பகுதியில் தொடும்படி கழுத்தை மெல்லக் குனிந்து பின்னர் கிளாக்வைஸ் மற்றும் ஆன்டி கிளாக்வைஸாகச் சுற்ற வேண்டும். பும்ரா, மலிங்கா மாதிரி வேகமாகக் கையைச் சுற்றாமல், மெதுவாகப் பந்துவீசும் பயிற்சி நல்லது. அந்தக்காலத்தில், பாக்யராஜ் ஹீரோயினைப் பார்த்துச் சிரித்துக்கொண்டே நடனமாடுவதாக நினைத்துச் செய்யும் நடன அசைவுகள் எல்லாமே கழுத்து மற்றும் முதுகு வலியைப் போக்கும்.

வர்ம சிகிச்சை!

'ஸ்பாண்டிலோசிஸ்' நோய்க்கான தலையாய சிகிச்சை வர்மமும், மூலிகை எண்ணெய்ப் பிழிச்சல் சிகிச்சையான 'தொக்கணமும்'தான். சரியான இந்தச் சிகிச்சையின் மூலம், பெரும்பாலும் அறுவை சிகிச்சையைத் தவிர்க்க முடியும். அதேசமயம் அக்குபிரஷரும் அக்குபஞ்சரும் அடைந்த உயரத்தை வர்மம் இன்னும் உலக அரங்கில் அடையவில்லை என்பது கசப்பான உண்மை. சித்த மருத்துவ வர்ம ஆய்வாளர்கள், சமீபத்தில் தமிழ்நாடு எம்.ஜி.ஆர் மருத்துவப் பல்கலைக்கழகத்தில் நடந்த, வர்ம தேசியக் கருத்தரங்கில் வெளியிட்ட பல ஆய்வுக்கட்டுரைகள், 'சித்த மருத்துவத்தின் மிகப்பெரிய நலவாழ்வு சூத்திரமான வர்மத்தை உலக அரங்கில் வெகு சீக்கிரம் வேறு தளத்துக்கு எடுத்துச்செல்லும்' என்ற நம்பிக்கையை விதைத்துள்ளது. கழுத்து, இடுப்பு, மூட்டு வலி மட்டுமல்ல, சுகப்பிரசவத்தைக்கூட வர்மம் மூலம் சாத்தியப்படுத்தலாம் எனக் கட்டுரைகளில் ஆராய்ந்து சொல்லியுள்ளனர். நவீன மருத்துவர்கள் கொஞ்சம் உற்றுக் கவனித்து ஆய்வில் தோள்கொடுக்கும்பட்சத்தில் வர்மத்தால் தமிழகம் உலகில் தனிப்பெரும் இடத்தைப் பிடிக்கும் என்பதில் ஐயமில்லை.

தெரியவில்லை. எல்லாமே அநேகமாகப் பந்தய வாகனங்கள். அதுவும் அதன் பின் இருக்கையைப் பார்க்கையில் கொஞ்சம், பணக்காரர் இறந்தால், அன்றைக்கு மட்டும் அவர்களுக்கு வைக்கும் 'பாடை' மாதிரியே தோன்றும். அதில் தன் நண்பிகளை, கால்மேல் கால் போட்டு உட்காரவைத்து அல்லது முழுசாய் கங்காருபோல முதுகை வளைத்து வண்டி ஓட்டுபவர் மேல் விழுந்து அப்பிக்கொண்டு போவதைப் பார்க்கும்போது, பயணிக்கும் வாகனம்மீது கொஞ்சம் கவனம் இருக்கட்டும் என்று சொல்லத்தோன்றும். 20 வயதில் அப்படி ஓட்டினால், நாற்பது வயதில் முன் வளைந்து இடுப்பைப் பிடித்தபடி நடக்க வேண்டியிருக்கும்.

7 - 8 மணி நேரம் நாம் பயன்படுத்தும் இருக்கையும் படுக்கையும், கழுத்து வலி, இடுப்பு வலி வராமலிருக்க மிக முக்கியப் பங்காற்றும். அப்படியான இருக்கையைக் கேட்டு, அலுவலகத்தில் அடம்பிடிக்கலாம். மேற்கத்திய கழிப்பறை மாதிரியான இருக்கையில் உட்கார்ந்து பணிபுரிந்தால், 'ஆயும், நோயும்'தான் அடிக்கடி வரும்.

அன்னப்பொடி

சாதாரணமாக வாய்வு போக, வயிற்று உப்புசம் தீர, சீரணம் சரியாகக் கொடுக்கப்படும் அன்னப்பொடி கழுத்து மற்றும் இடுப்பு வலியைப் போக்கவும் பயன்படும். சுக்கு, மிளகு, திப்பிலி, ஏலம், சீரகம், ஓமம், பெருங்காயம், இந்துப்பு ஆகியவற்றைச் சம அளவு எடுத்து, வறுத்துப் பொடித்துக் கலந்து செய்யப்படும் இந்த அன்னப்பொடியைக் கால் டீஸ்பூன் அளவு சோற்றில் கலந்து சாப்பிடலாம். சர்க்கரை – ரத்த அழுத்த நோய் உள்ளவர்கள் உப்புக்குப் பதில் கறிவேப்பிலை போட்டுக்கொள்ளலாம்.

முடக்கறுத்தான் சூப், தாய் உணவகத்தில் (அம்மா உணவகத்தைச் சொல்லவில்லை... தாய்லாந்து நாட்டு உணவகம்) தரும் சித்தரத்தை சூப் இரண்டும் 'ஸ்பாண்டிலோசிஸ்' நோய் உள்ளவர்களுக்கு நல்ல மருந்தாகும்.

படுக்கையைக் குறிப்பிட்ட ஆண்டுகளுக்கு ஒருமுறை ரிப்பேர் செய்வதோ அல்லது மாற்றுவதோ மிக மிக அவசியம். பஞ்செல்லாம் நைந்துபோய், நடுவில் பள்ளமும் பக்கவாட்டில் திரண்டும், மேடுபள்ளத்தோடு, மழை பெய்த சென்னைச் சாலை மாதிரியான படுக்கையே ஸ்பாண்டிலோசிஸ் தந்து விடும்.

நாற்பதுகளில் வாழ்க்கை பெரும்பாலானோருக்கு அழகிய கவிதையாக இருப்பதில்லை. அர்த்தமுள்ள ஆய்வுக் கட்டுரையாகவும் அமைவதில்லை. குறைந்தபட்சம் மதிப்பெண்ணுக்காக மட்டும் எழுதும் அசைன்மென்ட் பேப்பர் மாதிரிகூட இல்லை. சிலருக்கு அது பாதுகாப்பான ஒரு பயணம். சிலருக்கு, கொலைவெறித் தாக்குதலிலிருந்து தப்பியோடும் பதற்றமான ஓட்டம். சிலருக்குக் கடற்கரையில் பறக்கும் கை நழுவிப்போன வண்ண பலூன். வெகு சிலருக்கு மட்டுமே வாழ்க்கை அர்த்தமுள்ளதாக இருக்கிறது.

அறிவும் ஆரோக்கியமும் காசு உள்ளோருக்கு மட்டும்தான் எனத் தற்போது வலுவாகச் சொல்ல ஆரம்பித்திருக்கின்றனர். விளைவு... இப்போதைய நாற்பதுக்கும் சரி, 2040-ன் நாற்பதுக்கும் சரி, வலி இன்னும் கொஞ்சம் அதிகமே! இனி இன்னும் கூடுதலாக உடல்மீது அக்கறையும் கரிசனமும் வேண்டும் தோழமையே..!

13

நெடுந்தூர விமானப் பயணங்களில் ஜன்னலோர இருக்கையைக் கேட்டு வாங்கினாலும், இறங்கும்போதோ ஏறும்போதோ தவிர, பிற நேரங்களில் உலகை ரசிக்க முடியாது. அப்போதெல்லாம் கைகொடுப்பது புத்தகங்களும், உலக சினிமாக்களும்தான். இவ்விரண்டுமே விமானம் தரையிறங்குகையில் நம்மை உயரப் பறக்கவைக்கும்; சிறகு விரிக்கவைக்கும். ஒரு பயணத்தில் அப்படி என்னை உலுக்கியது, 'தி ஹவுஸ் வேர் தி மெர்மெய்டு ஸ்லீப்ஸ்' (The house where the mermaid sleeps) என்ற ஜப்பானிய மொழிப்படம். ஜப்பானியர்கள் நம் 'காலா'வை 'கன்னாபின்னாவென ரசித்தாலும், அவர்கள் எடுக்கும் படங்கள் எப்போதுமே வேற லெவல். 'டோக்கியோ ரயில்' படம் பற்றி ஒருமுறை எழுத்தாளர் எஸ்.ராமகிருஷ்ணன் சொல்லி, இணையத்தில் தேடிப்பிடித்துப் பார்த்தேன். அதுவும், கடந்தமுறை வெளிநாட்டுப் பயணத்தில் பார்த்த 'மை புரொபசர் அண்டு ஹிஸ் பிலவ்டு ஈக்வேஷன்" (My professor and his beloved equation) எனும் படமும் மறக்க முடியாதவை.

நீண்ட விமானப் பயணமென்றாலே கைகள், முன்னால் உள்ள திரையில் ஜப்பானியப் படங்களைத் தேடும். 'சரி, இன்னா நாற்பதில் இன்னாத்துக்கு இது?!' எனச் சண்டை கட்டாதீர்கள். 40-50 வயதில் நல்ல திரைப்படங்களில் 'கரைவதும்' நல்ல புத்தகங்களில் 'பசியாறுவதும்' ஏகத்துக்கும் ஆயுளை நீட்டும்.

இந்த ஜப்பானியப் படம், மூளைச்சாவு பற்றியும் உறுப்புகளை தானம் செய்வது பற்றியும் பேசுகிறது. இரு அழகிய குழந்தைகள்; அதீத அன்பைச் செலுத்தி வளர்க்கும் அம்மா... ஜப்பானியத் தாயார்கள் ஏறக்குறைய நம் அம்மாக்கள் மாதிரி. கண்டிப்பும் கவனிப்பும் கரிசனமும் மிக அதிகமாய் அவர்களிடம் வெளிப்படும். தேனீக்களாய் சுறுசுறுப்பாக ஜப்பானியர்கள் திரிவதற்கு அந்த ஊர் அம்மாக்கள் முக்கிய காரணம். அப்பாவோ 24 மணி நேரமும் தன் கம்பெனி வேலையில் மூழ்கித் திரியும் ஒரு தொழில்நுட்பன். 'குழந்தையின் தேர்வு முடிந்ததும் விவாகரத்து செய்துகொள்ளலாம்' என முடிவு செய்து, இருவரும் காத்திருக்கின்றனர். தேர்வு முடிவை வாங்க, பள்ளிக்குத் தாமதமாகச் சென்று முடிவை வாங்கிக்கொண்டு அமருகையில், அவசரத் தொலைபேசி அழைப்பு. நீச்சல்குளத்தில் நடந்த விபத்தில் மகள் மூளைச்சாவு அடைந்த செய்திவருகிறது. நொறுங்கிப்போகிறது குடும்பம். 'இனி பிழைக்கமாட்டாள்... மகளின் உறுப்புகளைத் தந்து உதவ முடியுமா?' என மருத்துவர் கேட்க, அங்கு ஆரம்பிக்கும் திரைப்படம், அடுத்த ஒன்றரை மணிநேரம் நம்மை ஒருவழி செய்துவிடுகிறது.

இப்படியான சினிமாக்கள் நம்மை வேறு ஒருதளத்துக்குத் தூக்கிப்போய் உட்காரவைக்கத்தான் செய்கின்றன. நாம் சந்திக்காத, நம்மைச் சாராத, நம்மைச் சூழ்ந்திருக்கும் உலகின் பல நுணுக்கங்களை, பிற மரபுகளை, பிற உயிர்களின் ஓட்டத்தைத் தெரிந்துகொள்ளும், புரிந்துகொள்ளும், ஒவ்வொரு மனமும் எக்கச்சக்கமாய் நோய் எதிர்ப்பாற்றலை நமக்கு அள்ளித்தரும். நோயை எதிர்கொள்ளும் வலிமையை அதிகரிக்கும். இந்த வலிமையை நிச்சயம் சிறந்த திரைப்படங்களும் சிறந்த புத்தக வாசிப்பும் தரும்.

தொடைக்கறியை வெட்டித்தந்த சிபிச்சக்கரவர்த்தியாகட்டும்... 'அனஸ்தீசியாவெல்லாம் வேணாம்; நீ அப்படியே அறுத்து எடுத்துக்கோப்பா' என அறுவை சிகிச்சையை எதிர்கொண்ட சுவாமி ரமணானந்தாவாகட்டும்... தன் கழுத்துக்குக் கீழே எதுவும் இயங்காமல்போன பின்னரும் அர்த்தமுள்ள வாழ்க்கை வாழ்ந்த, ஐன்ஸ்டினுக்குப் பிந்தைய ஒரே சம அறிவாளியான ஸ்டீபன் ஹாக்கிங்ஸ் ஆகட்டும்... இவர்களெல்லாம் துவண்டுபோகாமல் அர்த்தமுள்ள வாழ்வை வாழ்ந்துபோனதற்குக் காரணம் என்ன தெரியுமா? சமகாலத்தில் உலகின் பக்கவாட்டு அறிவைத் தன் ஆய்வால், வாசிப்பால், அக்கறையால், ஆழ்மன தியானத்தால் பெற்றதால்தான்.

இப்படி எதையுமே பெற மெனக்கெடாமல் ஆதார் அட்டை, அலுவலக அடையாள அட்டை, கடன் அட்டை, கடவுச்சீட்டு என அனைத்து அட்டைகளையும் வாங்கி, ரசனைகளுக்கு இடங்கொடாத வாழ்வை வாழ்கிறார்கள்.

'96' படத்தைப் பார்த்து அழுது, உருகி, இரண்டு நாளாய் தோசைக்கல்லுக்கு வெளியே மாவு ஊற்றினீர்களா..?

'நான் வந்தேன் ஜானு, லெட்டர் கொடுத்தேன் ஜானு, உன் காலேஜுக்கு வந்தேன்... அப்ப நீ ராமர் கலர் புடவை கட்டி அப்படியே...' என, அதன்பின் பேசமுடியாமல், கைகளைக் கூப்பி விஜய்சேதுபதி பேசும்போது கவிழ்ந்து அழுதீர்களா?

அப்படியென்றால், 45 வயதிலும் உங்கள் மூளையின் 'அமைக்டலா'வும் 'ஹைப்போதாலமஸு'ம் நிச்சயம் பிரமாதமாக வேலை செய்கின்றன என்று பொருள். இந்த வயதிலும் காதலிக்கத் தெரிந்தாலே பாதி வியாதி வருவதில்லை.

சித்த மருத்துவம் மட்டுமல்ல, ஆயுர்வேதம் உட்பட அண்ணன் தம்பி மருத்துவங்களான அனைத்துப் பாரம்பர்ய மருத்துவங்களும், 'காதல் வித்துகளான சுக்கிலத்தையும் சுரோணிதத்தையும் வலுவாய் வைத்திருப்பது ஆரோக்கியத்தின் அடையாளம்' என்கிறது. நவீன அறிவியலின் மூலம் தட்டையாய் அதைப் பார்க்கையில், இது தவறாகப் புரிந்து கொள்ளப்படலாம். 'விந்து - நாதம்' எனும் ஏழாம் தாதுவின் வலு என்பது ஆரோக்கியத்தின் அடிநாதம்' என்கிறது சித்த மருத்துவம். உடனே அவசரப்பட்டு 'அடடே! அந்தத்

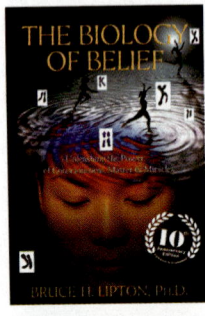
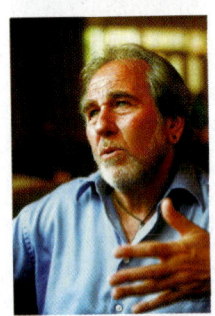

தாதுவை நாற்பதில் பலப்படுத்த, 'எந்த லேகியம் சாப்பிடணும்?' எனக் கேட்டு மெயில் அனுப்ப வேண்டாம். ஏழாம் தாது பலப்பட சக உயிரிடம் காட்டும் அன்பு, காற்றைப் பிடித்து ஆளும் மூச்சுப்பயிற்சி, குடலின் மூலைக்குள் உட்கார்ந்திருக்கும் கோடானுகோடி நுண்ணுயிரிகளுக்குப் பங்கம் விளைவிக்காத உணவு, 'என் பேட்டைடா இது' என எல்லா உயிரினங்களும் வாழும் பூமியை, 'தேனியில நியூட்ரினோவுக்குத் தோண்டுறேன்', 'கூடங்குளத்துல அரைகுறை அறிவியலோடு அணுக்கழிவைப் புதைக்கிறேன்', 'ஆத்துல மண் அள்ளுறேன்' என அநியாயம் செய்யாமல், 'கிளாமிடா மோனசு'க்கும்

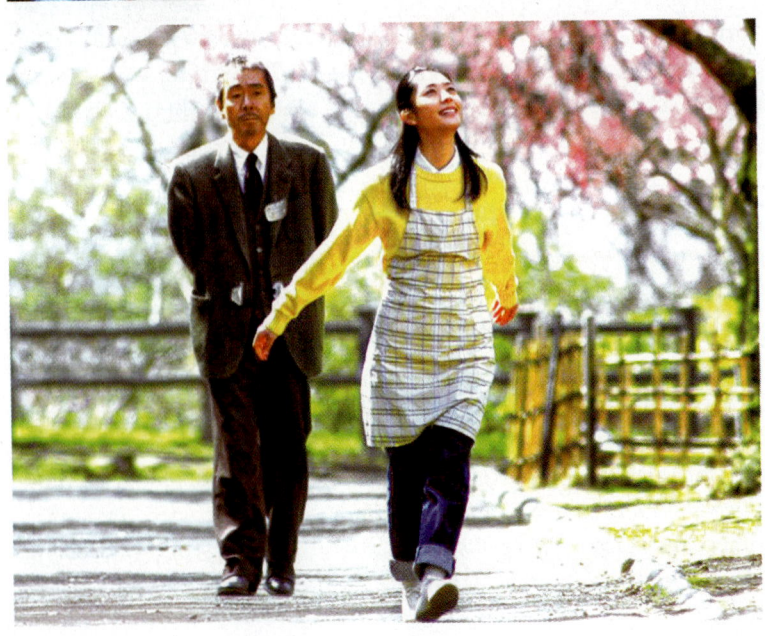

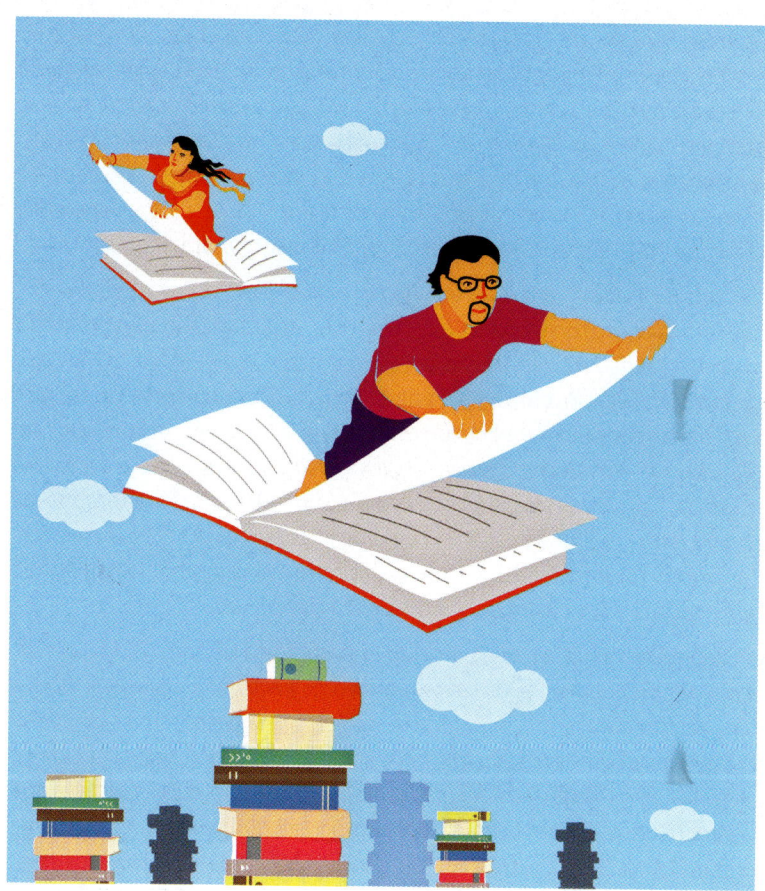

பட்டாம்பூச்சிக்கும் பன்றிக்கும் எருமைக்கும் பாதுகாப்பான சுற்றுச்சூழல் என எல்லாம் சரியாக இருக்க வேண்டும்.

விமானத்தில் வாசித்த இன்னொரு புத்தகம், டாக்டர் லிப்டன் எழுதிய 'தி பயாலஜி ஆஃப் பிலீஃப்' (The biology of belief). நவீன அறிவியலின் மனசாட்சியை உலுக்கும் நூல். குறிப்பாய் டார்வினின் 'எல்லாமே மரபணுதான்' என்ற நிலைப்பாட்டை மாற்றி, 'டேய் மடையா! எல்லாமே சுற்றுச்சூழலால்தான்டா' (All because of the environment, stupid), 'உன் உடலின் சுற்றுச்சூழலும் பிரபஞ்சத்தின் சுற்றுச்சூழலும்தான் காரணம்... அதைச் சரியாக வைக்காதபோது எதுவும் சீராயிராது' என உயிர் அறிவியலைப்

பேசும் புத்தகம். படிக்கப் படிக்க நம் மரபின் புரிதல்கள் மனசுக்குள் விரிந்துகொண்டேபோகின்றன. 'மரபணு மாற்றம் செய்யப்பட்ட பி.டி. கத்தரியும் கடுகும் பூச்சி பிடிக்காமல் நிறைய மகசூல் தரலாம்; ஆனால் உன் உடலுக்குள்ளிருந்து உன்னைக் காப்பாற்றிவரும் பூச்சி உயிரிகளை அது கட்டாயம் சிதைக்குமடா' என என்னென்னவோ பேசுகிறது அந்நூல். வெற்று முழக்கமாயில்லாமல், அறிவியல் தரவுகளுடன்.

'அப்பாவின் சர்க்கரைநோய் எனக்கு வந்தே தீருமா?', 'அம்மாவின் மார்பகப்புற்றுநோய், கருப்பைப் புற்றுநோய் எனக்கு வருமா?' என்பவை இன்றைக்கு நாற்பதில் இருக்கும் ஆண்கள், பெண்கள் மத்தியில் காணப்படும் பயங்கள். உணவுப் பழக்கவழக்கம் சரியில்லாமல், அதிக உடல் எடையுடன் இருந்தால் சர்க்கரைநோய், இதயநோய் வர நிச்சயம் சாத்தியம் உண்டு. ஆனால் புற்றுநோய் அப்படி இல்லை. 'அம்மாவின் மார்பகப் புற்றுநோயின் மரபணு மகளுக்கு இருக்கலாம். ஆனால், மனதும் உடலும் உற்சாகமாய் இருந்தால் புற்றுநோய் வராமலும் போகலாம்...' என்கிறார் லிப்டன்.

புற்றுநோயின் டி.என்.ஏ என்பது ஒரு சாவி மட்டுமே; சாவி, சட்டைப்பையில் இருந்தால் வண்டி நகருமா... அதைத் திருக வேண்டுமல்லவா? அதேதான் மரபணுவிற்கும். 'மரபணுவில் புற்றுநோயின் சாத்தியம் இருந்தாலே நோய் வந்துவிடாது. சூழல் திருகிவிடும்போதுதான் புற்றுநோய் பாதிக்கத் தொடங்கும்' என்கிறார். 'மேல் மரபியல்' (Epigenitics), இப்போது புற்றுநோயின் ஆய்வில் அதிகம் பேசப்படும் வார்த்தை. சூழலைத் திருகிவிட்டுப் புற்றுநோயைக் கொணர்வதைத்தான் 'எபிஜெனிடிக் டேமேஜ்' (Epigenitic damage) என்கிறது நவீன அறிவியல்.

அதேசமயம் நம் அப்பா, அம்மா அல்லது அண்ணனுக்கு 40-45 வயதில் இதயநோய் வந்திருக்கும்பட்சத்தில், நிச்சயம் நமது நாற்பதில் இதய அக்கறையோடுதான் இருக்க வேண்டும். புற்றுநோய்போல் இதில் மரபணுப் பிரச்னை இல்லை. ஆனால் நம் மூத்த தலைமுறை போலவே நமக்கும் மரபாக இதய ரத்தக் குழாய்கள் மெலிந்து, இதய நாடியின் உட்சுவரில் பிளவு இருக்கலாம். இந்தச் சூழலிலும் உணவு, உடற்பயிற்சி மூலம் இதயநாள நாடியின் ஆரோக்கியத்தை வலுவாக்க முடியும்.

'எனக்கு எதுவும் வராது' என்கிற அலட்சியமும் 'மரபு என்பதே பொய், எல்லாமே நவீனம்தான்' என்கிற அகங்காரமும் 'நவீனமே முழு ஏமாற்று வேலை; எங்க மண்ணுக்குத் தெரியாத சயின்ஸா? எங்க மரபுதான் எல்லாம், நாங்கெல்லாம் புஷ்பக விமானம் விட்டவங்கடா' என வெட்டி வேதாந்தம் பேசுவதும் சேர்ந்துதான் நாற்பதுகளை மருத்துவமனை வாயிலில் குவிக்கிறது.

மரபும் நவீனமும் கைகோக்க வேண்டும். அதற்கு, ஆழமான வாசிப்பு தேவை. காதலை, சமூக அக்கறையை, மாற்று அறிவியலைக் காட்சிப்படுத்தும் திரையும் தேவை. 'சோத்தைக் குறை; இனிப்பே வேணாம்; உப்பை மற; வியர்க்க ஓடு' என்கிற மாதிரி, '96'-ல் தொலைந்துபோ; 'வேள்பாரி'யைப் படி' என்கிற வாழ்வியலும்கூட நோயற்ற நாற்பதுகளுக்கு நிச்சயம் தேவை.

'நோயர் நாற்பது'களுக்கு மட்டுமல்ல, நாற்பதுகளைக் குணப்படுத்த முயலும் அத்தனை துறை மருத்துவர்களுக்கும்கூட நிறைய வாசிப்பும் சமூகத்தைப் பற்றிய பார்வையும் பயணமும் நிறையவே வேண்டும். தான் சார்ந்திருக்கும் துறை குறித்த ஆய்வுகள், அலங்காரங்கள், அதன் வணிகம் தவிர வேறேதும் வாசிக்கத் தவறும் அல்லது தவிர்க்கும் பெருவாரி மருத்துவர்கள், அன்றைக்கு வெளியான 'ஆரோக்கிய நிகேதனமு'ம், இன்றைக்கு வெளியாகியுள்ள 'சுளுந்தீ'யும் எப்போது வாசிக்கப்போகிறார்கள்? அப்படியான வாசிப்புகள் மட்டுமே நோயருக்கும் மருத்துவருக்குமான இடைவெளியை இனிவரும் காலத்தில் குறைக்கும்.

'தி ஹவுஸ் வேர் தி மெர்மெய்டு ஸ்லீப்ஸ்' திரைப்படமும் சரி, 'தி பயாலஜி ஆஃப் பிலீஃப்' புத்தகமும் சரி, 20 வயதில் பார்த்தால், படித்தால் முற்றிலும் ஏற்றுக்கொள்ள முடியாத படைப்புகளாகத் தெரியும். நாற்பதுகளில் படிக்கையில் மட்டுமே நம்மைப் பல பரிமாணங்களில் யோசிக்க வைக்கும், நாற்பதுகளில் நோயோடு இருப்பவருக்கும் சரி; நோயை நீக்க உதவும் மருத்துவருக்கும் சரி!

14

நிரப்ப முடியாத திடீர் வெற்றிடங்கள் கொடுக்கும் வலி எப்போதுமே கொடூரமானவை. கடந்து செல்லவும் முடியாமல், கலந்து நிற்கவும் முடியாமல் அந்த வெற்றிடங்களைச் சுமந்து கொண்டே செல்லும் வாழ்வு இப்போதைய நாற்பதுகளில் பெருகி வருகிறது. இப்படியான திடீர் வெற்றிடத்துக்கான மிக முக்கிய காரணம் மாரடைப்பு. வளர்ந்த நாடுகளில், மரணத்துக்கான முதல் காரணமாகத் திகழும் இந்த மாரடைப்பு, இப்போது இந்தியாவின் நாற்பதுகளில், ஐம்பதுகளில் கொஞ்சம் அதிகரித்துக்கொண்டே வருகிறது என்பதுதான் கசப்பான உண்மை.

கருவிலிருந்து சீராகத் துடிக்கும் இதயம், இறுதி மூச்சு வரை ஓயாமல் உழைக்கும் உடலின் அற்புதக் கருவி. அத்தகைய இதயத்தை நாமும் கொஞ்சம் மெனக்கெட்டுப் பராமரிக்க வேண்டுமா இல்லையா? ‘ஐயய்யோ’ என்ற பதறலுக்கும் ‘அதெல்லாம் பார்த்துக்கலாம்’ என்கிற அலட்சியத்துக்கும் நடுவே நிறைய அறிவியல் ஒளிந்திருக்கிறது. அறத்துடன் அதை அணுகவேண்டிய கட்டாயம் மருத்துவ உலகுக்கு நிறையவே உள்ளது.

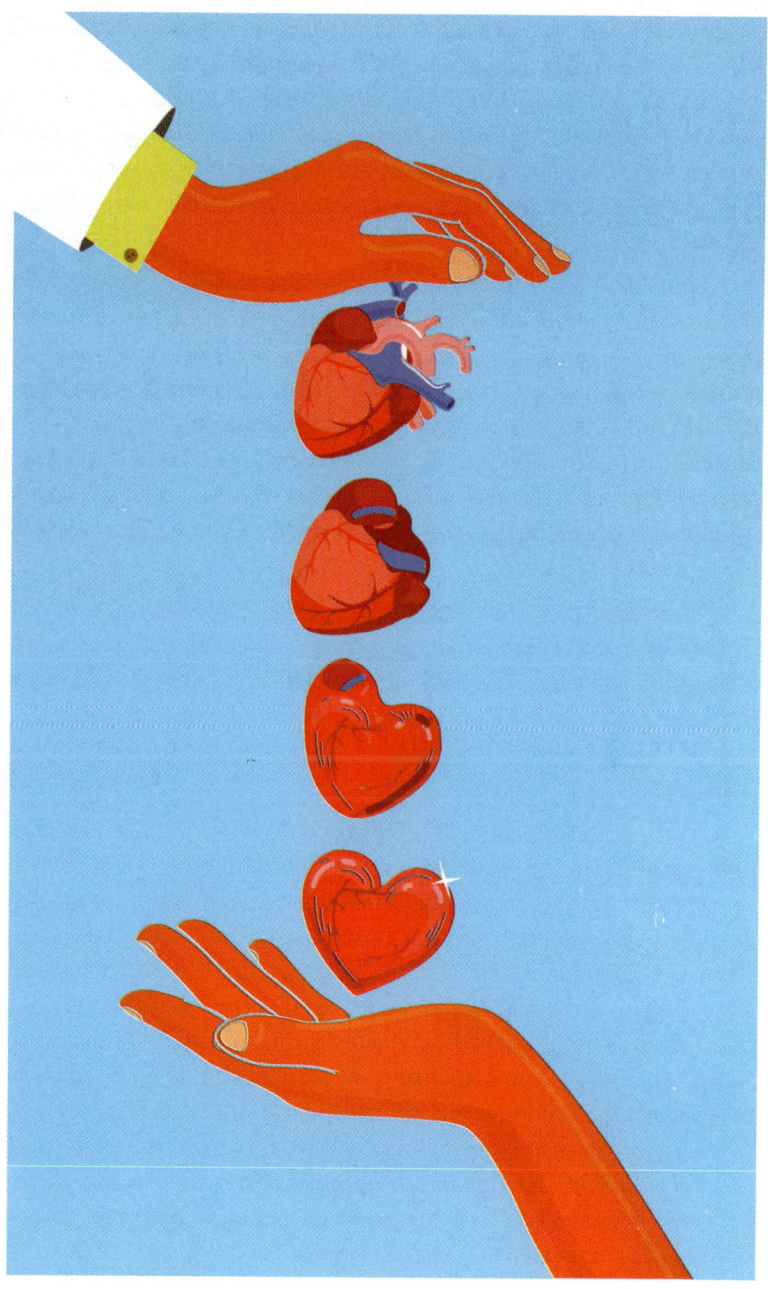

அறிவியலும் ஆய்வு முடிவுகளும் அடிக்கடி நிலைப்பாட்டை மாற்றிக்கொள்வது, அத்தனை நகர்வுகளையும் வணிகப்படுத்தும் மருத்துவ கார்ப்பரேட் நிறுவனங்கள், அநியாயத்துக்கு அமெரிக்காவின் ஆய்வு முடிவுகளை மட்டுமே குலதெய்வ வாக்காகப் பார்க்கும் நம்ம ஊர் மருத்துவத்துறை என இத்துறையில் ஏற்படும் பிழைகளுக்குப் பல முக்கிய காரணிகள் உள்ளன.

"அப்பவே சொன்னேன்! அங்க போகாதே, ஆஞ்சியோ எடுக்கச் சொல்வாங்க. மடையைக் கழுவுற மாதிரி அடைப்பை இந்த மருந்து எடுத்துவிடும்; என்ன, ஒரு பத்தாயிரம் ஆகும். என்ன மருந்துன்னு எல்லாம் சொல்ல முடியாது. லேபிளே காட்டமாட்டோம். இது எங்க ஒண்ணுவிட்ட தாத்தா 'கபிலரோட காட்டுக்குப் போனவர்' அதே பரம்பரை நாங்க" என்று சொல்லி போலி வைத்தியம் பார்க்கும் சமூகவிரோத கும்பல்கள், இப்பிழை கூடிக்கொண்டே போக இன்னொரு மிக முக்கிய காரணம்.

'இங்கிலாந்து, அமெரிக்காவில் நீ சொல்றதெல்லாம் சரிப்பா. இங்கே நம் மரபு, நம் காலச்சூழல், நம் உடல்வாகு, நமக்கான உணவுப்பழக்கம், உடலில், உள்ளத்தில், தொற்றில் என்ன நடக்கிறது' எனும் 'இண்டிஜெனஸ்' (Indigenous) மருத்துவப் புள்ளிவிவரங்களும் ஆய்வுகளும்கூட இந்தியாவில் மிகக் குறைவு.

'பிரைமரி பிரிவென்ஷன்' (Primary prevention) மாரடைப்புக்கு மிக அவசியம். அதனால 40-க்கு மேலே எல்லோருக்கும் ஆஸ்பிரின் மாத்திரைகளை, சர்க்கரை, உயர் ரத்த அழுத்தம் எது இருந்தாலும், மாரடைப்பு வராமலிருக்கக் கொடுத்திடுங்க என ரொம்ப நாளாக நவீன மருத்துவம் சொல்லிவந்தது. கொடுத்தும் மாரடைப்பு வந்தது. 'சாம்பார், அவியல், கூட்டு, பொரியல்'ங்கிற மாதிரி எல்லா நாற்பதுக்கும், இலையில் 'மெட்பார்மின், ஆஸ்பிரின், ஸ்டாட்டின்' எனும் மூன்று மருந்துகளைப் பரிமாறுவது நல்லதாக்கும் என்கிற கருத்து மிக வலுவாக வளர்ந்து வந்தது. இந்திய நாட்டின் மருத்துவக் கொள்கையிலேயே, இப்படி 'மும்மருந்துப் படையல்' இதய நோய்த் தடுப்புக்குப் பரிந்துரைக்கப்பட்டது. ஆனால், வெகு சமீபத்திய மருத்துவ ஆய்வு அறிக்கை, 'இந்த பிரைமரி

பிரிவென்ஷன் ஆஸ்பிரினால் பெரிய பிரயோசனம் இல்லை. ரத்தம் உறைய வாய்ப்புள்ளவர், பிற இதயநோய் உள்ளவருக்கு மட்டும் போதும். மற்றவருக்குத் தேவையில்லையே எனச் சொல்லிவிட்டது. *(ref- 2019 ACC/AHA Guideline on the Primary Prevention of Cardiovascular Disease)*; குறிப்பா 70 வயசுக்கு மேல இந்த மருந்து அவசியமா?' எனக் கேள்வி எழுப்பியுள்ளது.

நெய், தேங்காய் எண்ணெய், முனியாண்டி விலாஸ் இவையெல்லாம் நம் வாழ்வை விட்டு விலகிப்போனதற்குக் கொழுந்துவிட்டு எரிந்த கொலஸ்ட்ரால் பயம் மிக முக்கிய காரணம். உலக மருந்துச் சந்தையில் முதலிடத்தில் இருப்பது கொலஸ்ட்ராலைக் குறைக்கும் ஸ்டாட்டின் *(statin)* மருந்துகள்தாம். பல பில்லியன் டாலர் சந்தை இதில் உள்ளது. 'தசைவலி வரட்டும்; மாரடைப்பு வந்து சாகக்கூடாதுன்னா நான் சொல்றதைக் கேளுங்க; ஸ்டாட்டின் சாப்பிடுங்க' என ஒருபக்கமும், 'ஸ்டாட்டின் முழுக்க முழுக்க வணிக உத்தியில் முன்னிறுத்தப்படும் மருந்து. அவசியமில்லாமல் திணிக்கப்படுகிறது. சாப்பிட்டா, மூட்டுவலி வரும், தசைவலி வரும், ஞாபக மறதி வரும், இன்னும் பல பக்க விளைவு வரும். அதனால் அவசியமே இல்லை' என இன்னொரு பக்கமும், வலுவான சர்ச்சையும் தர்க்கமும் உலகெங்கும் நடந்துகொண்டே இருக்கின்றன. உண்மையிலேயே, குடும்பத்தில் இதய நோயால் இளவயது மாரடைப்பு மரணத்தைச் சந்தித்தவர்களோ 'நான் இப்போ நல்லாத்தானே இருக்கேன்; எனக்கு ஸ்டாட்டின் வேணுமா, ஆஸ்பிரின் வேணுமா? சரியா சொல்லுங்கப்பா?' என அங்கலாய்த்துக்கொண்டே இருக்கிறார்கள்.

முதல் விஷயம், வெகுஜனங்களுக்கு இம்மாதிரியான மருத்துவக் கருத்துகளை அடிக்கடி பகிரும் மாயோ கிளினிக் *(Mayo clinic)*, ஹார்வர்டு ஹெல்த் நியூஸ் *(Harvard health news)*, சிடிசி *(CDC)*, ஏசிசி *(ACC)*, ஏஹெச்ஏ *(AHA)*, ஏடிஏ *(ADA)* முதலான அமெரிக்க நிறுவனங்களும், என்ஐஹெச் *(NIH)*, என்ஹெச்எஸ் *(NHS)*, டபிள்யூஹெச்ஓ *(WHO)* எனும் பன்னாட்டு நல அமைப்புகளும் ஒன்றுபட உறுதியாகச் சொல்லும் விஷயம், மருந்துக்கெல்லாம் முன்னால் மாரடைப்பைத் தவிர்க்க, 'உணவில் கவனம் செலுத்துங்கள்' என்பதுதான்.

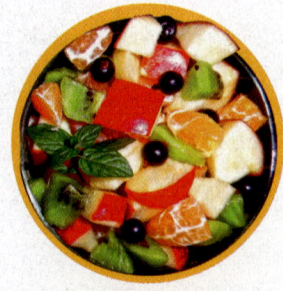

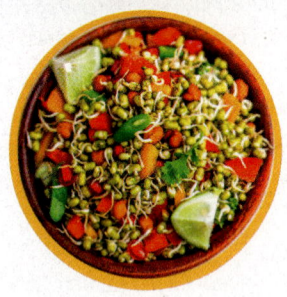

குறைந்த கார்போஹைட்ரேட் அதிலும் லோ-கிளைசெமிக் உணவும், அதிக நார்ச்சத்து உணவும், மீன் புரதமும் எடுப்போருக்கு இதயநோய்த் தாக்கம் குறைவு என்பதைப் பல மருத்துவ ஆய்வறிக்கையின் புள்ளிவிவரங்கள் மீண்டும் மீண்டும் சொல்கின்றன. எப்படியான உணவு வேண்டும்? பொதுவாக, சர்க்கரை, உப்பு, கொழுப்பு குறைத்தே ஆகவேண்டும். ஹிமாலயன் உப்பாக இருந்தாலும் சரி, பனங்கற்கண்டாய் இருந்தாலும் சரி, அல்லது செக்கெண்ணெயே ஆனாலும் சரி, அவையெல்லாம் மிக நல்லவையே என்றாலும்கூட நாற்பதில் எல்லாம் கொஞ்சம் அளவில் குறைவாகத்தான் பரிமாறப்பட வேண்டும்.

உணவில் பொதுவாக 'சாலட்' பயன்பாடு நம்மூரில் மிகக் குறைவு. ஆனால், மேலை நாட்டவரிடம் வாரத்தில் மூணு, நாலு நாள் சாலட் சாப்பிடுவது பெருகிவருகிறது. சாலட் என்றதும் சம்பிரதாயமாக வெள்ளரி - தக்காளி - வெங்காயம் - கேரட் கூட்டணியைத்தவிர வேறு எதுவும் நம் நினைவுக்கு வருவதில்லை. விதவிதமான சாலட்டுகள், தற்போது இணையத்தில் கிடைக்கின்றன. சம்பிரதாயமான இத்தகைய சாலட்டுகளுடன், லேசான பாதி அவியலில் கிடைக்கும் காய்கறிகளைச் சேர்த்துச் செய்வது, முளைகட்டிய தானியங்களைச் சேர்ப்பது, கொஞ்சம் நிலக்கடலை முதலான பயறுகள் - வெந்த சோளம், தேங்காய்த்துருவல், இவற்றைச் சேர்த்துச் சுவை கூட்டுவது மூலம் சாலட்டுக்கான சுவையையும் மருத்துவப்பயனையும் கூட்ட முடியும்.

ஒரு பிளேட் சாலட் சாப்பிட்டுவிட்டு, பிறகு 'சாம்பார், வடை, ப்ாயசம், கொஞ்சம் கோழி பிரியாணி' என ஒரு கட்டுக்கட்டுவதில் துளியும் பிரயோசனமில்லை. வாரம் மூணு நாள் சாலட் மட்டுமே மதிய உணவாக இருக்க வேண்டும். வேண்டுமென்றால், கூடக் கொஞ்சம் காய்கறிச் சாறு (*smoothie*), சூப் (ரசம் மாதிரி) அருந்தலாம்.

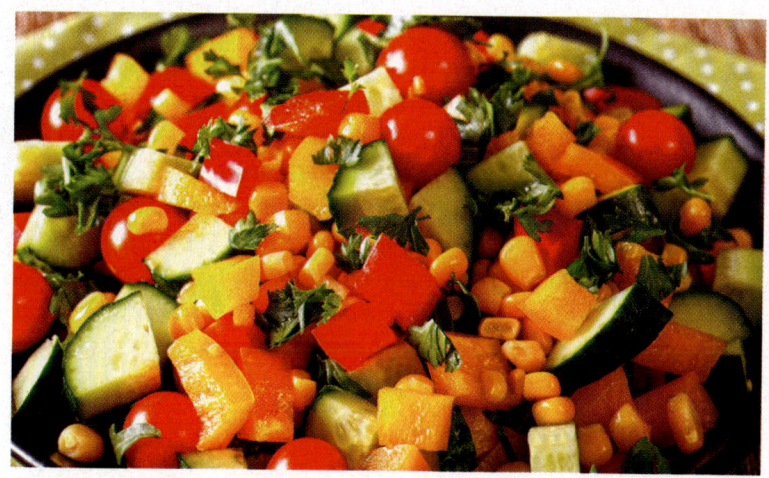

உலகமெங்கும் பிரபலமாகிவரும் குறைவான கார்போ ஹைட்ரேட், 'வேகன் உணவு', மாரடைப்பு - சர்க்கரை ஆகியவற்றைக் கட்டுப்படுத்துவதில் அதிக பயன்தருவது என்று ஆய்ந்தறியப்பட்டுள்ளது. கெட்ட கொலஸ்ட்ராலை 140-க்குக் கீழேயும், சராசரி ரத்த சர்க்கரை அளவை ($HbA1C$)-ஐ 7-க்குள்ளாகவும் வைத்திருக்க இந்த வேகன் உணவு பெரிதும் பயன்படுவதை, தொடர்ந்து அயல்நாட்டு நேச்சுரோபதியார் சொல்லிக்கொண்டே வருகின்றனர். வேகன் உணவில் பால் மற்றும் அதன் பரம்பரையையே நீக்கவேண்டும். மோர் சாதம்கூடக் கூடாதாம். 80-களில் பிரபலமான ஜி.எம்.டயட் (GM diet என்றதும் மரபணு மாற்றப்பட்டவை எனத் தவறாக நினைக்க வேண்டாம். General Motors கம்பெனிக்காரர் அவர்களிடம் வேலை பார்த்த குண்டு நபர்களின் எடையைக் குறைத்து அவர்களின் இதயம் காக்க உருவாக்கிய உணவுத்திட்டம் அது) எடை அதிகமுள்ளோர் எடையைக் குறைத்து, மாரடைப்பு வராமலிருக்கப் பயன்படுத்திய உணவுத்திட்டம். 'லோ கார்போகீட்டோஜெனிக் வேகன்' அல்லது 'ஜி.எம்.டயட்' என எதையாவது ஒன்றைச் சில காலம் பயன்படுத்தவும்.

மருத்துவர் ஆலோசனையோடு சில காலம் பேலியோ எடுக்கலாம். 'அதுதானே ஆதிமனிதன் உணவு? அதை ஏன் வலுவாய்ச் சொல்லமாட்டேன் என்கிறீர்கள்?' என அடிக்கடி

என்னிடம் மாற்றுச்சிந்தனை சொல்லும் நல்ல உள்ளங்கள் பல சண்டைபோடுவதுண்டு. ஆதி மனிதன் உணவு சரிதான். அந்த ஆதி மனிதன் நடந்த மாதிரியோ, மலையோ மரமோ ஏறிய மாதிரியோ இப்ப நகரங்கள் இல்லையே; ஆப்பிள் போனில் ஆப்பு வெச்சு அல்லவா 8,000 ஸ்டெப் நடக்கிறோம். ஆதி மனிதன் வாழ்ந்த பூமியில் அவன் சுவாசித்த காற்றில் 'சஸ்பெண்டெட் பார்ட்டிகிள்' (*suspended particle*) 200-300 என இருந்ததில்லையே. அவன் பையனோ, பெண்ணோ 'நீட்' எக்ஸாம் எழுதவேண்டியதிருக்கவில்லை. அவன் வாழ்ந்த ஊருல 370-ஐ போட்டதும் இல்லை, பின்னாடி தூக்குனதும் இல்லை.

உணவில் சின்னச் சின்ன அக்கறைகூட மாரடைப்பைத் தடுக்கக்கூடும். வெந்தயத்தை ஊறவைத்து அல்லது அப்படியே பொடிசெய்து சாப்பிடுவதாலோ கெட்ட கொலஸ்ட்ரால் மற்றும் டிரைகிளைசரைடு குறைவது நிரூபிக்கப்பட்டுள்ளது. சின்ன வெங்காயத்தை அதிகமா மேல் தோலைச் சீவாமல், வேகவைக்காமல் தயிர்ப்பச்சடியாகச் சாப்பிடுவதில் இதய ரத்த நாளங்களின் உள்ளே உருவாகும் வெடிப்புகள் குறைந்து அதில் கொழுப்பு படிதல் தடுக்கப்படுகிறதாம். வெள்ளைத்தாமரை அல்லது செம்பருத்தி இதழைத் தேநீரில் போட்டு அருந்த இதயம் வலுப்படும். முருங்கைக்கீரை சூப், ஃபிளாக்ஸ் விதை போன்றவற்றை மோரில் கலந்து சாப்பிடுவது, பூண்டு வேகவைத்து உணவில் சேர்த்துக்கொள்வது இவையெல்லாமே துளிதுளியாக இதயத்தைக் காக்கும். சித்த மருந்தான மருதம் பட்டையில் நடைபெற்றுள்ள ஆய்வுகள் ஏராளம். இன்றைக்கும் உயர் ரத்த அழுத்தத்தினால் வரும் இதய நோயைத் தடுப்பதில், இதயத்தசைகளை வலுப்படுத்துவதில் மருதத்தின் பங்கு ஏராளம்.

தினசரி 20 நிமிடம் வியர்க்க விறுவிறுக்கச் செய்யும் உடற்பயிற்சி, 30 நிமிட யோகா மற்றும் தியானம், ஒரு மணி நேர நடை என இவையெல்லாம் மேலே சொன்ன அத்தனை உணவோடும் கட்டாயம் இருக்கவேண்டிய பயிற்சிகள்.

இதய மருத்துவர் சொல்லும் மருந்துகளையும் ஆலோசனைகளையும் கண்டிப்பாக எடுத்துக்கொள்ளுங்கள். சர்ச்சைக்கு உள்ளாகியிருக்கும் ஸ்டாட்டினோ, ஆஸ்பிரினோ மிக

அவசியம் என உங்கள் இதய மருத்துவர் உணரும் பட்சத்தில் சில காலம் எடுங்கள். அவசியப்பட்டால், இதய நாடிக்குள் ஸ்டென்ட் வைப்பது அறத்துடனே பரிந்துரைக்கப்பட்டால், செய்துகொள்ளுங்கள். ‘அவசியமா?’ என்கிற முடிவை மருத்துவர் மட்டுமே எடுக்க முடியும்.

இக்கட்டான சூழலில், ஆஞ்சியோ செய்துகொண்டிருக்கையில், பாதியில் அவரைப் படுக்க வைத்துவிட்டு, ஆஸ்ட்ரோனட் உடையில் வெளியே வந்து ‘ஸ்டென்ட் வெச்சிரலாமா? ஃபாரின் ஸ்டென்ட்னா 1.5 லட்சம் ஆகும். இன்னொண்ணு 75 ஆயிரம். எதை வைக்கட்டும்?’ என்று கேட்பது, கண்ணீருடன் மருத்துவரைக் கடவுளாக எண்ணிக் காத்திருக்கும், நோயாளியின் அப்பாவி மனைவிக்குப் புரியாது. அதன் அவசியமும் புரியாது. விலையும் தெரியாது. அவளுக்குத் தேவையெல்லாம் தன் கணவனின் உயிர் மட்டும்தான். இந்தக் கேள்வியை அவரிடம் கேட்க வேண்டிய அவசியமே இல்லை. மருத்துவர்களாகிய நீங்கள்தாம் அவள் சகோதரனாக, தகப்பனாக, பாதுகாவலானாக இருந்து முடிவு சொல்லவேண்டும்.

உலகின் பல்வேறு மூலைகளில் நடைபெறும் மூலிகை ஆய்வுகள், யோகா, இயற்கை மருத்துவம், அக்குபிரஷர், அக்குபஞ்சர் இவற்றில் நடைபெறும் ஆய்வுகள் உயிர்ச்சூழற்சியின் ஓட்டத்தைச் செம்மைப்படுத்தி, ‘அன்ஸ்டேபிள் ஆஞ்ஜினா’ (*Unstable angina*) எனும், நடக்கும்போது அவ்வப்போது ஏற்படும் இதய வலியைச் சீராக்குவதையும், ஈசிஜி-யில், ‘லெப்ட் வென்ட்ரிக்கிள் எஜெக்ஷன் ஃப்ராக்ஷன்’ (*Left ventricle ejection fraction*) முன்னேற்றத்தைக் காட்டுவதையும் தொடர்ந்து சொல்லி வருகின்றன.

சோதனை முடிவுகளின் வெறும் எண்களை மட்டும் வைத்துப் பார்க்காமல் எல்லாவற்றையும் ஆராய்ந்து சிலகாலம் ஒருங்கிணைந்த மருத்துவம் செய்து பார்த்தாலென்ன? அதன் மூலம் எவ்வளவு பொருட்செலவு நோயாளிக்குக் குறையும்! கூடவே உணவால், உடற்பயிற்சியால், மூச்சுப்பயிற்சியால் இனி இதயநோய் தலைகாட்டாமலிருக்கச் செய்யலாமே என யோசித்து, மரபு மருத்துவரும், நவீன மருத்துவரும் என்றைக்கு ஒன்றாக அமர்ந்து யோசிக்கப்போகிறார்கள்?

15

கடந்த மூன்று மாதங்களில் என் மருத்துவமனைக்கு வந்த இரண்டு பெண் நோயாளிகள் நிறைய சிந்தனைகளை என்னுள் உசுப்பிவிட்டனர். இருவருக்குமே வயது நாற்பத்தைந்தை ஒட்டியிருக்கும். 'இன்னும் ஆறு மாதத்திற்குள் நான் திருமணம் செய்துகொள்ளப்போகிறேன். இரண்டாவது திருமணம்தான். வெளியே என் வருங்காலக் கணவரும் கல்லூரிக்குச் செல்லும் என் 21 வயது மகளும் இருக்கிறார்கள். அவருக்கு வயது 50-ஐ நெருங்குகிறது. கொஞ்சம் 'வீக்'காக இருப்பதாகச் சொல்கிறார். உடல்வலுவைக் கொடுக்கும் மருந்து, லேகியம் எதாச்சும் தாருங்கள்' என்று திடமாய்த் தெளிவாய்ச் சொல்லிவிட்டுச் சென்றார். அவர் சென்ற பின்னர், 'அம்மா மேரேஜுக்கு அப்புறம், நான் தனியாக இருக்கலாம்னு இருக்கேன்; எனக்கு 'கேஸ்டிரைடிஸ்' இருக்கு... மருந்து எதாச்சும் கொடுங்க' என, கல்லூரியில் படிக்கும் மகளும், 'சுகர், பி.பி லேசா இருக்கு சார். மாத்திரை எடுக்கிறேன். ஆனால், 'எரெக்ஷன்' சரியா இல்ல. உடலுறவில் சிரமம். இதற்கென மருந்து வேணும். சீக்கிரம் சரியாகுமா?' எனப் புது மாப்பிள்ளையும் பேசிச் சென்றார்கள்.

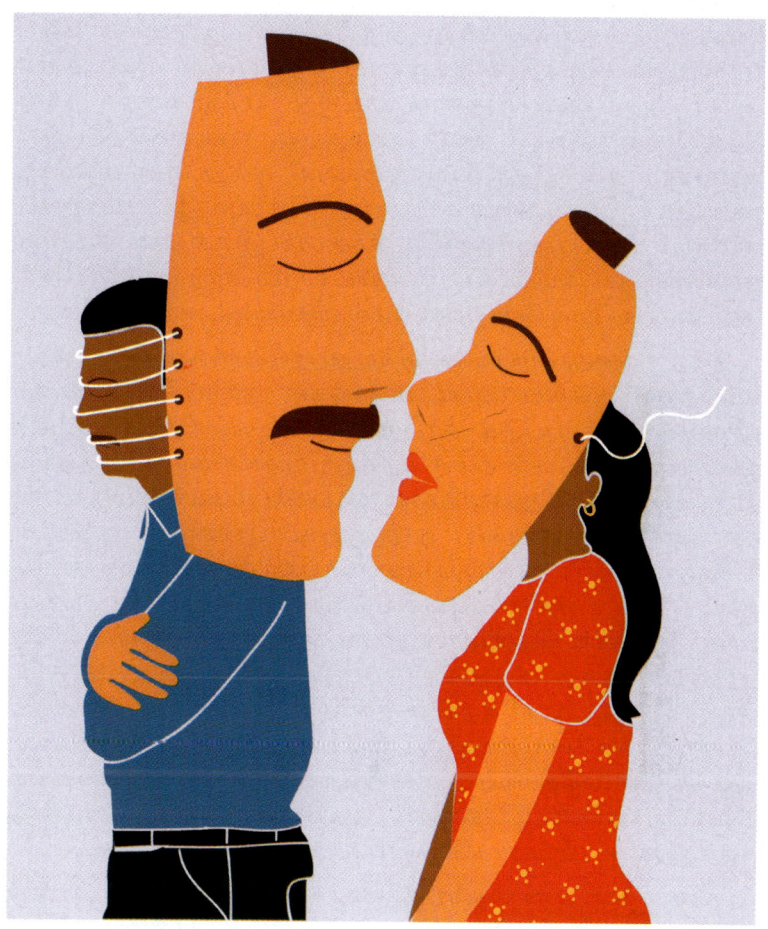

இன்னொரு பெண், 'வயசு 45 ஆகுது சார். எப்படிச் சொல்றதுன்னு தெரியலை. கணவர் என்னை முழுமையா புறக்கணிக்கிறதா தோணுது. காலேஜ் போற பசங்க இருக்காங்க. அதனால சுத்தமா விலகி இருக்கார். எங்களுக்குள்ளே அது நடந்தே ஆறு மாசம் இருக்கும். அவருக்கு எந்த உடல்நலக்குறையும் கிடையாது. கல்யாணம் ஆன 7, 8 வருஷம் அப்படி நெகிழ்வா இருந்தவர், கொஞ்சம் கொஞ்சமாக விலகிட்டார். என்னை ஏன் பிடிக்கலைன்னு தெரியலை சார். என் முகச்சுருக்கம் பிடிக்கலையா, தொப்பைச்

சதை பிடிக்கலையான்னு தெரியலை. அவருக்கு வேற யாரையும் பிடிச்சிருக்கான்னும் தெரியலை. என் மனசு அவர் அரவணைப்புக்காக ஏங்குது. யதேச்சையா நான் நெருங்கினால்கூட அவர் விலகுறது, எனக்குப் பெரும் உதாசீனமாகப் படுது. கடும் தலைவலி வருது. என் வயசுக்கு நான் இப்படிப் பேசுறது சரியான்னு தெரியல. தூக்கம் இல்ல. எப்பவும் கோபமும் கடுஞ்சொல்லுமாய் இருக்கேன். பேசாம, நான் பிரிஞ்சு அம்மாகூட போயிடலாமான்னு பார்க்கிறேன்' என அதற்கு மேல் பேச முடியாமல் விசும்பலுடன் நிறுத்தினார்.

இந்த இரண்டு சம்பவங்களுமே, நம் தற்போதைய சமூகத்தின் சமீபத்திய முக்கிய அடையாளங்கள். நாற்பதில் நசுங்கும் காதலும் நசுக்கப்படும் காமமும்கூட இவ்வயதுக்கான மிக முக்கிய சவால். என்னைச் சந்தித்த முதலாமவர் படித்தவர். 20 ஆண்டுகளாக நிறுவனமொன்றில் பணிபுரிபவர், அவருக்கான தேவையை உணர்ந்தவர். நாற்பதுக்குப் பின்னான வாழ்வின் கவித்துவ அவசியத்தைப் புரிந்து நகர்பவர். 21 வயது மகளுக்கும் தன் புதிய உறவின் அவசியத்தை அழகாய் இயல்பாய் உணர்த்தியவர். தெளிவான முடிவை எடுத்து வாழ்வின் புதிய அத்தியாயத்தை எழுதுகிறார். புதிய ராகம் இசைக்கிறார். ஆனால், இத்தகைய உறவின் நகர்வும் அவசியமும் இருக்கும் பெரும்பாலானோரால் இந்த முடிவை எடுக்க முடிவதில்லை. சமூகத்தின் புரிதலற்ற ஏளனத்திற்குப் பயந்து, 'புள்ளைங்க கல்யாண வயசுல இதெல்லாம் அவசியமா?' என்று தன்னைக் கரைத்துக்கொள்பவர்களே இங்கு அதிகம்.

கனடா நாட்டின் தென்பகுதியில் உள்ள ஒரு சிறு ஆர்கானிக் விவசாயப் பண்ணையைப் பார்வையிடச் சென்றிருந்தேன். 'பிக் அண்டு பை' (*Pick and buy*) எனப் பெயரிடப்பட்ட தோட்டத்துக்குள் போய், தேவையானவற்றைப் பறித்துவந்து, எடைபோட்டு, காசு கொடுத்து வாங்கிக்கொள்ளலாம். சுகினி எனும் வெள்ளரி, ஆப்பிள், வெங்காயம், உருளை, தக்காளி, பீட்ரூட், கேரட், கீரை எனத் தோட்டம் முழுமையும் காயும் கனியும். இந்த விவசாயப் பண்ணையை வைத்திருந்த முதியவரிடம் பேசிக்கொண்டிருந்தேன். பேச்சு, ஆர்கானிக்கிலிருந்து அவர் குடும்பத்தை நோக்கித் திரும்பியது. 'தனியாவா பண்ணையைப் பாக்கிறீங்க?' எனக்

கேட்டதும், 'யார் சொன்னா, அதோ பாருங்க, அந்தம்மாவும் நானும்தான் பார்த்துக்கிறோம். அவர் என் மனைவி. கொஞ்ச நாள் முன்னாடிதான் எங்களுக்குத் திருமணமாச்சு. நான் இத்தாலிக்காரன்; அவள் பிலிப்பினோ. அவங்க வீட்டுக்காரர் புற்றுநோய்ல இறந்துட்டாரு. என் மனைவியும் இறந்துட்டா. எனக்கு 81 வயசாகுது; அவளுக்கு 76. இப்போ நாங்க ஒண்ணா வாழ்ந்து விவசாயம் செய்து பிழைக்கிறோம். எங்க பிள்ளைங்க தனித்தனியா நல்லா இருக்காங்க. அவங்க கூட இருந்தா ஆதரவா இருக்கும்தான். ஆனால் எங்களுக்கு அது தேவையில்லை. உரம், பூச்சிமருந்து எல்லாம் எங்க நிலத்துலயும் கிடையாது. இப்ப எங்களுக்கும் கிடையாது. நாங்ககூட ஆர்கானிக்தான்' எனச் சொல்லி, சத்தமாகச் சிரித்தார். அவர் சிரிப்பில் 100 சதவிகித காதல், வாழ்வின் புரிதல் இருந்தது.

இரண்டாவதாக நான் பார்த்த பெண்ணின் நிலையில்தான் இன்றைக்கு நம்மிடையே இருக்கும் பெண்களில் பலர் இருக்கின்றனர். அவர் சொன்ன அந்தக் கணவருக்கு, 'என்ன பிரச்னை?' எனத் தெரியாது. ஆனால், இந்தப் பெண் பெரும் மன உளைச்சலுக்கும் உதாசீனத்துக்கும் தள்ளப்பட்டிருக்கிறார் என்பது மட்டும் உண்மை. ஒரு விஷயத்தைப் புரிந்துகொள்ள வேண்டும். இப்போதெல்லாம், ஆணின் 45 வயது காமம் அதிகம் உடல் சார்ந்தது. 25 வயதில் அவனுக்குள் இருந்த, 'மலரினும் மெல்லிய காமம்' வயதாக வயதாக, யதார்த்தங்களைச் சந்தித்துவிட்டதாலோ என்னவோ, காதலின் சுகந்தங்களும் சோடனைகளும் நிறையவே காணாமற்போய்விடுகிறது. 'காதல் மலர்' சூலுற்று, காயாகி, முள்சீத்தாப் பழமாகிப்போனதில் மலரினும் மெல்லிய காமம் அவனிடத்தில் இல்லை.

அன்பிற்கும் அரவணைப்பிற்கும் ராஜா பாட்டுக்கும் அவன் மனமும் ஏகத்துக்கு ஏங்கினாலும், அதை அடுத்த பக்கம் கொடுப்பதற்கு அவனது அகங்காரம், சமூகக் கட்டமைப்பு, உடல்சோர்வு விடுவதில்லை. மிகச் சொற்பமான ஆண்களே புன்னகையிலும் பூக்களிலும் நாற்பதில் காதலைக் காட்சிப்படுத்துகின்றனர். கண்பார்த்து முகம் பார்த்துப் பேசவாவது செய்கின்றனர். மற்ற எல்லோருக்கும் அவசரமும், 'டி.ஏ பில் பாஸாயிடுச்சா?' என்பது போன்ற 'மொக்கை' யதார்த்தமும்தான் முன்னால் நிற்கிறது.

இன்னொரு கசப்பான உண்மை என்னவென்றால், உளவியல் ரீதியாக, வரலாற்று ரீதியாக மனிதன் 'பாலிகமி' மனம் உள்ளவன். சமூகக் கட்டமைப்பால் சில நூறு ஆண்டுகளாக 'மோனாகமி' வேஷத்தைக் கச்சிதமாகத் தரித்து நிற்கிறான். தன் இணைமீது ஆர்வமற்றுப்போவதும் அவள்மீதான காதலும் காமமும் குறைவதில் இந்தக் காலம்தொட்ட வரலாற்று உளவியல் உண்மைக்கும் நிறையவே பங்குண்டு. தான் சந்திக்கும் புதிய சிநேகிதியிடமும் பிற பெண்ணிடமும் காட்டும் குழைவை, அவன் வீட்டில் காட்டாததற்கு, காலத்தால் தன் இணையிடம் ஏற்படும் ஆர்வமற்ற தன்மையும்கூட காரணம்.

உளவியலாய் இதைப் புரிந்து, ஆணும் பெண்ணும் தன்னைக் குதூகலக் காதலியாய் / காதலனாய் அடையாளப்படுத்தும் விதமாக, குறும்பு கொப்பளிக்கும் புன்னகையும் 'பளிச்' புத்துணர்வும், கூடவே பேசுகையில் கொஞ்சம் எள்ளலும் காதலாய்க் கசிந்துருகலும் காட்டுவது, இப்பிழை கொஞ்சம் கொஞ்சமாய்ப் பெருகாதிருக்க, விலகி விலகி விரக்தி மேலோங்காமல் இருக்க மிக மிக அவசியம். 'என்ன இது நாடகம், அசிங்கமால்ல இருக்கு', எனச் சண்டை போடவேண்டாம். வாழ்வே ஒரு நாடகம்தான். ஆணும் பெண்ணும் நாற்பதிலும் தங்கள் காமத்தைச் சீராய்ப் பரிமாறிட, சில மெனக்கெடலைச் செய்துதான் ஆகவேண்டும். பதில் தெரிந்தே கேட்கும் அவளின் கேள்விக்கு, 'அவள் இந்தப் பதிலைத்தான் விரும்புகிறாள்' எனத் தெரிந்து, அது விளங்காத மாதிரியே நடித்து பதில் சொல்வது, சட்டை ஒரு கலர், பேன்ட் ஒரு கலரில் போட்டு 'தொளதொள'வெனத் திரியாமல் இருப்பது, குதூகலிக்கும் முகமொழியுடன் பேசுவது ஆணுக்கும் மிக மிக அவசியம். காதல் வளர்க்க, காமம் கொப்பளிக்க, 'வயாகரா'க்களைவிட வசதியானது இதுபோன்ற மெனக்கெடல்கள்தான்.

பொதுவாக, பெண்கள் ஸ்காட்லாந்து போலீஸைவிட புத்திசாலிகள்; சினிமாவில் காட்டும் வெள்ளந்தி சரண்யாக்கள் மாதிரி அல்ல நிஜத்தில். 'செயற்கை நுண்ணறிவு' (Artificial Intelligence) பேசும் கம்ப்யூட்டர்களைக் காட்டிலும், 16 கோணத்தில் குறுக்குவாட்டில் யோசித்து, நடக்கப்போவதைச் சொல்லும் மூளையைக் கொண்டவர்கள். அதுவும் வயது ஆக ஆகப் பெண்ணுக்கு இந்த நுண்ணறிவு பெருகும்.

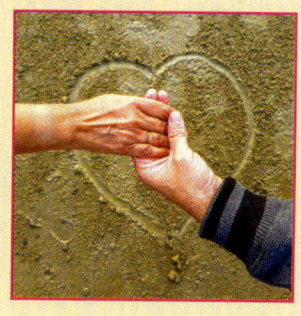

கண் பார்த்துப் பேசல், காதலுக்கும் அதற்கு அப்பாலும் செல்ல, நாற்பதுகளுக்குத் தேவையான முதல் பயிற்சி. ஒரே நேரத்தில் பல சிந்தனைகளைக் கொண்டிருக்கும் ஆட்டிசக் குழந்தைகளுக்கும் அது முக்கியப் பயிற்சி. அதேபோல் அலுவல், ஆர்வமின்மை, மன அழுத்தம் என ஒரே நேரத்தில் பல சிக்கல் சிந்தனைகளைக் கொண்டிருக்கும் நாற்பதின் தம்பதியருக்கும், இது மிக முக்கியப் பயிற்சி. இதன் முக்கியத்துவத்தை முன்பே உணர்ந்த வேதாத்திரி மகரிஷி அவர்கள் தன் மனவளக்கலைப் பயிற்சியில், 'மனைவி நல வேட்பு விழா' ஒன்றை ஒவ்வொரு வருடமும் ஆகஸ்ட் 30-ல் எடுத்து, அவ்விழாவில் தம்பதியர் இருவரும் எதிரெதிராய் உட்கார்ந்து, மனைவிக்கு அன்பையும் நன்றியையும் செலுத்தும்விதமாய் கண்ணோடு கண் பார்க்கும் பயிற்சியை வடிவமைத்திருக்கின்றார். ஒரு நாளைக்கு ஒருசில மணித்துளிகளேனும் உங்கள் கணவன்/மனைவியின் கண் பார்த்துக் கண்ணால் பேசிக் காதல் வளர்ப்பீர்.

ஊரெல்லாம் உதார் விட்டுத் திரியும் 'ஊர்ப்பெருசை' வீட்டில் முடக்கிவைக்கும் பாட்டிகளே இதற்குச் சான்று. 'ஆண் மூளையைவிடப் பெண் மூளையின் 'கார்ப்பஸ் கலோசம்' பகுதி கொஞ்சம் அடர்த்தியானது' என மருத்துவ அறிவியல் சொல்கிறது. 'தேவைப்படும் முடிவுகளைத் தீர, பலகோணத்தில் யோசித்து எடுப்பதில் பெண்ணுக்கு ஆணைவிட அறிவு ஜாஸ்தி' என அறிவியல் உலகமே சொல்கிறது. அதனால், 'என்மீது ஏன் ஆர்வம் இல்லை?' என்பதை அவர்கள் ஆராயத் தொடங்குவது வாடிக்கை. 'வீட்டில் மாமியார், அலுவலகத்தில் சக ஊழியை' எனப் பொது விரோதிகளையெல்லாம் ஒரே கோட்டில் நிறுத்தி, 'வாட்ஸப்பிலிருந்து வாட்ஸ் ஹாப்பனிங்' வரை அவர்கள் புலனாய்வு தொடங்கும். பாதி உண்மையும் பாதி அவநம்பிக்கையும் அந்த ஆராய்ச்சி முடிவில் வெளியானதும், ஆண் 'என்மீது நம்பிக்கை இல்லையா?' எனக் கூச்சலிடத் தொடங்குகிறான். கொஞ்சம் கொஞ்சமாய் விலகுகிறான். நகர்ப்புறத்து நாற்பதுகளில், இதுமாதிரியான விலகல் இன்றைக்கு நிறையவே அதிகம். 'பேசினால் தப்பா?' என ஆணும், 'எங்கிட்ட இல்லாத பேச்சு அவகிட்ட மட்டும்

எப்படி?' எனப் பெண்ணும் பொங்குவதில், விலகல் இரு பக்கமும் பொங்கிப்பெருகும்.

நாற்பதில் பெருவாரியான பெண்ணின் தேவை, 'எத்தனை முறை என்னிடம் நீ உச்சம் பெறுகிறாய் அல்லது கொடுக்கிறாய்?' என்பதல்ல. 'எத்தனை முறை என்னிடம் புன்னகைக்கிறாய்? எவ்வளவு நிமிஷங்கள் கண் பார்த்துப் பேசுகிறாய்? வெளியில் நீ பார்த்த உலகத்தை, ரசித்த சந்தோஷித்த கணங்களை என்னிடமும் பரிமாறி மகிழ்விக்கிறாயா? எத்தனை முறை என் கரம்பற்றி உன் நெஞ்சில் வைத்துக்கொள்கிறாய்? கிடைக்கும் சிறு சிறு பொழுதுகளில் சிகைக்குள் காதில் பேசுவது போல் போய் முத்தமிடுகிறாய்?' என்பது மட்டும்தான். அதைத்தொடரும் மற்ற உச்சமோ மிச்சமோ பொருளே அல்ல.

நாற்பதில் எந்தப் பெண்ணும், ஆணின் தேவை அறியாதவர்கள் அல்லர். சில இயலாமையைப் புரியாதவர்களும் அல்லர். நாற்பது வயதில் சில சோடனைகளைக் காட்டத் தெரியாததால், சில சூசகங்கள் தெரியாததால், அல்லது, அச்சூசகங்களுக்குச் சமூக அங்கீகாரமில்லாது வெட்கிப்பதால், உடல்மொழியும் முகமொழியும் மாறி நிற்கின்றன. அப்படி அந்நியப்படாமல், அரவணைத்து அன்பைக் கொஞ்சம் 'எக்ஸ்ட்ரா டாப்பிங்க்ஸாய்' தூவித்தர, நாற்பதில் காமம் நிச்சயம் இருபக்கமும் இனிக்கும். கூடவே, 'சங்கத்தில் பாடாத கவிதை உன் அங்கத்தில் யார் தந்தது?' என ராஜாவின் கரகரத்த குரலும் குழையும் ஜானகியின் குரலும் அங்கே ஒலிக்கும். இதுவரை கேட்காத அந்தப் பாட்டை ஒரே ஒரு முறை கேட்டுத்தான் பாருங்களேன்.

16

ரிலையன்ஸ் ஜிகா நிறுவனம் 'நீங்கள் கொடுக்கும் குறைவான தொகையில், ஒரு விநாடியில் 100 மெகாபைட் தகவல்களைத் தடையின்றித் தருவோம்' என்ற சூளுரையில், ஒட்டுமொத்த, இந்திய இணைய வணிகமே ஆடிப்போய் நிற்கிறது. 1992-ல் தொலைபேசி இணைப்புக்கு நான் விண்ணப்பித்தபோது, 'சித்த மருத்துவருக்கு டாக்டர் கோட்டாவில் எப்படித் தொலைபேசி இணைப்பு கொடுப்பது?' என அந்தத் துறை பலமாக யோசித்தது. 'இல்லப்பா... அவங்களும் அஞ்சரை வருசம் படிச்ச டாக்டர்தான்' என்று சொல்வதற்கு பாரதப் பிரதமர், அமெரிக்க அதிபர் வரை பேசி, கடைசியாய் என் மருத்துவமனைக்குத் தொலைபேசி வந்தது. அப்போது, கிடைத்த மகிழ்ச்சியை விவரிக்க முடியாது. தொலைபேசிக்கு சந்தனப்பொட்டு, பூ வைத்து, ஆண்டவன் தொலைபேசி எண் தெரியாததால், 'முதல் போன் யாருக்குப் பண்ணலாம்?' என பலமாய் யோசித்து, கடைசியில் அண்ணா நகர் ஐயப்பன் கோயிலைச் சுற்றி வந்து, புளகாங்கிதம் அடைந்த காலம் உண்டு. ஆனால் இன்றைக்கு, கொய்யாப்பழம் வாங்கப்போனால்கூட, 'உங்க போனில் பே டிஎம் ஆப்

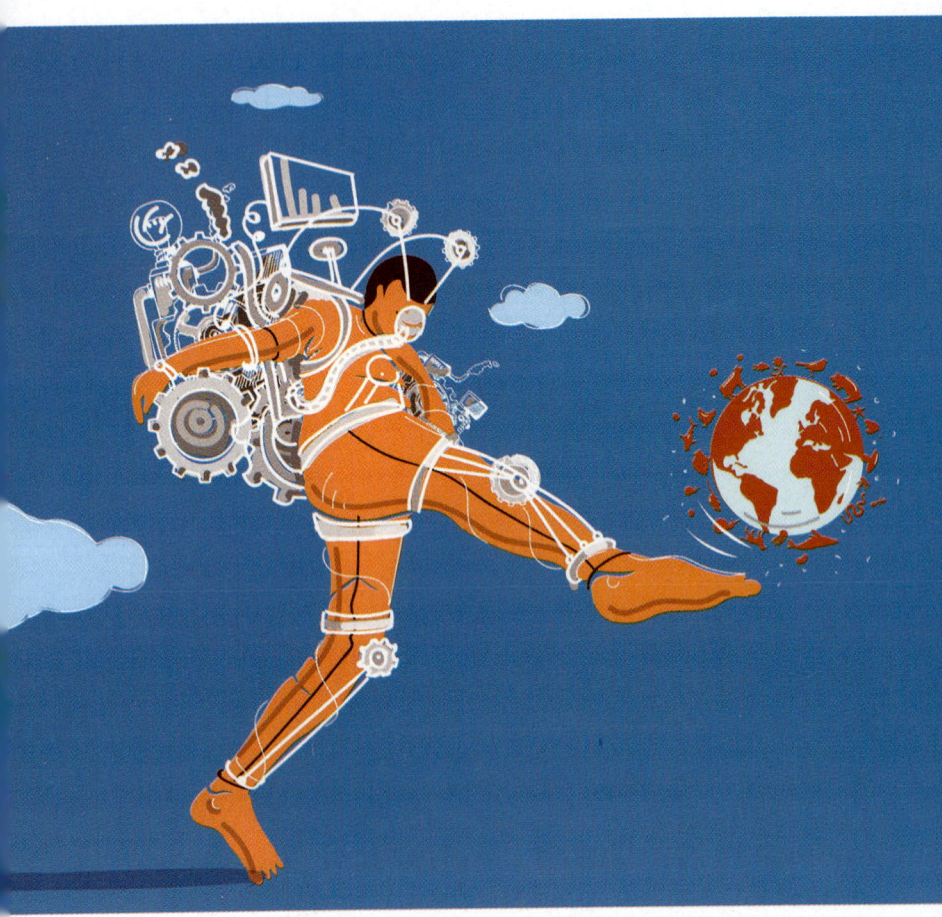

இருந்தா இந்த க்யூ ஆர் கோடை ஸ்கேன் பண்ணுங்க' எனப் பழ வியாபாரி ஸ்மார்ட்போனுடன் நிற்பதைப் பார்க்கையில், வியப்பை நிறுத்த முடியவில்லை. நானறிந்தமட்டில், உலகின் மலிவான விரைவான தொலைபேசி சேவை(?) இந்தியாவில் மட்டும்தான்.

'வாங்கும்போது நூறு மெகாபைட் ஸ்பீடுன்னு சொன்னாங்க சார். ஆனால், இப்போ ரெண்டு மெகாபைட்தான் வருது' என இணையம் முடங்கி நிற்கிறது. 'பேசாமல் அங்கேயே நகர்ந்திடலாமா?' என்ற கேள்வி, அரசு சேவைகளை ஆட்டம் காண வைக்கிறது. இந்த வேகமான இணைய சேவையில்,

இனி இந்தியன் ஒருவன் தன் அலைபேசியில், இணையதளத் திரைப்படம் ஒன்றை நெட்ஃப்ளிக்ஸில் மில்லி செகண்டு இடையூறின்றி முழுவீச்சில் பார்க்க ஆரம்பித்திருக்கலாம். அடுத்த வருஷத்திலிருந்து 'அட்லாண்டா' வாத்தியார், அமிஞ்சிக் கரையிலுள்ள பையனுக்கு, ஆன்லைனில் குட்டுவைத்து, குட்டுவைத்து 'நீட்' பாடம் சொல்லிக் கொடுக்கலாம்.

ஆம்! இந்த அசுர வேகம், நவீன அறிவியலின் உச்சம்தான். மனிதனை அதன் சக உயிரினங்களின் சுழற்சி இணைப்பிலிருந்து எப்போதும் விலக்கி விலக்கி நகர்த்துவதும் இந்த அறிவியல் உச்சம்தான். நாம் மிருகக்காட்சி சாலையில் பார்த்தது, அக்வாரியத்தில் பார்த்தது, கூகுளில் தேடிப்பார்த்தது எல்லாம் சேர்த்துக் கணக்கு வைத்தால்கூட, உலகில் நம்மோடு உள்ள இன்னும் 80 - 85 சதவிகித உயிரினங்களை நமக்குத் தெரியாது. வெளியே இருக்கட்டும். 'நம்ம ஆதார் கார்டுக்குள்ளேயே, எந்த போட்டோவும் காட்டாமல், ஒரு கோடி சொச்சம் உயிரிகள் இருக்கலாம்' என ஒரு கணக்கு சொல்கிறது. நம் உடல்தான் அவற்றின் பிரபஞ்சம். அந்த ஒரு கோடி உயிருக்கும் மூளை இருக்கிறது; காதல் இருக்கிறது; நம் மூளைக்கு தினமும் சில கோப்புகளை அனுப்பி பைசல் பண்ணுகிறது. ஆனால் இவை எவற்றையுமே கணக்கில் எடுத்துக்கொள்ளாமல், நம்

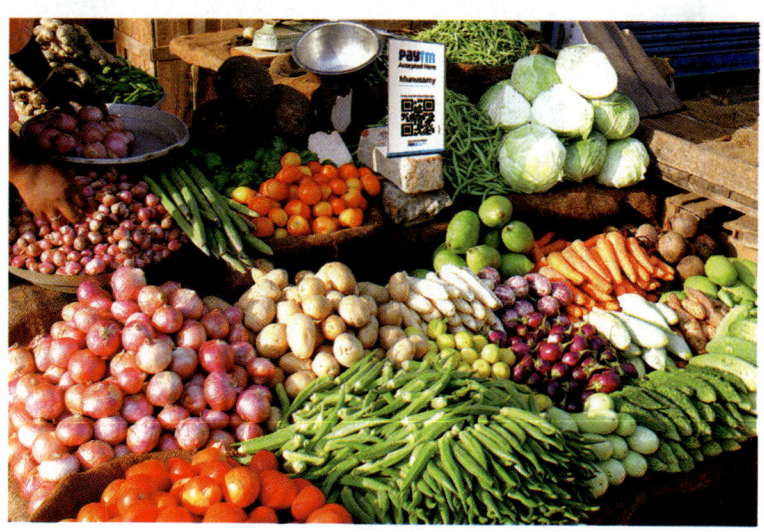

ஒட்டுமொத்த உலகையும் நாம் பட்டா போட்டதுபோல, மனிதனை மட்டுமே முன்னிறுத்தும் 'ஆந்த்ரோ போசென்ட்ரிக்' (Anthropocentric) மனநிலையில் ஆட்டம்போடுகிறோம்.

போன மாதம் ஐஸ்லாந்தில் உலகின் மிகப்பெரிய, பல மில்லியன் டன் எடையுள்ள பனிப்பாறை உருகியதால், கடல்மட்டம் கொஞ்சம் உயர்ந்துபோனது. ஐஸ்லாந்தை விடுவோம். நம் நீலகிரியில் கொட்டித் தீர்த்த மழை, வட இந்தியாவில் பியாஸ் நதியில் அடித்துச் செல்லப்பட்ட பாலங்கள் அத்தனையும் நம் 'ஆந்த்ரபோசென்ட்ரிக்' அறிவியல் திமிரின் அடையாளங்கள்தாம்.

நம் சுற்றுச்சூழல் மிக மோசமாக பாதிப்புறுவதை, சற்றும் சங்கடத்தோடு பார்க்காமல், இத்தனை லட்சம் கோடி முதலீட்டில், இப்படியான உச்ச அறிவியலின் வணிகங்கள், வணிக வெறியுடன் நகர்வதுதான் பெரிதும் பயமுறுத்துகிறது. 'இந்தமாதிரி இணைய சேவை சூழலுக்கு எப்படிக் கேடு? இதை ஏன் குறை சொல்கிறீர்கள்?' எனக் கேள்வி எழுப்ப வேண்டாம். இந்த அறிவியலைக் குறை சொல்லவில்லை. இப்படியான அறிவியல் ஏற்படுத்தும் பெருவணிகம்தான் பயமுறுத்துகிறது. இம்மாதிரி அறிவியல் படரவிடும் பெரு வணிகங்களில் சூழல் பற்றிய சிந்தனை சுத்தமாய்த் தொலைந்துபோகிறது.

அண்ணாசாலையில் போய் புத்தகக்கடையில் புத்தகம் வாங்கிவரப்போனபோது ஏற்படாத சூழல் மாசு, ஆன்லைனில் நூல் வாங்குகையில் சீர்கெட்டுப்போனது. நூலை எடுத்துக் கொண்டு, வேகமாக வரும் ஆன்லைன் ஊழியனின் பயணத்தில், என் நடை, என் தேடல், தேடும்போது கிடைத்த பல பக்கவாட்டு அறிவுகள் அத்தனையும் தொலைந்துபோனது. நூலை அட்டைப்பெட்டியில் வைத்து, நெகிழிப்பையில் சுற்றி பாதுகாப்பாக எடுத்து வருகையில், நூல் பாதுகாப்பாகவும் பூமி பாதுகாப்பற்றும் போகிறது. 'இன்னும் அதிகமில்லை ஜென்டில்மேன். சரியாய் 25 வருடங்களில் சூழலியல் பாதிப்புகள் மிகப்பெரிய அளவில் நம் அன்றாட வாழ்வை பாதிக்கும்' என்கிறது அதே உச்ச அறிவியல். இப்போ 'நீட்' கோச்சிங்கிற்குப் போய் வந்துகொண்டிருக்கும் நம் குழந்தைகளின் உலகத்தில், 'மெரினா பீச்' அண்ணா நகரில் இருக்கும். 'கிரிக்கெட்டில் மேற்கிந்தியத் தீவுகள் அணி

இருக்கலாம். ஆனால் தீவு இருக்குமா என்று தெரியாது' என அனுமானிக்கிறது சூழலறிவியல்.

ஆனாலும் தொடர்ச்சியாக இந்த வணிக அறிவியலின்பால் படரும் பெருவணிகமோ, 'மாட்டுத்தீவனம் விலையேறிப் போச்சா? இவங்க லிட்டருக்கு 31 ரூபாய்க்கு மேல பாலுக்குத் தரமாட்டேங்கிறாங்களா? அதனால இரண்டு மாசமா இதய நோய் மாத்திரை வாங்கல, வீட்ல அவளுக்கு 30 தடவ கரன்ட்டு வைக்கச் சொன்னாவ... 21 தடவைக்கு மேல பெரியாஸ்பத்திரிக்குப் போய் வர, காசு இல்ல...' எனச் சொல்லி வருந்தும் ஏழைப் பால்வணிகருக்கு எந்தவிதத்திலும் உதவ மறுக்கிறது. 'அவருக்கு இன்ஷூரன்ஸ் இல்லை. இன்ஷூரன்ஸ் கொடுக்கும் நிறுவனத்தில் வேலையும் பார்க்கவில்லை. அப்புறம் எப்படி நோய்க்கு வைத்தியம் பார்ப்பது?' என அலட்சியமாய் நகர்கிறது. ஆனால், பால் ஊற்றும் அந்தத் தொழிலாளிக்கு கனடாவில், அமெரிக்காவில் இருப்பதைவிட வேகமான தொழில்நுட்பத்துடன் இணைய சேவை கிடைக்கிறது. ஆனால், அங்குள்ள கடைக்கோடிப் பால்வணிகருக்குக் கிடைக்கும் மருத்துவச் சேவையில் ஒரு சதவிகிதம்கூட இங்கு அரசு தராது. பல வளர்ந்த நாடுகளில் இருப்பதுபோல, அறிவியல் வளர்ச்சியில் அரசும் அரசு சேவையுமல்லவா வளரவேண்டும்?

இந்த ஒளிக்கற்றை வணிகம், இன்னும் பல பெரு வணிகத்தை, இணையவழி விற்பனையை எக்குத்தப்பாய் உயர்த்தும். ஏற்கெனவே நம் இளைஞரில், நிறைய பேர் ராப்பகலாகத் தூங்காமல் சாப்பிடாமல் ஊபரும் ஓலாவும் ஓட்டுகிறார்கள். சொந்தமாய் அவர்கள் வைத்திருந்த வாடகைக் கார் கம்பெனிகளை மூடி மூன்று நான்கு வருடமாச்சாம். யாரோ சாப்பிட, பசியோடு பைக்கில் பீட்ஸா கொண்டுபோய்க் கொடுக்கிறார்கள். 'ஏ முதல் இஸட் வரை நாங்க வித்துக்குறோம், நீ கடையை மூடிட்டுப்போய் என் கூலியாகவோ என் சேவையாளனாகவோ சாகும் வரை இரு' எனச் சொன்னதைக் கேட்டு ஆங்காங்கே அழகான யூனிபார்ம் போட்டு, தன் வறண்ட உதட்டுக்கு விலை மலிவான கனிமத்துகள் கொண்ட சாயம் பூசி, போலியாய்ச் சிரித்து, விமானம் முதல் வீதி வரை சேவை செய்கிறார்கள். 'மலிவான ஆள் உள்ள தேசம்

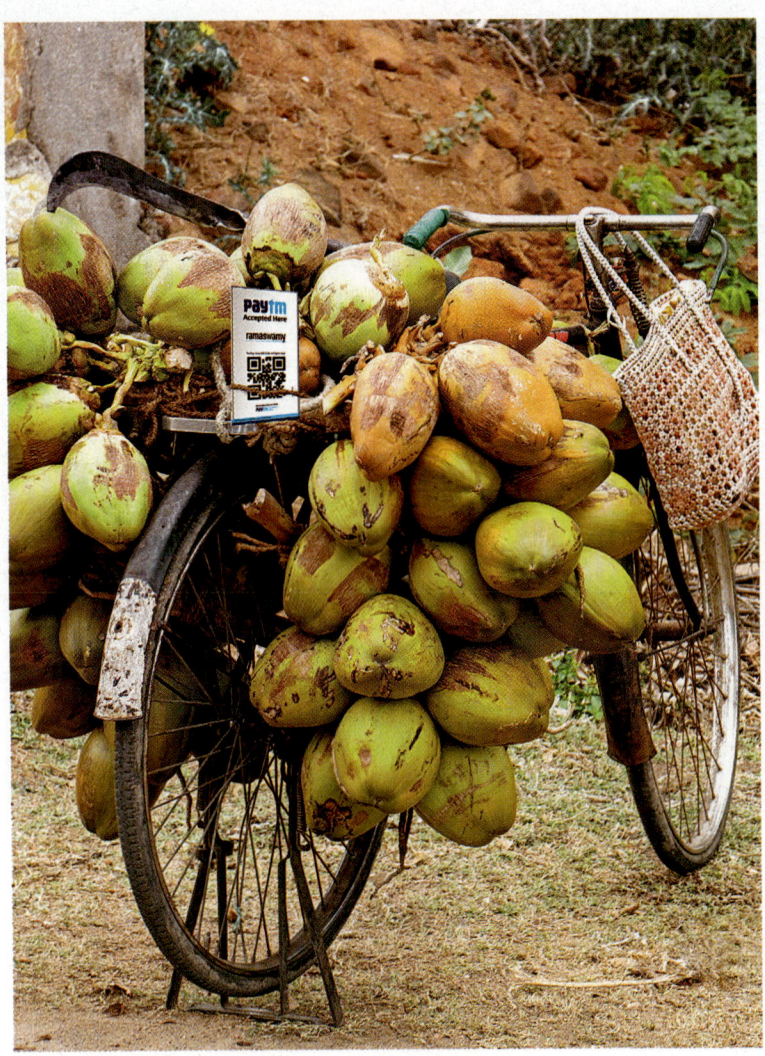

இதுப்பா. உன் நாடு மாதிரி மணிக்கு 15 டாலர் எல்லாம் தர வேணாம். மனித வளத்தை இதயத்தைக் கழற்றி வைத்துவிட்டுக் கொடுக்கும் பயிற்சி பெற்ற ஆயிரம் ஜிகா பைட் இயந்திரங்கள் 120 கோடிப் பேர் இருக்கிறார்கள். அதுவும் அவர்கள் சாதி மதம் என அடித்துக்கொண்டு இருக்கும்படி பிரமாதமாய் வைத்திருக்கிறோம்.

'இப்பல்லாம் நாங்கெல்லாம் பிரசாரம் பண்றதில்லை. குடும்பம் குடும்பமா வாட்ஸ்அப்பில் அவர்களே பிரசார பீரங்கியாய் குடும்ப குரூப்பில் தினம் தினம் பேசி, மண்டையைக் கழுவிக்கொண்டிருக்கிறார்கள். இனி ஆப்டிக் ஃபைபரில் அது இன்னும் வேகமாக நடக்கும். கொடுக்கிற காசை வாங்கிக்கொண்டு, 24 மணி நேரமும் அவர்கள் வேலை செய்வார்கள். இங்கே வணிகம் செய்ய வா' என அரசும் கார்ப்பரேட்டும், ஆடிப்பாடி உலகெங்கும் உள்ள அசுர கார்ப்பரேட்டுகளை அழைத்துக்கொண்டே இருக்கிறது.

'ஐயோ வலிக்கிறதே!' என யோசிக்கையில், 'இந்த வலியெல்லாம் போக்கத்தான் நாங்க வாரோம்' என்ற அறைகூவலுடன் அஞ்சு வருசத்துக்கு ஒருமுறை காசோடு ஒரு கூட்டம் களமிறங்கும். அல்லது 'நாற்பது வருசத்துக்கு ஒருமுறை அத்திவரதர் தரைக்கு வருவார்' என சாமானியர்கள் எப்போதுமே காத்துக்கொண்டிருப்பார்கள்.

நாற்பதுகளின் நோய்க்கூட்டங்களுக்குப் பின்னே, வலி நிறைந்த வாழ்வியலுக்குப் பின்னே பாக்டீரியாவும் பாயசமும் மட்டும் இல்லை, சூழலைச் சிதைத்த அறிவியல், சூழலைச் சிதைக்கக் காரணமான அரசியல், சிதைவு பெற்ற சூழலில் மன அழுத்தத்துடன் வாழும் வாழ்வியலும்கூடக் காரணங்கள்.

படுவேகமாகச் சூழல் கெட்டுப்போவதில், இன்னும் ஓரிரு வாரத்தில் டெங்கு வெர்ஷன் 3.0 வரக்கூடும். 'காவிரியில் தண்ணீர் வந்தாச்சு' என்கிற மாதிரி 'டெங்கு வந்தாச்சு' என, கடந்த மூன்று வருடங்களாகக் கொசு பேசுபொருளானதும் சூழலியல் கேடுதான். பாலூட்டும் மார்புக்கோளத்தில் செல்கள் மாறிப்போனதும் மலக்குடலின் சுவரில் முளைத்தெழும் குருக்களின் செல்கள் மாறிப்போனதும் ஒற்றைக் காய்ச்சலோடு வந்த ரத்த செல்லின் பிழை ரத்தப்புற்றானதும் சுற்றுச்சூழலில் மனிதன் நடத்தும் வன்முறையே காரணம். நாற்பதை நலமாய் வைத்திருக்க சாப்பாட்டை மட்டுமல்ல, நம் சூழலையும் வாழ்வியலையும் சரியாய் வைத்திருக்கவேண்டியது மிக மிக அவசியம்.

காஞ்சிபுரத்தில், அத்திவரதரைப் பார்க்க எக்குத்தப்பாய்க் கூட்டம் வந்ததைப் பார்த்தபோது, 'அப்பர், சுந்தரர், திருமங்கையாழ்வார் பாடியபோதெல்லாம் இல்லாத

பக்திப்பரவசம், ஏன் இப்படிப் பொங்கியுள்ளது?' என யோசிக்கவைத்தது. இந்தப் பக்திக்குப் பின்னால், மிகப்பெரிய அளவில், ஏராளமானவர்களிடம், தனி மனிதப் பாதுகாப்பற்ற உணர்வு இருப்பதைப் புரிந்துகொள்ள முடிகிறது. 'ஏதேனும் எனக்கு விடிவு கிடைக்காதா, என் தொழில் உயராதா, என் ரத்த சர்க்கரை குறைந்துவிடாதா, ஆட்டிசக் குழந்தை அச்சுப்பிசகாமல் பேசாதா?' என்கிற பல வலிகளோடு, அதிசய ஆச்சர்யங்களுக்காக வேண்டி வந்தவர்களே அதிகம். 'இப்ப விட்டால், இந்த டாக்டர் அப்பாயின்ட்மென்ட் கிடைக்க, இன்னும் நாற்பது வருஷம் ஆகும். அதனால் பார்த்தே தீரவேண்டும்' என உலகெங்கும் இருந்து முண்டியடித்து வந்தவர்களில்கூட நாற்பதுகள்தான் அதிகம். அதிசயங்களுக்காக ஆண்டவனிடம் அடைக்கலம் கோரும் நம்மில் பலர், அமைதிக்கான பயிற்சிக்காகப் போவதேயில்லை என்பதுதான் வேதனையான விஷயம்.

அதிசயங்கள் நிகழ்ந்தால் ஆச்சர்யங்களுடன் அனுபவிப்போம். ஆனால் அது தானாக நிகழும் என நாம் சுயநலத்துடன் சூழலியல் சிதைவுகளைப் படுவேகமாக நிகழ்த்திக்கொண்டிருப்பதில், பேரதிசயம் நடந்தாலும் நடந்துவிடும். ஆம்! இதுவரை உலகம் நான்கு முறை ஒட்டு மொத்தமாய் அழிந்திருக்கிறது. 'கெட்டாஸ்ட்ரோபிக்' (CATASTROPHIC) என்று அதை அறிவியல் சொல்கிறது. 'கடந்த பேரழிவிற்குக் காரணம், பிரபஞ்சக் கூறுகளில் வெளியில் உள்ள ஏதோ ஒரு பிரபஞ்சக் கூறு, பூமியைத் தாக்கியது' என்கிறார்கள். 'இம்முறை அந்த கெட்டாஸ்ட்ரோபிக்'கிற்குக் காரணமாகப்போவது வெளியிலிருந்து பூமிக்கு வந்த கூறுகளாய் இருக்காது. பூமிக்குள்ளேயே திரியும் சுயநலமிக்க 'ஆந்த்ரோபோசென்ட்ரிக்' மனிதர்களாகத்தான் இருப்பார்கள் என்கிறது' அந்த உச்ச அறிவியல்.

17

உள்ளமும் உடலும் சன்னமாக நம்மோடு பேசும் மொழியை உற்றுக் கேட்பதும், அதை உதாசீனப்படுத்தாமல், அதற்கு ஆவன செய்வதும், ஆரோக்கியத்திற்கு மிக மிக அத்தியாவசியமானவை. 'ஆர்ட்டிபிசியல் இண்டலிஜென்சை' கேட்டு நடக்கப் பழகும் நாம், 'இயற்கையின் இண்டலிஜென்சாக' இயங்கும் உடலின் மொழியைக் காது கொடுத்துக் கேட்காமல் அல்லது உணராமல் ஓடுவது பல ஆரம்பப் பிரச்னைகளை நோயாக மாற்றுகிறது.

'உடல் நம்மோடு 14 மொழிகளில் பேசும்' என்கிறது சித்த மருத்துவம். அந்த மொழியில், உடலின் வலி இருக்கலாம். சின்னதோர் அறிவிப்பு இருக்கலாம். 'உடலினுள் என்ன நடக்கிறது?' என்பதை உணர்த்தும் விவரம்கூட இருக்கலாம். இன்றைய துரிதக் கூச்சலுக்கு இடையே அந்தச் சத்தத்தைக் கேட்பது சற்று சங்கடமான காரியம்தான். ஆனாலும் கேட்டுத்தான் ஆகவேண்டும். சித்த மருத்துவம் இந்த உடல் பேசும் மொழியை, மொத்தம் 14 வேகங்கள் எனச் சொல்கிறது. அதைப் புரிந்து, உணர்ந்து, அறிந்து அலட்சியப்படுத்தாமல் ஆவன செய்ய மறுத்தால், அது நோய்க்குள் தள்ளும்.

என்ன அந்த 14 வேகங்கள்? அபான வாயு, தும்மல், சிறுநீர், மலம், பசி, கொட்டாவி, தாகம், மூச்சிரைப்பு, இருமல், தூக்கம், வாந்தி, கண்ணீர், சுக்கிலம், சுவாசம். இவற்றை அடக்கும்போது வந்துசேரும் நோய்கள் இன்னின்ன என ஒரு பட்டியலே கொடுக்கிறது சித்த மருத்துவம். அதன் முக்கிய மொழியான உறக்கத்தைக் கொஞ்சம் உற்றுப்பார்ப்போமா?

'நித்திரையடங்கிப் போக
நிகழ்த்திடு கருமங் கேளாய்
நித்தமும் தலைக்கனப்பு
நின்ற கண்ணோதலாகி
சித்தத்திற் செவிடுண்டாகி
தெளிவறு பேச்சுண்டாகும்
உற்றதோர் உறக்கந்தன்னில்
உண்டாமோர் வாயுவின் கூறே"

என்ற பாடல் உறக்கம் தவிர்த்தால் உண்டாகும் பிரச்னையை, பாலிசோம்னோகிராபி (Polysomnography) கண்டுபிடிக்கும் முன்னரே கண்டறிந்து சொன்ன கவிதை. பாலிசோம்னோகிராபி உறக்கத்தில் குறட்டையால் உடலில், மூச்சில் ஏற்படும் நுணுக்கமான மாற்றங்களைக் கண்டறியும் அறிவியல். ரத்தக் கொதிப்பின் தலைவலி, குளுகோமா (Glaucoma) கண் நோய், மாரடைப்பு என இன்றைய விஞ்ஞானம் சொல்லும் எல்லா விஷயத்தையும் பேசியிருக்கின்றன அன்றைய அனுபவங்கள். உறக்கத்தோடு குறட்டையும் கொஞ்சம் உற்றுக் கவனிக்க வேண்டிய விஷயமே.

நாற்பதில் சின்ன தொப்பையும், சத்தமான குறட்டையுமாய்த் தூங்குபவர்களா நீங்கள்? உங்களுக்குச் சற்று ஆரோக்கியத்தில் கவனம் அவசியம் வேண்டும். குறட்டை என்பது ஆழ்ந்த தூக்கத்தின் அடையாளம் அல்ல. தேவையான அளவு மூச்சுக்காற்று கிடைக்காததால் ஏற்படும் உடம்பின் முனகலோ அலறலோதான் குறட்டை. முனகலில் விழித்துக்கொண்டு உரிய நடவடிக்கை எடுக்கத் தயங்கிவிட்டால், அலறலில் முடியும் ஆபத்து அதிகம்.

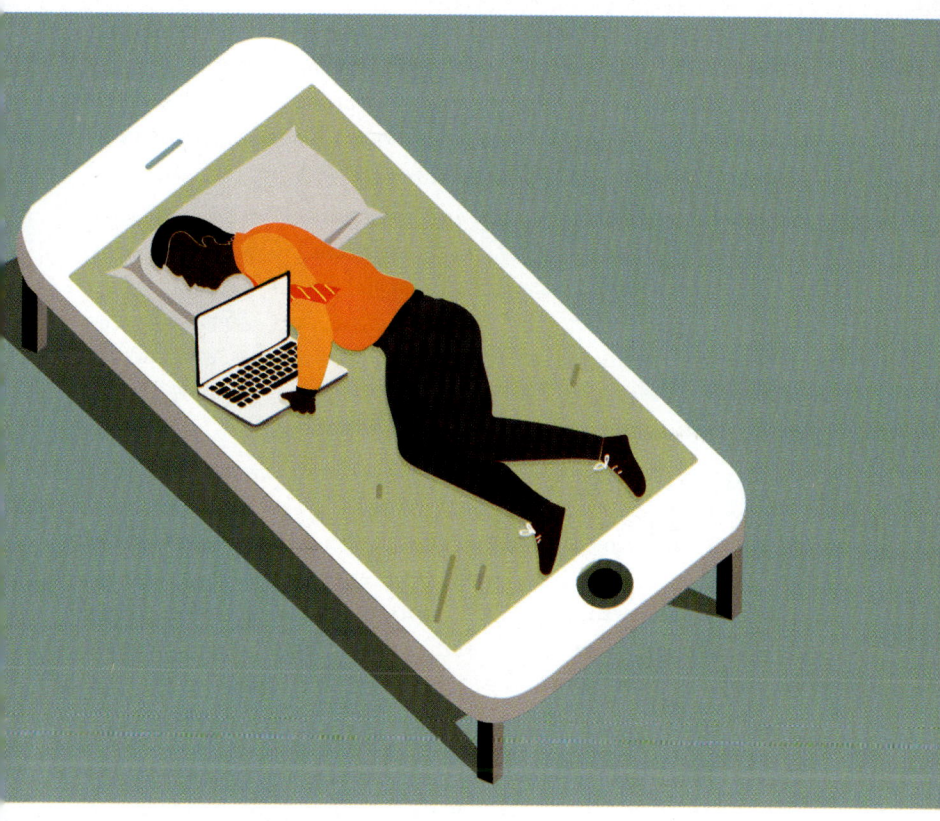

'குர்ர்ர்' எனத் தொடங்கும் குறட்டைச் சத்தம்... சில விநாடிகள் மௌனம் கொடுத்து, பின் விமானம் டேக் ஆப் ஆக புரபல்லர் சுழலும் சத்தம் போல் வீறிட்டுச் சத்தமிடுவதாய் மாறிமாறிக் கேட்கும் குறட்டை ஒலி, இதுவரை பாடப்படாத எட்டாவது ஸ்வரம். ஆனால், இது ஆரோக்கியத்தின் அபஸ்வரம் என்பதுதான் வலிமிகுந்த உண்மை. குறட்டையின் அந்த சில விநாடி மௌனம், அதன் ஆபத்தை உணர்ந்த குரல்வளை, அனிச்சையாய்த் தன் பலமெல்லாம் கூட்டி, மூச்சை உள்ளிழுக்கும்போது குரல் நாண்களின் உதறல் ஒலிதான் அந்த உச்சக்கட்டக் குறட்டை. இப்போது அதை கிளினிக்கில் தூங்க வைத்து, ஒரு மிஷினை மாட்டி, 'தூக்கத்தில் எவ்வளவு நேரம் அவர் மூச்சுவிட மறந்துபோகிறார்?' எனச்

சொல்லத்தொடங்கிவிட்டது நவீன மருத்துவம். எவ்வளவு மூச்சடைப்பு, எவ்வளவு ஆக்சிஜன் குறைவு, அதில் இதயத் துடிப்பு எப்படி, இதய இயக்கம் எப்படி என எல்லாம் துல்லியமாய் அளந்து சொல்லி, மூச்சடைக்காமல் தூங்க *CPAP* எனும் மிஷினையும் பரிந்துரைக்கின்றனர்.

'குறட்டை அவ்வளவு ஆபத்தா என்ன? எப்படி அந்த நிலைக்குப் போகாமல் இருப்பது, குறட்டை செய்யும் குசும்பு என்ன?' என்பதைக் கொஞ்சம் குறட்டைக் குடும்பத்தார் தெரிந்தே ஆகவேண்டும். 'நல்லா குறட்டை விட்டுத்தான் தூங்கினார். அப்புறம் எப்படி இப்படி...?' எனக் காலையில் கையைப் பிசைந்துகொண்டு நிற்காமல் இருக்க இந்த அறிவியலை அறிந்துகொள்வது அவசியமானது.

ஸ்லீப் ஆப்னியா (*Sleep apnea*) எனச் சொல்லப்படும் உறக்கத்தின் மூச்சுத்திணறலும் காற்றுப்போதாமையும் ரத்தக்கொதிப்பு முதல் மாரடைப்பு வரை பல பிரச்னைகளைக் கொடுக்கக் கூடியன. சத்தமான குறட்டையின்போது, உயரும் ரத்தக் கொதிப்பில் ஏற்படும் மாரடைப்பில் மரணம் வரை ஆபத்துள்ளது. 'என் குறட்டை அவ்வளவு ஆபத்தானதா என்பதை எப்படி உணர்வது?'

சில சமிக்ஞைகள் உங்களுக்கு உள்ளதா எனக் கொஞ்சம் யோசித்துப் பாருங்கள்.

தூக்கத்தின் நடுவே வாய் உலர்ந்து எழுந்துகொள்கிறீர்களா? காலையில் 10-11 மணிக்கு ஆபீசில் கொட்டாவியாய் விட்டுத்தள்ளுகிறீர்களா? இரவில் நன்றாகத் தூங்கி வந்த பின்னர் காலையில் அத்திவரதருக்காகவோ ஆபீஸ் விஷயத்துக்காகவோ வரிசையில் நிற்கும்போதும், வாகனம் ஓட்டும்போதும் கூட தூக்கம் கண்களைக் கட்டுகிறதா? காலை எழுந்தவுடன் கொஞ்சம் தலைவலி, தூங்கி எழுந்த உற்சாகம் இல்லாமல் ஓர் அயர்ச்சி, வாயெல்லாம் உலர்ந்து இருத்தல் இருக்கின்றதா? எல்லாவற்றுக்கும் மேலாக, குறட்டையின் கொடிய சத்தம் கேட்டு, தன் தூக்கம் கெட்டு, இரவில் அருகில் படுத்திருந்த மனைவி, பக்கத்து அறையில் போய் பரிதாபமாகப் பாய்விரித்துத் தூங்குகிறாரா? உங்களுக்கு ஸ்லீப் ஆப்னியா (*Sleep apnea*) எனும் குறட்டை நோய் இருக்கக் கூடும். கொஞ்சம் குடும்ப மருத்துவரைப் பார்த்துப் பேசிவிட்டு வருவது நல்லது.

அதிக உடல் எடையுடன் உள்ளோர், ஏற்கெனவே ரத்தக்கொதிப்பு, சர்க்கரைநோயிலிருந்து இதைக் கட்டுப்படுத்தாமல் வைத்திருப்போருக்கு இந்தக் குறட்டை சற்று ஆபத்தானது. அதுவும் மதுப்பழக்கம் உள்ளோருக்கு, மது அருந்திய பின் படுக்கைக்குச் செல்கையில், குரல்வளைத் தசைகள் தளர்ந்துவிடுவதால், மூச்சை இழுக்கும் அனிச்சைச் செயலை மூளை மறக்கிறது; குரல்வளையோ தன் வலுவை இழக்கிறது. இரண்டும் சேர்ந்து, தொப்பைக் குடிகாரர்களுக்கு மாரடைப்பை உருவாக்குகின்றன. அதுவும் இந்தக் குறட்டையும் குறட்டையின் மாரடைப்பும் ஆணுக்குத்தான் அதிகமாம் (ரொம்ப குண்டுப் பெண்களுக்கும் இப்போது ஸ்லீப் ஆப்னியா வருகிறது). என்னதான் மாத்திரை மருந்து சாப்பிட்டாலும் சர்க்கரை நோய் கட்டுப்பாட்டுக்குள் வராமல் இருப்பதற்கு இந்தக் குறட்டையுடன் கூடிய தூக்கமும் மிக முக்கிய காரணம். சர்க்கரை கட்டுப்படாதபோது அது இன்னும் பல சிக்கல்களுக்கு வழிவகுக்கும்.

“சார், ரொம்ப பயமுறுத்தாதீங்க..! குறட்டைக்கு, தூங்கும்போது CPAP போட்டுத்தான் தூங்கணுமா? ஐசியூவில் படுத்திருக்கிற மாதிரியே ஒரு ஃபீலிங் இருக்கே... அவ்வளவு அவசியமா இது?” எனக் கேட்போருக்கு, ஒரே பதில்தான். முழு வீச்சில் உடல் எடையைக் குறைக்க உடைவுப்பயிற்சியும், மூச்சுப்பயிற்சியும் செய்யுங்கள். அவை 80% இப்பிரச்னையிலிருந்து நம்மைக் காப்பாற்றும். தாமதப்படுத்தாமல் இரண்டையும் பயின்று பின்பற்றினால் தொப்பையும் போகும்; குறட்டையும் மறையும்.

‘பட்டுத்துணி பற்றிய கனவிலிருந்தேன், கட்டியிருந்த கோவணமும் களவாடப்பட்டது’ என்கிற வைரமுத்துவின் பிரபலமான கவிதை, சுதந்திரத்துக்கு மட்டுமல்ல, இன்று பணிபுரியும் பல கார்ப்பரேட் - கணினி ஊழியருக்கும் சாலப்பொருந்தும் வரிகள்.

“என்ன சார் செய்வது? எங்க பாஸ் வாட்ஸப் வழியா விரட்டுறார். ஹெச்.ஆர், குலோப்ஜாமூன் கொடுக்கிறதா இருந்தாலும் சரி, குளவியா கொட்டுறதா இருந்தாலும் சரி எல்லாத்துக்கும் இரவிலும் பதில் சொல்லியாக வேண்டி யிருக்கிறது; பணியை அப்டேட் செய்யாமல் நான் உறங்க முடியாது; வேலை போயிடும், இல்லாங்காட்டி பணி உயர்வு

● மணி 10 ஆச்சு
தூங்குவோம்...
● மணி 11 ஆகிருச்சு...
ஹெச் ஆர் மெசேஜ் வருமா
● பிபிடி வேற
ரெடி பண்ணணும்
● கொஞ்சம்
பாய்ண்ட்ஸ்
எடுப்போம்

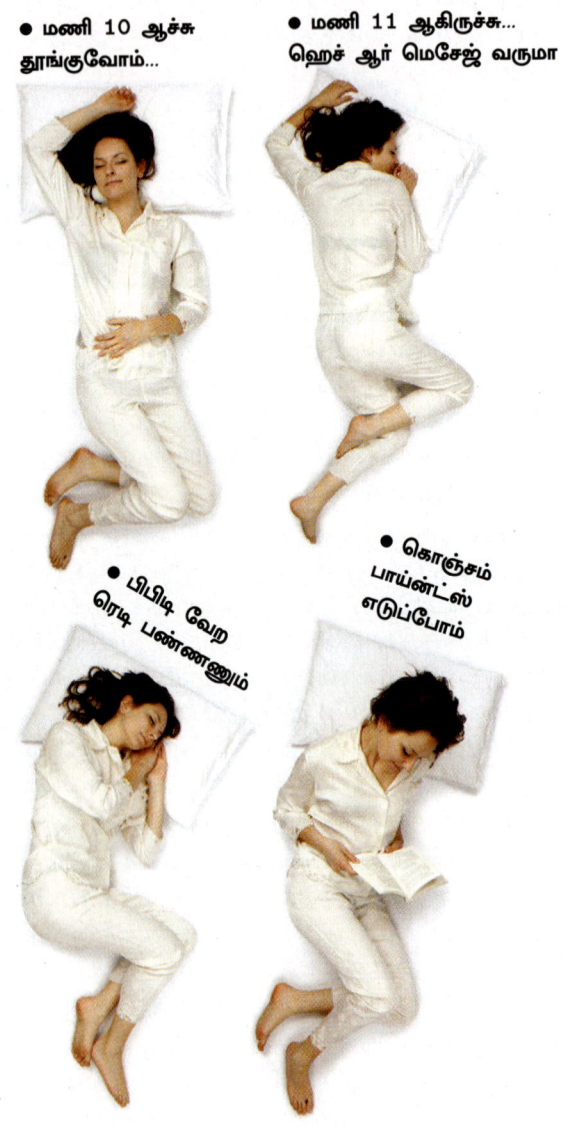

● அடுத்த தேதி
ஆகிடுச்சு.. படுப்போம்..

● கொர்ர்ர்ர்ர்ர்ர்ர்

● அதிகாலை
9 மணி ஆச்சு!

● சரி...
ஆபீஸ் போய்த்
தூங்குவோம்!

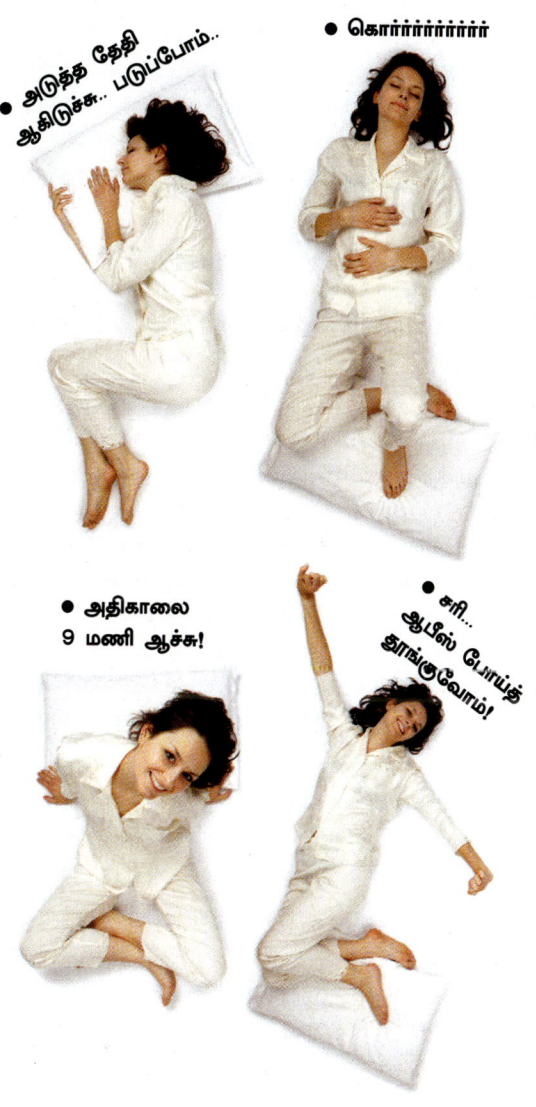

கிடைக்காது” எனச் சொல்லி இரவு 11 மணிக்குப் புள்ளி விவரக்கணக்கைப் பதிவிடும் பெருஞ்சம்பளக்காரர்கள் இன்று அதிகம்.

“நடுநிசி தாண்டி 2 மணிக்கு அந்தக் கடையில் சூடா பிரியாணி கிடைக்கும் சார்; 2.30-க்கு நாங்க குரூப்பா போய், அத சாப்பிட்டுட்டுதான் வீட்டுக்குத் தூங்கப்போவோம்” என்பது ஓர் ஊடக விவாதத்தில் இரவுப்பணியாளர்கள் பேசும்போது கேட்ட உரையாடல்.

28-லும் 32-லும் சற்று அயர்ச்சியுடன் தென்பட்ட அந்த முகங்களில், சிலரின் கண்களின் கீழ் இமைக்குக் கீழே சின்னதாய்த் தடிப்பு. நிறைய பேருக்குத் தொப்பையின் அறிகுறி.

“கொஞ்சம் பிடிக்கலைதான். மனைவியைக் காதலிக்க நேரமில்லை. குழந்தையை ஸ்கூல் கொண்டுபோய் விட்டு வரும்போது, அந்தக் காலை நேரத்துத் தூக்கமும் போச்சு; யாரோ ஒருவர் பகலில் வந்துகொண்டே இருக்கும்போது, நான் உள்ளே உறங்கிக்கொண்டே இருக்க முடியவில்லை” என இரவுப் பணியாளர்கள் பலவாறு பேசியதில், ஒன்று மட்டும் உறுதியாகத் தெரிந்தது, இன்னும் சில ஆண்டுகளில் அவர்களில் பாதிப் பேரேனும் நோய்க்கூட்டத்தில் சிக்கும் வாய்ப்பதிகமென்று. கொஞ்சம் உடல் உபாதைகளை; நிறைய உள்ள உபாதைகளை உறக்கம் தொலைத்தல் தந்துவிடும்.

சரியான உறக்கமின்மை என்பது இன்று நாற்பது வயதில் உள்ள ரத்தக்கொதிப்பு, சர்க்கரை நோயாளிகள் பலருக்கும், தங்கள் நோயைக் கட்டுப்படுத்த முடியாமைக்கான மிக முக்கிய காரணம்.

அஜிடேட்டட் மைண்ட் (Agitated mind) எனும் பரபரப்பாய்ப் பாதுகாப்பின்றி இயங்கும் மனதை, நிச்சயமாய் உறக்கமின்மை ஒட்டிக்கொள்ளும். மூளையின் அமிக்டாலாவை அது பாதிப்பதால் எமோஷனல் இன்ஸ்டெபிளிட்டி (Emotional instability) உறக்கமின்மையை ஏற்படுத்துகிறது எனத் தெளிவாக ஆய்ந்தறிந்துவிட்டனர். கூடவே மரபு காரணமோ, வேறு ஆழமான ஏமாற்றமோ, கூடவே, அரவணைப்பும் பாராட்டுதலும் இல்லாத வாழ்வோ அமைந்துவிட்டால்

உறக்கமின்மை, மன அழுத்தத்தில் தொடங்கி உளவியல் நோய்கள் ஒவ்வொன்றாய் உருவாகத் தொடங்குகின்றன.

‘24 மணி நேரம் கடை திறக்கலாம்’ எனச் சட்டம் கொண்டு வந்துவிட்டார்கள். அழுத்தும் ஜி.எஸ்.டி (GST) முதல் குறையும் ஜி.டி.பி (GDP) வரை பல காரணங்களால் நொந்துபோயிருக்கும் வணிகர்கள் சிலருக்கு, அது உற்சாகமளிக்கும் என்றாலும் அது உருவாக்கும் உடல் பாதுகாப்பின்மை குறித்தும் சமூகப் பாதுகாப்பின்மை குறித்தும் சற்று பயமாகவே இருக்கிறது. உறக்கமின்மை நரம்பு ரிசப்டார்களையும் பாதிக்கும் என்பது 100 சதவிகிதம் நிரூபிக்கப்பட்டு, அதன் முக்கியத்துவத்தைக் கண்டறிந்து சிர்கார்டியன் ரிதம் (*Syrcardian rhthym*)-ன் அறிவியலைச் சொன்னமைக்கு நோபல் பரிசுகூட போன வருடம் கொடுத்தாயிற்று. ஆனால், கணினி கார்ப்பரேட் போதாதெனப் பெரு நிறுவனங்களும் இரவில் கடையை விரிக்க ஆரம்பிப்பதில் தொலையப்போவது உறக்கம் மட்டுமல்ல, உடல் நலமும்தான்.

18

நாற்பதுகளில் நம்மில் பலரும் எச்சரிக்கையாகக் கையாள வேண்டிய நோய்கள் சர்க்கரை நோய், ரத்த அழுத்தம் மற்றும் மாரடைப்பு. கூடவே இப்போது புற்றுநோயும் இந்தப் பட்டியலில் இணைய ஆரம்பித்திருக்கிறது. இந்தத் தொற்றாத வாழ்வியல் நோய்க்கூட்டங்களின் பிடிக்குள் போகாதிருக்க அல்லது அந்தப் பிடி இறுகாமல் இருக்க மருத்துவம் தாண்டியும் சில அக்கறைகள் மிக அவசியமானவை. சின்னச் சின்ன அந்த அக்கறைகள் மெல்ல மெல்ல இந்தப் பிடியைத் தளர்த்தவல்லவை.

முதலில், காலை பானத்தை எடுத்துக்கொள்வோம். காபி, தேநீரைத் தவிர இதில் வேறு தேர்வு இல்லையா? நிச்சயம் உண்டு. என்ன அவை என்பதை அறிய, அமேசான் காட்டுக்கோ, அமேசான் நிறுவனத்துக்கோதான் போக வேண்டும் என்பதில்லை. நம் அடுப்பங்கரைக்குள் சில நிமிடங்கள் கரிசனத்தோடு இயங்கினாலே போதும். பொதுவாக, அடுப்பங்கரையில் நாம் கூடுதலாகச் செலவழிக்கும் 20 நிமிடங்கள் ஆயுட்காலத்தில் 20 வருடங்களைக் கூட்டித்தரும். 'அடுப்பங்கரைக்கா, நானா?' எனப் பிளிறும்

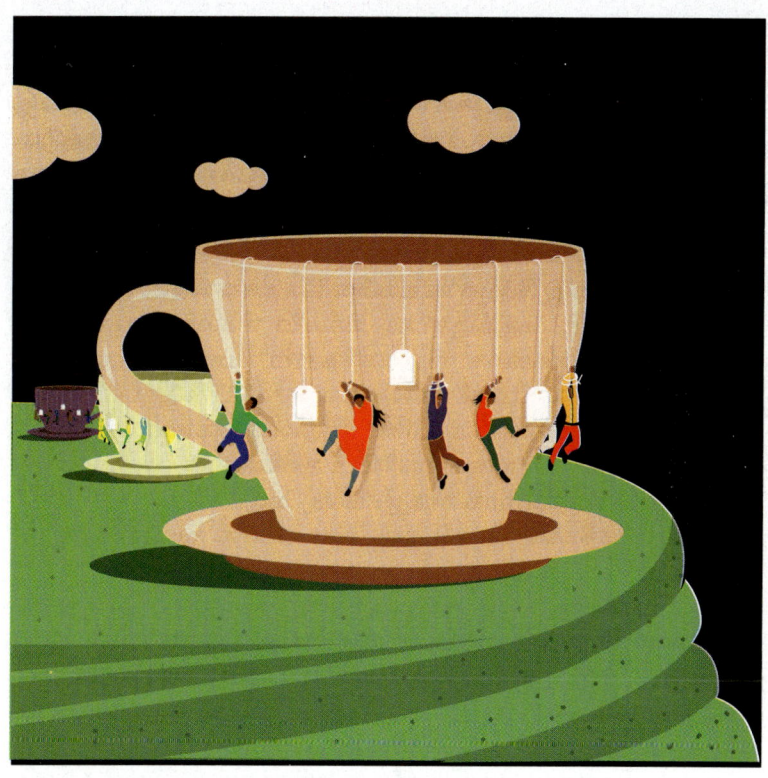

ஆணாதிக்கவாதிகள், நோய்க்கு வாக்கப்பட்டுக்கொள்ளுங்கள். தேநீர் சுவைக்க ஆரம்பித்ததற்கு முன்னர் அல்லது காபிக்கு அடிமைப்படுத்தப்பட்டதற்கு முன்னர், நாம் பல கஷாயங்கள் வைத்துக் குடித்து, காலை வேளையில் உற்சாகம் பெற்றுக்கொண்டிருந்தோம். அந்தக் கஷாயங்கள் எல்லாமே உற்சாகத்தோடு உடல் ஆரோக்கியத்தையும் கொடுத்துவந்தன. இப்போதைய கும்பகோணம் டிகிரி காபி குடிக்கும் பழக்கம் வந்து, 200 ஆண்டுகள்தான் ஆகின்றன. காபி, தேநீர்ப் பழக்கத்தால் நாம் தொலைத்த பாரம்பர்ய பானங்கள் ஏராளம்.

அப்படித் தொலைந்துபோனவற்றில் மிக முக்கியமான ஒன்று, ஆவாரைக் கஷாயம். வறண்ட மானாவாரி நிலங்களில் பொன் மஞ்சளாய்ப் பூத்துக்குலுங்கும் ஆவாரைக்கு சமீப காலமாய்த்தான் சந்தை சற்றுப் பெரிதாய் உருவாகியுள்ளது.

‘ஆவாரை பூத்திருக்கச் சாவாரைக் கண்டதுண்டோ’ எனத் தமிழ் சித்தர்கள் அன்று பாடினர். தமிழ் சித்த மருத்துவ சமீபத்திய ஆய்வுகள், ‘உடலுக்கும் கண்ணுக்கும் குளிர்ச்சி தரக்கூடியது மட்டுமல்ல ஆவாரை; சர்க்கரைநோயைக் கட்டுப்பாட்டில் வைக்கவும் ஆவாரையின் பூக்களும் இலைகளும் தண்டுகளும் உதவுகின்றன’ என்பதைக் கண்டறிந்துள்ளன. ‘ஆவாரை சமூலம்’ எனும், அதன் இலை, பூ, தண்டு, வேர் இவற்றை உலரவைத்துக் கஷாயமாக்கிச் சாப்பிடலாம். மேலும், ஆவாரையைப் பிரதானமாகக் கொண்ட ‘எழுவர் கூட்டணி மருந்தா’ன ஆவாரை, கொன்றை, நாவல், மருதம், கோரை, கடலழிஞ்சில், கோஷ்டம் - இம்மூலிகைகளின் உலர்ந்த பொடிகளைப் பயன்படுத்தித் தயாரிக்கப்படும் கஷாயம், சர்க்கரைநோயைக் கட்டுப்படுத்த உதவுவதோடு, நாள்பட்ட சர்க்கரைநோயால் சிறுநீரகத்தில் புரதம் கழியும் நிலை வராமல் தடுக்கவும் உதவும். இதைத் தமிழ் சித்தர்கள், ‘காவிரி நீரும் வற்றும் கடல் நீரும் வற்றும்தானே’ என சூசகமாகப் பாடியுள்ளனர்.

காலை எழுந்தவுடன் அல்லது 11 மணி அளவில் காபி, தேநீரைத் தேடாமல், சூடாக ஒரு கப் ஆவாரை நீரை இனி குடித்துப் பழகலாமே! நாம் ஆவாரையும் சுக்குக் கஷாயமும் குடித்துக்கொண்டிருந்த காலத்தில், சீனர்கள் மட்டும் தேநீர் குடித்துக்கொண்டிருந்தார்கள். வணிகத்துக்கு அங்கு போன இங்கிலாந்து ஆங்கிலேயன் அந்தத் தேநீரின் சுவையில் ஈர்க்கப்பட்டு, தேயிலைக்கு மாற்றாக ஈடாகத் தங்கம் கொடுத்து வாங்கி வந்த வரலாறும், அதைப் பெற அபினுக்கு அவனை அடிமைப்படுத்தி, உலகெங்கும் தேயிலையை எடுத்து வந்த வரலாறும் உண்டு. இன்று 50,000 மில்லியன் டாலர் சந்தைப் பொருள், தேநீர். இந்தியா, சீனா, இலங்கையில்தான் தேயிலை அதிகம் உற்பத்தி செய்யப்படுகிறது. ஆனால் உலகிலேயே அதிகமாகத் தேநீர் பருகுவது துருக்கி, இங்கிலாந்து, மொராக்கோ முதலிய நாடுகள்தான்.

இன்று சீனர்கள் வீடுகளில் எத்தனை வகையான தேநீர் தயாரிக்கிறார்கள் தெரியுமா? தேயிலையிலேயே அதன் உற்பத்தி நிலையில் Black tea, Oolong tea, Green tea வகைகள், தேநீரில் லவங்கப்பட்டை, இஞ்சி, சாதிக்காய், ஸ்டார் அனைஸ்

எனும் அன்னாசிப்பூ (அன்னாசிப்பழத்துப் பூவல்ல, நட்சத்திர வடிவில் பிரியாணியில் போடுவோமே, அந்த உலர்ந்த பூ) என அவர்கள் நாட்டில் வளரும் மூலிகைகள் பலவற்றை தினசரி ஒன்றாகத் தேநீரில் போட்டுக் குடிக்கிறார்கள். இன்று சீனர்கள் மூலமாக, மூலிகைத் தேநீர் வகைகளுக்கு உலகெங்கும் பெரும் வணிகம் வளர்ந்து வருகிறது.

தேயிலை ஆலையிலேயே, சீனர்கள் Black tea, Oolong tea, Green tea என மூன்று வகையாகத் தயாரிக்கின்றனர். அதிகம் ஆக்ஸிடேஷன் (oxidation) நடக்காததால், கிரீன் டீக்குத்தான் மருத்துவ மவுசு அதிகம். ஊலாங் தேநீரின் சுவை சீனாவில் மிகப் பிரபலம். இப்போது சீனர்கள் வாழும் நாடெங்கும் இதைப் பிரபலப்படுத்திவருகிறார்கள். இந்தத் தேயிலை உலரவைக்கப்பட்டு, சுருண்டு, அவர்கள் வணங்கி மகிழும் Black Dragon போல் இருப்பதால் இதற்கு 'ஊலாங்' எனப் பெயர் வந்திருக்கலாம் என்று சொல்கிறார்கள். நமக்கான சேதி என்னவென்றால், மூன்று வகைத் தேநீரையுமே தொடர்ச்சியாக அருந்துவது டைப் 2 சர்க்கரைநோய்க்கு (type 2 diabetes) நல்லது என்பதுதான்.

'ஊலாங்கில் அப்படி ஒண்ணும் மருத்துவப் பயன் இல்லை' என்ற ஆய்வுக்கூச்சல் ஒரு பக்கம் இருந்தாலும், இதுவரை வெளியான 519 ஆய்வுக்கட்டுரைகளை meta analysis எனும் புள்ளியியல் ஆய்வுமூலம் அலசி ஆராய்ந்து, 'சார், டெய்லி 3 கப் டீ சாப்பிடுவது, சர்க்கரைநோய்க் கட்டுப்பாட்டில் கொஞ்சம் உதவும்' என முடிவாய்ச் சொல்கிறார்கள். ஆனால், நம் ஊரில் டீ போடுவதில் கொஞ்சம் சிக்கல் இருக்கிறது. சுவையான, சத்தான, மருத்துவக் குணம் பாழாகாத தேநீர் வேண்டுமென்றால், கொதிக்கும் நீரில் தேயிலையைப் போட்டு, 60 விநாடிகள் முதல் 2 நிமிடம் வரை மட்டும் மூடிபோட்டு, கொதிக்கவிட்டு இறக்கி, அதை வடிகட்டி இளஞ்சூட்டில் பருகுவதுதான் சிறந்தது. பால் பாயசம் மாதிரி பாலோடு சேர்த்துக் காய்ச்சுவது, அல்லது டீ டிகாக்ஷனில் பாலூற்றி ருசிப்பது எல்லாம் மணம் தரலாம், மருத்துவப் பலன் தராது.

சீனர்களுக்கு இணையாக, ஏராளமான மூலிகை பானங்கள் பருகும் பழக்கம் நம்மிடமும் நெடுங்காலமாக இருந்துவந்தது. ஆனால் 1700களுக்குப் பிறகு, நாம் அத்தனையையும்

தொலைத்ததில், தொலைந்துபோயின நம் நலவாழ்வும் நல்வணிகமும். சித்த, ஆயுர்வேத மருந்துகளில் சொல்லப்பட்ட பல கஷாயங்களில் மருத்துவ குணங்களுடன், உடலுக்கு வலுவேற்றி உற்சாகமும் அளிக்கக்கூடிய மூலிகைத் தேநீர்கள் இன்னமும் இருக்கத்தான் செய்கின்றன. *Functional foods* அல்லது *Functional beverage* என இன்று அடையாளப்படுத்தப்படும் சில மூலிகைத் தேநீர்கள், உங்கள் வீட்டு அடுப்பங்கரையில் மணப்பது ஆரோக்கியம் தரும் பழக்கம்.

திங்களன்று சுக்கு - மல்லி காபி, செவ்வாயில் செம்பருத்தி - தேயிலைக் கலவையான தேநீர், புதனன்று கரிசாலை - முசுமுசுக்கைக் கஷாயம், வியாழன் இஞ்சி, எலுமிச்சை, பூண்டு, காடி, தேன் ஐந்தின் கலவையும் கொண்ட பஞ்ச ஔஷதி பானம், வெள்ளிக்கிழமை நெல்லிக்காய்த் தேநீர், சனிக்கிழமை லவங்கப்பட்டை, ஏலம், இஞ்சி போட்ட தேநீர், ஞாயிறன்று திரிகடுகம் காபி எனப்படும் சுக்கு - மிளகு - திப்பிலி - பனங்கருப்பட்டி கலந்த பானம் எனப் பருகிப்பாருங்கள். அத்தனையும் ஜீரண உறுப்புகளிலிருந்து இதயம்வரை பாதுகாக்கும் மருந்தாக அமையும்; இதில் சேரும் சிறு சிறு மணமூட்டிகளால் பல புற்றுகளைத் தடுக்கும் ஆற்றலையும் பெற முடியும். மேலே சொன்ன எவையும் ஆலையில் தயாரிக்கும் மருத்துவ ரசாயனங்கள் இல்லை. பெரும்பாலானவை அன்றாடம் நாம் ரசத்துக்கோ சாம்பாருக்கோ சேர்க்கும் விஷயங்களே. இவற்றைப் பருக அச்சம் தேவையில்லை. தொற்றாத வாழ்வியல் நோய்க்கூட்டங்களின் பிடியிலுள்ளோர் வழக்கமான டிகிரி காபி, பால் டீயிலிருந்து இப்படியான மூலிகைத் தேநீருக்கு மாறுவது நல்வாழ்வு நடைக்கு நாம் எடுத்துவைக்கும் முதல் அடி.

சமீபமாய் கருஞ்சீரகத்துக்கு நம் தமிழ் உலகில் பெரிய வரவேற்பு வந்துள்ளது. ஆனால், எது கருஞ்சீரகம் என்பதில் சிலருக்குக் குழப்பம். *Black Cummins* என ஆங்கிலத்தில் சொல்வதால், இதற்குக் 'கருஞ்சீரகம்' எனப் பெயர் வைத்து விட்டனர். நாம் அன்றாடம் பயன்படுத்தும் சீரகத்துக்கும், அதன் குடும்பத்துக்கும், கருஞ்சீரகத்துக்கும் எந்தச் சம்பந்தமும் இல்லை. சிலர், கறுப்பு நிறமாய் உள்ள காட்டுச்சீரகத்தைக் கருஞ்சீரகம் எனத் தவறாக நினைத்துப் பயன்படுத்துகின்றனர்.

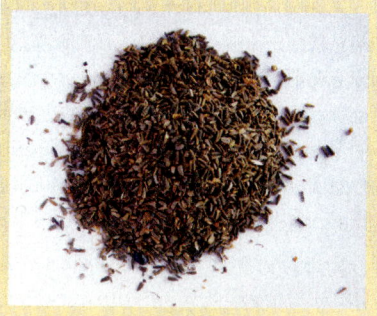

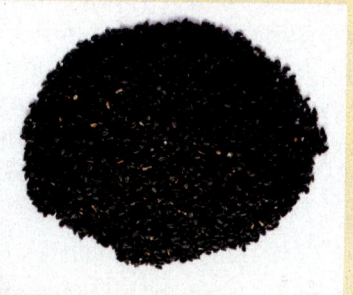

காட்டுச்சீரகம்

கருஞ்சீரகம்

கருஞ்சீரகத்தை எப்படிச் சாப்பிடுவது?

கஷாயமாக்கிச் சாப்பிடுவதில் அவ்வளவாகப் பயனிருக்காது. அதில் உள்ள தைனோகுய்னோன் சத்து, ஒரு கீட்டோன் வகை வேதிப்பொருள். முழுமையாகக் கருஞ்சீரகத்தைப் பொடித்துச் சாப்பிடும்போது, அது வயிற்றுக்குள் போன பின்னர் கணைய, ஈரல் நொதிகளால் தேவையான அளவில் பிரித்தெடுத்துக் கொள்ளப்படும்; தண்ணீர் சேர்த்துக் கஷாயமாகக் காய்ச்சினால், மிகக் குறைந்த அளவிலேயே அந்தச் சத்து கிடைக்கும் என்கின்றன தற்போதைய ஆய்வுகள். உங்கள் குடும்ப மருத்துவர் ஆலோசனையின் கீழ், 2 – 3 கிராம் அளவு பொடி செய்து, வெந்தயத்துடனோ வேறு உணவுடனோ அப்படியே சாப்பிடுவது சிறப்பான மருத்துவப் பயனளிக்கலாம்.

கருஞ்சீரகம் என்பது 'கலோஞ்சி' எனப் பெயர் கொண்ட அரபிலும் துருக்கியிலும் வட இந்தியாவிலும் பிரபலமான மூலிகைப்பொருள். நம்மைவிட அரபு மக்கள் மிக அதிகமாகக் கருஞ்சீரகத்தைப் பல ஆயிரம் ஆண்டுகளுக்கு முன்னர் பயன்படுத்தி வந்தனர். நமக்கு எப்படி நெல்லிக்கனியோ, அப்படி அரபுக்குக் கருஞ்சீரகம். 'மரணத்தைத் தவிர மற்ற அனைத்தையும் நீக்கும்' எனக் குரானில் உயர்த்திப் பேசப்பட்டுள்ளது கருஞ்சீரகம் எனும் இந்தக் கலோஞ்சி. இதுகுறித்து இப்போது நடைபெற்றுள்ள ஆய்வுகள், இது ஒரு மிகச்சிறந்த *Anti inflammatory* என்பதை உறுதிப்படுத்தியுள்ளன.

கருஞ்சீரகத்தில் உள்ள *Thymoquinone* பலவகைப் புற்றுகளின் பாதிப்பைக் குறைப்பதில் எப்படி உதவுகிறது எனத் தொடர்ச்சியாக ஆய்வுகள் நடந்துகொண்டே இருக்கின்றன.

அழற்சியைக் (Inflammation) குறைப்பதிலிருந்து, புற்றின் பரவலைக் குறைக்க எளிய Cytotoxic ஆகவும், புற்று வராது நம்மைக் காக்கும் உடலின் மிக முக்கியப் பணியான Apoptosis எனும், முறையான தன் பணியை முடித்த பின்னர் உடலே நடத்தும் செல் அழிவுப்பணி (Programmed cell death) வரை கருஞ்சீரகத்தின் இந்த தைமோகுய்னோன் பணியாற்றுவதை ஆராய்ந்து, வியந்து சொல்ல ஆரம்பித்திருக்கின்றனர்.

இன்னும் சர்க்கரைநோய், நுரையீரல் நோய்களுக்கும் இதன் பயன் பெரிதினும் பெரிது என்கின்றன பாரம்பர்ய மருத்துவங்களும் நவீன மருத்துவ ஆய்வுகளும். இன்னும் சில ஆண்டுகளில் இதிலிருந்து நுண்ணிய மூலக்கூறுகளைப் பிரித்தெடுத்து மில்லியன் டாலர் வணிகம் வரத்தான் போகின்றது. நாம் தைமோகுய்னோனைப் பிரித்தெடுத்து சாம்பார், ரசத்தில் ஊற்றிச் சாப்பிட வேண்டாம். 2 - 3 கிராம் கருஞ்சீரகப் பொடியை, அதன் எண்ணெயை உங்கள் குடும்ப மருத்துவரிடம் ஓர் ஆலோசனை பெற்றுவிட்டுச் சாப்பிடலாம்; அதில் எந்தப் பக்கவிளைவும் வரப்போவதில்லை. சிலருக்கு அலர்ஜி எனும் ஒவ்வாமை சருமத்தில் ஏற்படலாம்; வயிற்றுக்கு ஒத்துக்கொள்ளாமல் போகலாம் என ஆய்வுகள் சொல்வதால், இப்பிரச்னைகள் வரக்கூடியவர்களோ, வந்தாலோ மருத்துவரை ஆலோசிப்பது நல்லது.

'சார்! யூடியூபில பார்த்தேன்... கருஞ்சீரகம் நல்லதாமே! என் பையனுக்கு ஒண்ணரை வயசு ஆகுது. தினம் கருஞ்சீரகம் கொடுக்கலாமா... இப்பவே கொடுத்துவந்தா, பின்னாடி இந்த இன்னா நாற்பதெல்லாம் படிக்க வேண்டி வராதில்ல' என ஒரு முன்ஜாக்கிரதை முத்தம்மா தொலைபேசியில் பேசினார். இதுதான் இன்றைய சவாலான பிரச்னை. ஒரு பொருள் நல்லதென அறிய வந்தால், அது உங்கள் உடல்நிலைக்கு நல்லதா, உங்கள் வயதுக்கு ஏற்றதா, நீங்கள் சாப்பிடும் பிற மருந்துகளோடு பொருந்தி வேலை செய்யுமா, எந்த அளவு சாப்பிடலாம், எவ்வளவு காலம் சாப்பிடலாம், எப்படிச் சாப்பிடலாம்... இந்தக் கேள்விகளுக்கெல்லாம் பதில் பெறவேண்டியது அவசியம். அதற்கு, சித்த, ஆயுர்வேதம், யுனானி என மரபு மருத்துவங்களை முறையாய்ப் படித்த, அனுபவமிக்க, அறத்தோடிருக்கும் மருத்துவர்களை

ஆலோசித்து, அவர் பரிந்துரைக்கும் ஆலோசனைப்படி சாப்பிடுங்கள். 'எல்லாத்திலும் 100 கிராம் வாங்கி ஒரு கலக்கு கலக்கி' என ஆரம்பிப்பது பிரச்னையில் போய் முடியலாம்.

ஒடியல், புழுக்கொடியல் மாவு என இலங்கையில் அழகாய்க் கதைக்கப்படும் பனங்கிழங்கிலிருந்து தயாரிக்கப்படும் மாவு, சர்க்கரை நோயில் பயனாகும் கிழங்கு மாவு. வழக்கமாய் பிற கிழங்குகள் எல்லாமே அதன் மாவுச்சத்து காரணமாக இனிப்பு நோய்க்குப் பயனாகாதபோது, பனங்கிழங்கு அதிலுள்ள அதிகபட்ச நார்த்தன்மையால் சற்று லோ கிளைசெமிக் தன்மையைப் பெறுகிறது. ஆதலால் அவ்வப்போது கொஞ்சமாக இந்தப் பனங்கிழங்கைச் சாப்பிடலாம். நிறைய சாப்பிட்டால் செரிமானம் சிரமமாகும். இந்த மாவில் ஒடியல் புட்டு, அதில் மீன் சேர்த்துச் செய்யும் நான் வெஜ் மெனு, மரக்கறியாய் ஒடியல் புட்டு எனப் பல ரெசிப்பிகளை வைத்துள்ளார்கள் நம் ஈழச் சகோதரிகள்.

தொற்றா வாழ்வியல் நோய்களைப் பொறுத்தமட்டில், மருந்துகளைத் தாண்டிய கரிசனங்கள் மட்டுமே நோயிலிருந்து முழுமையாய் ஒருவரை விலக்கிவைக்கின்றது. உடற்பயிற்சியும், நடையும், யோகப்பயிற்சியும், கூடவே மூலிகைத் தேநீர் போன்ற சின்னச் சின்ன உணவு அக்கறைகளும் தினசரி அத்தியாவசியத் தேவையாகிவிட்ட நாள்களில் நாம் இருக்கிறோம்.

19

'காத்திரு!' இது மிக முக்கியமான தத்துவார்த்தச் சொல். மொட்டு மலராய் மலர்வதற்கும், காய் கனியாவதற்கும், சித்திரை வெயிலுக்கும், ஆடிக்காற்றுக்கும், ஐப்பசி மழைக்கும், கடல் மீன் குஞ்சு கொழுத்தியாய்ப் பருத்து நீந்துவதற்கும், கடைவிழிப்பார்வை காதலாய் மாறுவதற்கும் காத்திருத்தல் அவசியம். இவை அத்தனைக்குமே நம் அன்றைய தலைமுறையினர் ஆடலுடனும் அழுகையுடனும் பாடலுடனும் பரவசத்துடனும் காத்திருக்கத்தான் செய்தனர். அந்தக் காத்திருப்பில் இலக்கியம், வானியல், இயற்கை வேளாண்மை, கட்டடக்கலை, மருத்துவம் என எத்தனையோ கோலோச்சின.

இன்றும்கூட, பொறுமையின்றி நெற்றிக்கண்ணைத் திறந்து நக்கீரனை எரித்திட்ட இதிகாசத்து சிவனைவிட, பொறுமையோடு மனக்கண்ணைத் திறந்து அழுதுவிட்ட எங்கள் 'இஸ்ரோ'வின் சிவன், பலரின் மனக் கைலாயத்தில் குடியேறிவிட்டார். வீசி எறியப்பட்டோ, மோதித் தெறித்தோ, நழுவி விழுந்தோ நிலவில் குடியேறிவிட்ட 'விக்ரமி'ன் விசும்பலோ, விளக்கமோ இதை வாசித்துக்கொண்டிருக்கையில் நமக்கும்

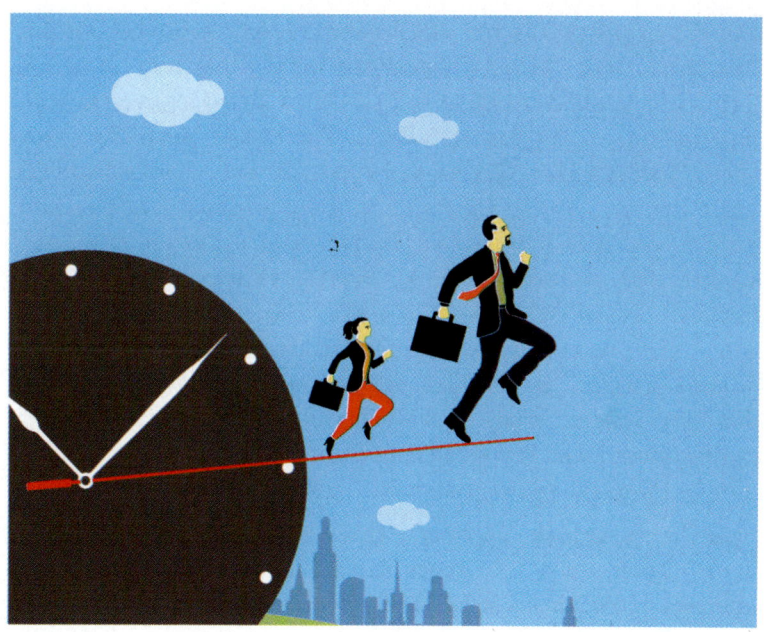

சிவனுக்கும் சன்னமாய்க் கேட்கலாம். சங்கேதமாய்க்கூடச் சில சேதிகள் சொல்லலாம். சிவனும் காத்திருக்கிறார். சிவனே என நாமும் காத்திருக்கத்தான் வேண்டும். அந்த சங்கேத மொழி சொல்லும் உத்திகளில் சந்திரயான்-3 பிறக்கலாம். அதன் மூலம் இன்னுமோர் இந்தியக் குழந்தை நிலவில் குதூகலமாய்க் குதித்து இறங்கலாம். அங்கு அந்திமாலை நேரத்தில், ஆங்கோர் ஆற்றங்கரை ஓரம் இறங்கி, சித் ஸ்ரீராம் குரலில் 'அந்திமாலை நேரம் ஆற்றங்கரை ஓரம் பூமி வந்தது' எனப் பாடலாம். அந்த மாலைக்காகவும் காத்திருக்கத்தான் வேண்டும்.

ஆனால், அப்படியான காத்திருத்தல் வாழ்வின் அவசியமற்ற செயலாய் மாறிக்கொண்டே இருக்கிறது இன்று. காத்திருப்பது நேரத்தை வீணடிப்பது என்கிற தட்டையான புரிந்துணர்வு தலைதூக்கி வருகிறது. 'தளபதி' சினிமா பார்க்க 'பேரின்ப விலாஸ்' தியேட்டரில், மூணு மணி நேரமாக, அந்தமானின் காலா பாணி சிறைச்சாலையைவிட நெரிசலும் ஒடிசலுமான கம்பிகள் கட்டப்பட்ட வரிசையில், நானும் நண்பன் அன்பும் நைந்து

நசுங்கிக் காத்திருந்தோம். கம்பிகளைப் பற்றி, தலைக்கு மேலே, நெல்லையப்பர் கோயில் தூண்கள் மாதிரி தொடைகளுடன் இன்னொரு வரிசையில் திருநெல்வேலி வஸ்தாதுகள் நிற்பர். அடுத்த ஆட்டத்துக்கு டிக்கெட் கொடுக்க ஆரம்பித்ததும், 'மேல்' வரிசையில் பெருங்கூச்சலுடன் டைனோசர்களாய் அவர்கள் ஓட, சற்றே பயத்துடன், கீழே நாங்கள் பனீர் டிக்கா மாதிரி ஒட்டிப்போய் நகர்வோம். ஒருவழியாக டிக்கெட் கவுன்டரில் கைவிடும்போது, உள்ளிருக்கும் ஊழியர் என் கையை வெளியே தள்ளி கவுன்டரின் பலகையை ஓங்கி மூட, அழுகை வந்தது நிஜம். 'மக்கா, திரும்பிப் போக வேண்டாம்லே. அப்படியே அடுத்த ஆட்டத்துக்கு இங்கேயே நின்னுடுவோம்' என, அங்கேயே காத்திருந்தோம். அன்று அந்தத் திரைப்படத்தை அப்படியொரு காத்திருப்புக்குப் பின் பார்த்த திருப்தி, இன்றுவரைகூட மங்கவில்லை.

அதே நண்பன் அன்பு, 'மக்கா கையெழுத்து நான் போடுறேன், அது பிரச்னையேயில்ல. கொஞ்சம் வெயிட் பண்ணு மாப்பிள்ள... கட்டக்கடேசியா ஒரு வார்த்தை அவங்க அப்பாகிட்ட பேசிப்பாப்போம்லே' என, நான் திருமணத்துக்கு அவசரப்பட்டபோது சொன்ன நாள்களில், காத்திருந்தோம். வாழ்வு இனிக்கிறது இப்போதுவரை.

மூன்று மாத குழந்தை உயிர்பிழைக்குமா எனக் கண்ணீரோடு மருத்துவமனையில் நாங்கள் நின்றபோது, 'இனி பிழைக்க வாய்ப்பில்லைங்க சார்! இப்படி கடன் வாங்கிச் செலவழிச்சு... அவசியமான்னு யோசிங்க. நீங்களும் டாக்டர்தானே...' என மருத்துவரே கையைப் பிசைந்தபோதும், நாங்கள் ஏதோ ஒரு நம்பிக்கையில் அழுகையுடன் காத்திருந்தோம். 'தம்பி, அவசரப்படாதீங்க, கொஞ்சம் வெயிட் பண்ணுங்க' என்றார் ஒரு செவிலியர். 'நீங்க ஏன் சிஎம்சி-ல ஒருதபா கூட்டிட்டுப் போய்க் காட்டக் கூடாது? மூணு மணி நேரத்துல, விரசலா ஆம்புலன்ஸுல போயிடலாம். கைக்குழந்தையைக் கொண்டு போறது கொஞ்சம் ரிஸ்க்தான். எல்லா ஏற்பாடும் பண்ணிடுவோம். கூடவே, எமர்ஜென்சி கண்டிஷனைப் பார்த்துக்க ஒரு டாக்டரையும் ஆம்புலன்ஸிலேயே கூட்டிட்டுப்போக ஏற்பாடு செய்வோம்' என்றார். 'வேலூர் போனதும் எனக்கும் ஒரு போன் பண்ணிச் சொல்லுங்க. நான்

பிரே பண்ணிட்டே இருக்கேன், தைரியமா போங்க' என்றார் பெயர் தெரியாத அந்த வெள்ளை உடை தேவதை. அந்தப் பழைய ஆம்புலன்ஸில் நாங்கள் பயணம் செய்த மூன்று மணி நேரம், எங்களுக்காக அவர் ஜீசஸுடன் காத்திருந்தார். நாங்கள் சங்கரன்கோயில் கோமதி அம்மனுடனும் சிஎம்சி சாக்கோ டாக்டருடனும் காத்திருந்தோம். மூன்று உயிர்கள் காப்பாற்றப்பட்டன. அந்தக் கண்ணீர் இனிக்கின்றது இப்போதும்கூட!

காத்திருத்தல் என்பதன் பொருள் சோம்பி இருத்தல் என்பதல்ல. நம்பிக்கை எனும் இரும்புச் சங்கிலியில் விளைவது அது. கடுமையான ஆற்றலையும் பெரும் விளைவையும் விடாமுயற்சியையும் தருவதுதான் காத்திருத்தல். அவநம்பிக்கை உள்ளவருக்குக் காத்திருத்தல் சாத்தியமில்லை. காந்தியும் மண்டேலாவும் அரசியலிலும், எடிசனும் ஐன்ஸ்டீனும் அறிவியலிலும் காத்திருந்தது பெரும் நம்பிக்கையில் மட்டுமே. அந்த நம்பிக்கை அவர்களுடைய அறச் சிந்தனையிலும், கடும் உழைப்பிலும் விளைந்தவை; வெட்டிக்கனவில் வந்ததல்ல.

நிலவேம்பின் கசப்பில் சுரம் தணியுமா? சர்க்கரை குறையுமா? விஷம் முறியுமா? இந்த முடிவுகளை எல்லாம் சொல்ல சில ஆயிரம் ஆண்டுகள் சித்தர்கள் காத்திருந்தனர். 3,000, 4,000 மூலிகைகளை மோந்து பார்த்து, சுவைததுப் பார்த்து, அந்தச்சாறு இறங்கிய 3,000, 4,000 மனிதர்களின் முகம் பார்த்து, விழி பார்த்து, நாடி பார்த்துச் சொன்ன விஷயம் அவை. கனடாவின் பெஸ்டும் பேண்டிங்கும், 'இந்தக் கணையத்து சுரப்புதான்டா, உருக்கி உருக்கி இறப்பைத் தரும் சர்க்கரை நோய்க்குக் காரணம்' எனச் சொல்ல பெரும் உழைப்புடன் 15 ஆண்டுகளுக்கு மேலாகக் காத்திருந்தனர். அந்த அறம் சார்ந்த காத்திருப்புகளில் எத்தனை மில்லியன் மக்கள் காப்பாற்றப்பட்டுள்ளனர்! காத்திருத்தல் சுகம் மட்டுமல்ல... அறமும்!

ஆனால் இன்றைய வணிக உலகம், கல்வி, அறிவியல், தொழில்நுட்பம், வேளாண்மை, இலக்கியம், ஊடகம், அன்பு, பாசம், காதல், காமம் எல்லாவற்றிலும் காத்திருத்தலை அவசியமற்றதாக்கி வருகிறது; கொஞ்சம் கொச்சைப்படுத்தி, ஓரங்கட்டி ஒதுக்க ஆரம்பித்துவிட்டது. 'காத்திருத்தல்

என்பது அவசியமற்ற விஷயம். உன் சிந்தனை வளத்தால் முடியாதவற்றை எல்லாம் என் மென்பொருள் சீக்கிரம் யோசிக்கும். அதற்குப் பெயர்தான் செயற்கை நுண்ணறிவு (*Artificial Intelligence*). அதன் உச்சத்தை நோக்கி நாங்கள் நகர்கிறோம்', 'உன் அறிவுத்திறன் பேசாத மொழியை என் மெஷின் பேசும். அதன் பெயர்தான் மெஷின் லாங்குவேஜ் (*Machine Language*). அதன் புத்திசாலி மொழியைக் கொஞ்சம் கேட்கிறீர்களா?' என கூகுள் தமிழன் சுந்தர்பிச்சை அடிக்கடி சூளுரைக்கிறார்.

தட்டையாகப் பார்த்தால் பெரும் வியப்பாக, மகிழ்ச்சியாக இருக்கலாம். இப்படியான ஆர்டிஃபிஷியல் இன்டெலிஜென்ஸ் மூலம், வெகு சாதாரணமாய் ஒரு சின்ன உபகரணம் மூலம் கண்ணை உற்றுப்பார்த்து, உங்களுக்குப் பக்கவாதம் வருமா, மாரடைப்பு வருமா என்பவற்றையெல்லாம் இனி சொல்லப் போகிறார்கள். 48 மணி நேரத்துக்கு முன்னரே, சாருக்கு வாயும் மூஞ்சியும் மட்டும் கோணுமா, லைட்டா மாரடைப்போடு, ஒரு பக்கம் முழுக்க வாதம் வந்துவிடுமா என்பதையெல்லாம், இனி மெஷின் லாங்குவேஜால் சொல்ல முடியும் என்கிறார்கள்.

'நல்லதுதானே? எவ்வளவு பெரிய வளர்ச்சி, எத்தனை பேரைக் காப்பாற்றலாம்! எதற்காகக் காத்திருக்க வேண்டும்?' என்று கேட்கலாம். உடல்நலம் தொடர்பாக வரவிருக்கும் ஆபத்தை, இப்படி 24 மணி நேரத்துக்கு முன்னர் சொன்னால் உறுதியாக அவற்றைத் தவிர்க்கலாம். பல முன்னெச்சரிக்கை நடவடிக்கைகளை எடுக்கலாம். ஆனால், ஒரு குழந்தை பிறந்தவுடன் எடுக்கும் ரத்த சாம்பிளில், '24 வருஷத்துக்கு அப்புறம் இவனுக்கு ஆசனவாயில புற்று வரும். அவன் விதைப்பையில் உள்ள செர்டோலி செல், உயிரணுவாக உருமாற முடியாது' எனச் சொல்ல ஆரம்பித்தால், என்ன ஆகும்? 'இப்பவே விதைப்பையில் கொஞ்சம் செர்டோலி செல்களை எடுத்து, கல்ச்சர் செய்து, உயிரணுவாக்கி, பேங்கில் போட்டு வைக்கிறோம். பையன் படிச்சு ஆபீசரானதும், கல்யாணம் பண்ணும்போது பேங்குல இருந்து எடுத்துப் பயன்படுத்திக்கலாம். ஒரு ரெண்டு மில்லியன் கட்டணும். இஎம்ஐ வசதியெல்லாம்கூட உண்டு' என மருத்துவமனைகள்

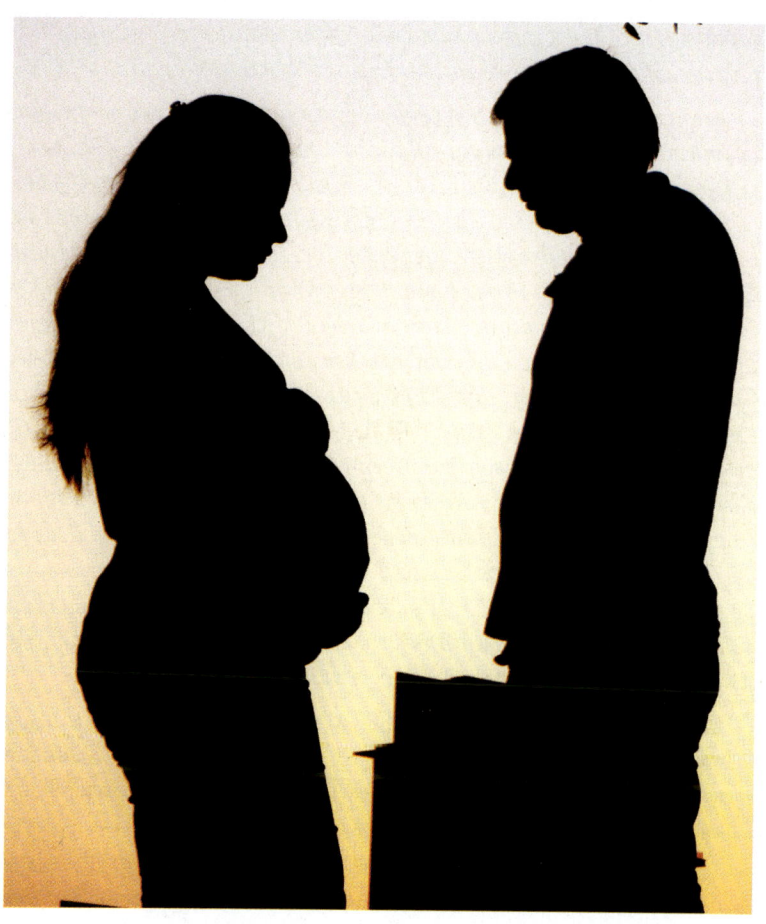

சொல்லும் சூழல்கள் உருவாகும் வாய்ப்பு இதில் மிக மிக அதிகம்.

24 மணி நேரத்துக்குப் பின்னர் வரப்போவதை முன்கூட்டியே கணித்து, அறிவியல் நம்மைக் காப்பாற்றப்போகிறதா? 24 வருடங்களுக்குப் பின்னர் வரப்போகும் நோயை இப்போதே சொல்லி, நம்மில் சிலரை நடைப்பிணம் ஆக்கப்போகிறதா? அதை கூகுள் சொல்ல முடியாது. தெரிந்தாலும் பேசமுடியாது. ஆனால், ஆர்டிஃபிஷியல் இன்டலிஜென்ஸும், மெஷின் லாங்குவேஜும், அவற்றையெல்லாம் கையாளும் பெரு

வணிகமும், பெருமுதலாளிகளும், அவர்கள் பாக்கெட்டுகளில் உள்ள அரசியல் தலைவர்களும்தான் தீர்மானிப்பர்.

'நாற்பது ஆயிடுச்சு. ரத்தத்தில் இருப்பது இன்னா நாற்பதா, இனியவை நாற்பதான்னு, இலவச ஆஃபர்ல பிளட் டெஸ்ட் எடுத்துப் பார்த்திடலாம்' என, உங்களில் சிலர் மருத்துவர் பரிந்துரைக்காமலேயே சோதித்திருப்பீர்கள். அல்லது, டாக்டர் இரும்புச்சத்து அளவை மட்டும் டெஸ்ட் செய்யச் சொல்லியிருந்தபோது, 'அட! ஐந்நூறு ரூபாய்க்கு 50 ரத்த சோதனை முடிவுகளா... என்னா சீப்! இந்தா எல்லாத்தையும் பார்த்துச் சொல்லுப்பா' என உங்கள் மரபணு வரை சோதிக்கக் கொடுத்திருப்பீர்கள். பாதி புரிந்தும் பாதி புரியாமலும் பக்கம் பக்கமாய்க் கொடுத்த அந்த ரிப்போர்ட்டுகளைப் பார்த்துவிட்டு ஆனந்தப்பட்டிருக்கலாம், கலவரப்பட்டிருக்கலாம். இப்படி, நீங்கள் எல்லோரும் எடுத்த ரத்தப் பரிசோதனைகளின் முடிவுகள் எல்லாம்தான், மருத்துவ உலகின் 'பிக் டேட்டா.' ஆர்டிஃபிஷியல் இன்டெலிஜென்ஸ் நன்கு போஷாக்காக வளர, இந்த 'பிக் டேட்டா'தான் சத்துமாவுக் கஞ்சி. மெஷின் லாங்குவேஜில் நாம் யோசிக்காத எல்லாவற்றையும் பேச, இந்த 'பிக் டேட்டா' முடிவுகள்தான் சாப்பாடு.

காத்திருத்தல் இல்லா எதிர்காலத்துக்கு ஒட்டுமொத்த உலகமும் தள்ளப்பட்டுக்கொண்டே இருக்கிறது. அதைச் சாத்தியப்படுத்த, 'உன் மூளைக்கு பதில் இனி உன் கைப்பேசி' என்கிற நிலைக்கு நம்மை நகர்த்த ஆப்பிளும் கூகுளும் வரிந்துகட்டிக்கொண்டு வேலை செய்கின்றன. காத்திருந்து நம் கனவை உழைப்பால், நம்பிக்கையால் வலுவேற்றி வலுவேற்றி நகர்ந்த நாம், நம் குழந்தைகளை, அப்படியான காத்திருப்புகளுக்குப் பழக்குவதே இல்லை. கொஞ்சம் பசி, கொஞ்சம் வலி, சின்ன சிராய்ப்பு, சின்ன கொதிப்புடன் கூடிய சுரம், சின்னதோர் ஏமாற்றம், அது தரும் சிறுதுளி கண்ணீர்... இவையெல்லாம் அவர்களுக்குப் பழக்கமில்லாமல் ஆகிவருகின்றன.

உலகில் எங்கெங்கோ மலரும் அழகான பூக்கள் எல்லாம், அழகுப் பெண்களின் முன்னே, ஆண்கள் மண்டியிட்டு, கவிதையோடு காதல் சொல்லி மலர்களைக் கையில் அளிக்கவோ அல்லது கடவுளின் மடியில் காணிக்கையாக்கி,

பரிந்துரைகளும் பாவ மன்னிப்புகளும் வேண்டிக் கேட்பதற்காகவோ படைக்கப்படவில்லை. தாவரங்கள் தங்கள் இனத்தை விருத்தி செய்ய, வண்ணங்களால் எழுதும் வசீகரக் கவிதைகள்தான் எல்லா மலர்களும். அந்த மலரின் மஞ்சள் நிறத்து லைகோபீனுக்கு அந்தச் செடியின் வேர் முடிச்சுப் பூஞ்சையின் உழைப்பும் அதன் காத்திருப்பும் காரணம். தூரத்தில் பறக்கும் வண்ணத்துப்பூச்சி ஒன்று, அப்படிப் பூத்திருக்கும் அழகுக் கவிதையில் மயங்கிப்போய் அம்மலரில் காலூன்றிக் காத்திருக்கும். அந்த ஆண்மலரோ, தேனுறிஞ்ச வரும் அப்பறவையின் காலுக்குள் முகம் தெரியாத தன் காதலிக்காக, ரகசியமாய்த் தன் மகரந்த விந்துவை ஒட்டி அனுப்பும். விவரமறியாத அந்தப் பறவை, போகும் வழியில் வரப்போரமாய் இன்னும் வசீகரமாய்க் கொடி இடையுடன் காத்திருக்கும் பெண் மலரைச் சந்திக்கும். தான் காலில் ஒட்டி எடுத்து வந்த மகரந்தங்களை அதன் சூலில் விட, அந்தப் பெண் மலர் கருத்தரித்து, அதில் விதையுண்டாகி, பின் கனியுண்டாகி, அதில் கூடுதல் சுவையுண்டாகி... அதைப் பறித்து உண்கிறோம் நாம். இது உலகின் உயிர்ச் சுழற்சி. இந்த ஒவ்வொரு நிகழ்விலும் ஒரு கவனமான, கணக்குடனான காத்திருப்பு இருக்கிறது.

'இந்த உயிர்ச் சுழற்சியும், இயற்கையோடு இசைந்து அதற்குக் காத்திருப்பதும் அவசியமேயில்லை. வண்ணத்துப்பூச்சியும் தேனீயும் செய்வதைவிட என் அறிவியலின் கிரிஸ்பர் ஜீன் டெக்னாலஜி இன்னும் சிறப்பா செய்யும். ஆண் பூவை எல்லாம் மலடாக்கிவிட்டு, நாங்க கடுகு முதல் கல்யாணப் பூசணி வரை தருவோம். எதற்கும் காத்திருக்கத் தேவையில்லை' என அறிவியல் போடும் வணிகக் கூச்சலில், உழவின், உணவின் பன்முகத்தன்மையைப் படுவேகமாய் உருக்குலைத்து வருகிறோம். விளைவு? நாடெங்கும் கண்ணீருடன் காத்திருக்கிறான் உழவன்; நோயுடன் அரசு மருத்துவமனை வாசலில் காத்திருக்கிறான் மனிதன்.

உழவில், உணவில் நடக்கும் அதே அசுர வேகத்தைத்தான், நம் அடுத்த தலைமுறையின் வாழ்வியலிலும் நாம் திணிக்கிறோம். டியூஷன், ஸ்கூல் கோச்சிங், மல்டிபிள் சாய்ஸ் கொஸ்டின் பேப்பர் என்றே வளர்ந்துவரும் நம் வீட்டு 'வீரிய' பிள்ளைகளைச் சமூகத்தில் விதைத்துவிட்டுக் காத்திருக்கும்

நமக்கும், கண்ணீருடன் காத்திருக்கும் நம் உழவருக்கும் அதிக வித்தியாசமில்லை.

வண்ணத்துப்பூச்சிகளுடன் இயைந்த மரபு உழவில் வந்த வித்துக்கு எக்கச்சக்கமாய் நோய் எதிர்ப்பாற்றல் இருந்தது. எல்லாப் புயல், வெள்ள காலத்துக்கும் திடமாய் நிற்கும் திறன் அதற்கு இருந்தது. சோதனைக்குழாய் வீரிய வித்துகளுக்கு அவை இல்லை. அதேபோலத்தான், மொழி, இலக்கியம், வரலாறு, விளையாட்டு, அறம், அரசியல், சமூகம், அடுத்த வீடு என எதுவும் தெரியாது. மார்க்கில் செதுக்கப்படும் குழந்தைகளுக்கு நோய் எதிர்ப்பாற்றலும் குறைவு, போட்டிகள், ஆபத்துகள் நிறைந்த வாழ்வை எதிர்கொள்ளும் ஆற்றலும் குறைவு.

விழி பிதுங்கிப்போய் நிற்கும் நமக்கும், விழி கலங்கிப்போய் நிற்கும் நம் உழவனுக்கும் இன்று ஒரே சவால்தான். அது, நம் நீண்ட மரபை மீட்டெடுப்பது. அதில் படிந்திருக்கும் சமூக அழுக்குகளைத் துடைத்தெறிவது. மரபைச் சிதைக்காத நவீனத்தை அரவணைப்பது. ஆயிரம் ஆயிரம் ஆண்டுகளாய் மெல்ல மெல்லத் தன்னைச் செதுக்கிவைத்திருக்கும் மரபு அனுபவங்களைச் சிதைக்காத, மறுக்காத அறிவியல் விதைக்கும் வேண்டும்; நம் பிள்ளைகளுக்கும் வேண்டும். அதற்குக் கண்டிப்பாகக் காத்திருக்க வேண்டும்; காத்திருத்தலைக் கற்றுக்கொடுக்க வேண்டும். அறத்துடனும் அமைதியுடனும் நம்பிக்கையுடனும், சற்றும் தொய்வில்லா உழைப்புடனும்.

சில பயணங்களில், சில வாசிப்புகளில், சில தேடல்களில், சில உணர்வுகளில், சில உறவுகளில் காத்திருத்தல் சுகம் மட்டுமல்ல; பலமும் நலமும்கூட!

20

25 வருடங்களுக்கு முன் கோடிக்கணக்கில் விற்றுத் தீர்த்த ஒரு புத்தகம், '*Men Are from Mars, Women Are from Venus.*' அதில் ஒரு கட்டுரை, கணவன் மனைவிக்கு இடையிலான உரையாடல் குறித்தது. 'ரெண்டு பேரும் வேற வேற கிரகத்தில் இருந்து வந்த மாதிரி இருக்கு; எப்படிப்பா உரசல் உடைச்சலில்லாம வாழமுடியும்?' என்பதைச் சற்று நகைச்சுவை தூக்கலாக எழுதியிருப்பார் ஆசிரியர். அந்தப் புத்தகத்துக்கு உலகெங்கும் ஏகப்பட்ட வரவேற்பு. என்ன காரணம் என்றால், அநேகமாக மதுரவாயலிலிருந்து மான்செஸ்டர் வரை, உலகின் எல்லா மூலைகளிலுமே அதே 'உர்ர்ர் உரையாடல் உற்சவம்' நடந்ததால்தான்.

நாற்பது வயதில், பெரும்பாலான வீடுகளில் எரிச்சலும் கோபமும் எண்ணெய் ஊற்றி வளர்க்கப்படுவதற்கு மிக முக்கிய காரணம், இந்த 'உர்ர்ர் உரையாடல் உற்சவம்' பாரபட்சமே இல்லாமல் எல்லாத் தருணங்களிலும் நடைபெறுவதால்தான்.

"காலையில் என்ன பிரேக்ஃபாஸ்ட்?"

"எப்பவும் எது இருக்குமோ அதுதான்."

"நான் சீக்கிரம் போகணும்."

"என்னைக்கு நீங்க நிதானமாப் போனீங்க?"

"நிதானமாப் போறேன்னு நீ அப்படியே பனீர் பட்டர் மசாலா பண்ணிடுவியா என்ன? புளிச்ச மாவு தோசைய விட்டா உனக்கு வேற என்ன தெரியும்..."

"அப்ப ஹால்டிராம் வீட்டுல பொண்ணு கட்டியிருக்க வேண்டியதுதானே? அவ தினம் ஆலு பரோட்டாவா செஞ்சு போட்டிருப்பா."

"கொஞ்சம் அவசரப்பட்டுட்டேன்டி. எவன் என் பேச்சைக் அன்னைக்குக் கேட்டான்?"

"இப்ப என்ன கெட்டுப்போச்சு... நாலு வீட்ல பாத்திரம் தேய்ச்சு, இல்லாட்டி ரெண்டு வீட்ல ட்யூசன் எடுத்து நானும் என் பிள்ளையும் வாழ்ந்துக்குறோம். நீங்க போபாலுக்கு டிரான்ஸ்ஃபர் வாங்கிட்டுப் போய் ஆலியாபட்டும் ஆலு பரோட்டாவும் கிடைக்குமான்னு ட்ரை பண்ணுங்க."

அப்புறம், மூக்கைச் சிந்துதல், பாத்திரம் உடைத்தல், தலையணையை கோல்கீப்பர் ஸ்டைலில் உதைத்தல் (நிச்சயமாக கணுக்கால் முறியாது, வலிக்காது என்ற கியாரன்ட்டியுடன்), பல் கடித்தல், ஆளுக்கொரு பக்கமாய்க் குப்புறப்படுத்தல், இரவெல்லாம் மாமியார், மாமனார் முதல் ஓர்ப்படியாள்வரை, கணவர் குடும்பத்தின் மொத்த ஆதார் ஆதாரங்களையும் திட்டித் தீர்த்தல் என அத்தனையும் செய்து முடிக்கையில், இரவு நாசமாய்ப் போயிருக்கும். 'எங்கே தீப்பற்றியது?' என நன்கு யோசித்துப் பார்த்தால், மேலே நடந்த உரையாடலில், உரையாடலின் தொடக்கத்தில் ஆரம்பிக்கும் 'சாவனிச (chauvinism) அதிகாரத் தோரணை'யில் எழும் கேள்வியில்தான், வரிசை வரிசையாய் பதில்களும் கேள்வியும் பற்றி எரிய ஆரம்பித்திருக்கும். தன் அவசரத்தில் பிறருக்கு சங்கடம் வந்துவிடவேண்டாம் எனக் கொஞ்சம் கரிசனமாய், 'நாளைக்குக் காலையில எதுவும் அவசரப்பட வேணாம்ப்பா. நான் வெளிய சாப்பிட்டுக்கிறேன். 7 மணிக்கெல்லாம் கிளம்பணும். பிள்ளைங்களைக் கிளப்புற நேரத்தில, நீ சிரமப்பட வேணாம்' என்று கணவன் சொல்லியிருந்தால், ஒருவேளை ஆலுபரோட்டாவும் கிடைத்திருக்கலாம், ஆலியா பட்டாக அம்மணியும் செல்லமாகச் சிணுங்கியிருக்கலாம்.

இந்தக் 'குதர்க்க' உரையாடலை, இப்போதெல்லாம் ஆண் மட்டும் பிரயோகிப்பது இல்லை. வாய்ப்பு கிடைக்கையில் பெண்களும் தவறாமல் எடுத்து எறிகிறார்கள். அதற்கெனத் தொலைக்காட்சியில் மதியமிருந்து நடுநிசி வரை சீரியல்கள் மூலம் ஸ்பெஷல் கோச்சிங் க்ளாஸ் நடக்கின்றது. எப்போதும் குரூர பார்வையுடனும், பதறவைக்கும் இசைப் பின்னணியுடனும், குதர்க்க வசனங்களை அள்ளித் தெளித்து, பார்ப்பவர்களை மனப்பாடம் செய்யவைக்க, வருடத்தின் 365 நாள்களும் பயிற்சி கொடுக்கப்படுகிறது. 'செய்தியிலும் சினிமாவிலும், சில வீடுகளிலும் நடக்காததையா நாங்கள் காட்டுகிறோம்?' வாரிக் குதித்து வருவோருக்கான பதில் இதுதான். குற்றங்களை, குரோதங்களை, கேசரித்தூள் தூவி, வாழை இலையில் சுடச்சுடப் பரிமாறும் பழக்கம், தமிழ்ச் சமூகத்திற்கும் இந்திய மரபிற்கும் வெகுகால வழக்கமான ஒன்று அல்ல.

இப்போதெல்லாம் பாசமும் குழைவும் கொண்ட 'ஏங்க', 'ஏம்மா' போன்ற சொற்கள் கணவன் மனைவியிடையே வழக்கொழிந்தே போய்விட்டன. கண் பார்த்து பதிலளிப்பதும் மறந்தே போயிற்று. 'அதான் உனக்கான பதில் வந்திருச்சில்ல... அதுக்கு உன் மூஞ்சைப் பார்த்துப் பேசணுமா?' எனும் சாவனிச அதிகார உறுமல் இன்றும் தொடர்கின்றது. வண்டிச்சக்கரம் சுளுவாய் ஓட, ஷாக் அப்ஸார்பரும், கிரீஸ் தடவுதலும் எவ்வளவு முக்கியமோ, அந்த அளவுக்கு வாழ்க்கை நெகிழ்வாய் ஓட வார்த்தைகளில் கிரீஸ் தடவி, மூளையில் ஷாக் அப்ஸார்பரை சரியாய் வைத்திருப்பதும் முக்கியம். உரையாடலின் கேள்வி பதிலில் அறமும் அன்பும் இருக்க வேண்டும். இணையைச் சுடும் உண்மையோ, அவரைத் தலைகுனியவைக்கும் புத்திசாலித்தனமோ அவசியமே இல்லை. புத்திசாலித்தனமான பதிலை பரீட்சையில் எழுதலாம். நெகிழ்வான பதிலைத்தான் இல்லறக் கேள்விக்கு அளிக்க வேண்டும். அது சில நேரங்களில் முட்டாள்தனமான பதிலாகக்கூட இருக்கலாம்; இருக்கட்டும்.

"ஹேய், இந்த டிஷர்ட் எனக்கு எப்படி இருக்கு?"

"ஷாருக்கான் மாதிரி இருக்குங்க! சரி, காபி பத்தி ஒண்ணும் சொல்லலையே நீங்க..?"

“சே... உன் கையால ஒரு கப் காபி சாப்பிட்டுருந்தார்னா, ‘காஃபி டே’ சித்தார்த்தா அந்த முடிவை எடுத்திருப்பாரா?! அமர்க்களம்ப்பா! இன்னொரு பாதி கப்..?”

மேலே சொன்ன இரண்டு பதில்களும் ஒருவேளை 100% பொய்யாகக்கூட இருக்கலாம். எட்டாம் மாத கர்ப்ப காலத்தில் தான்

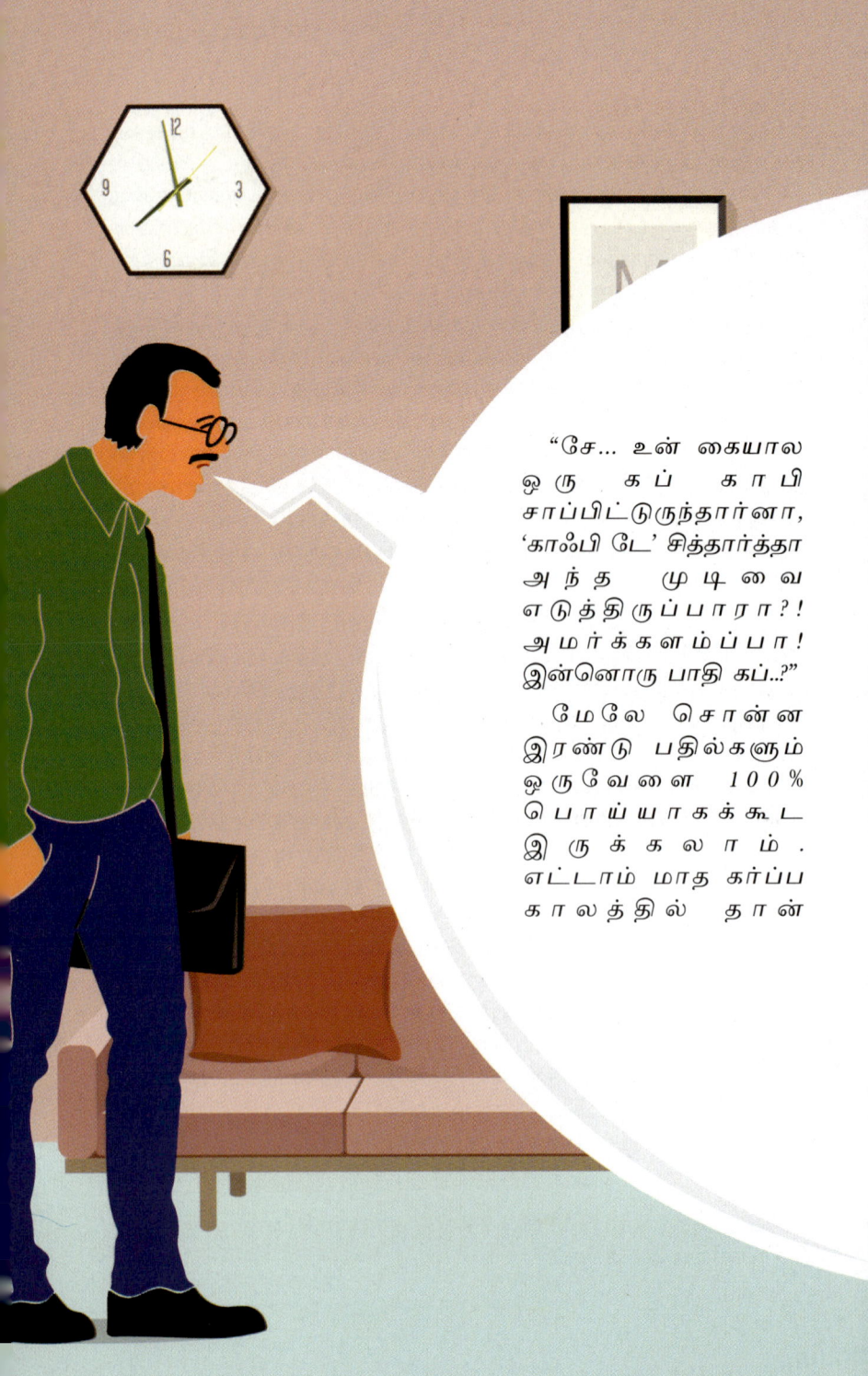

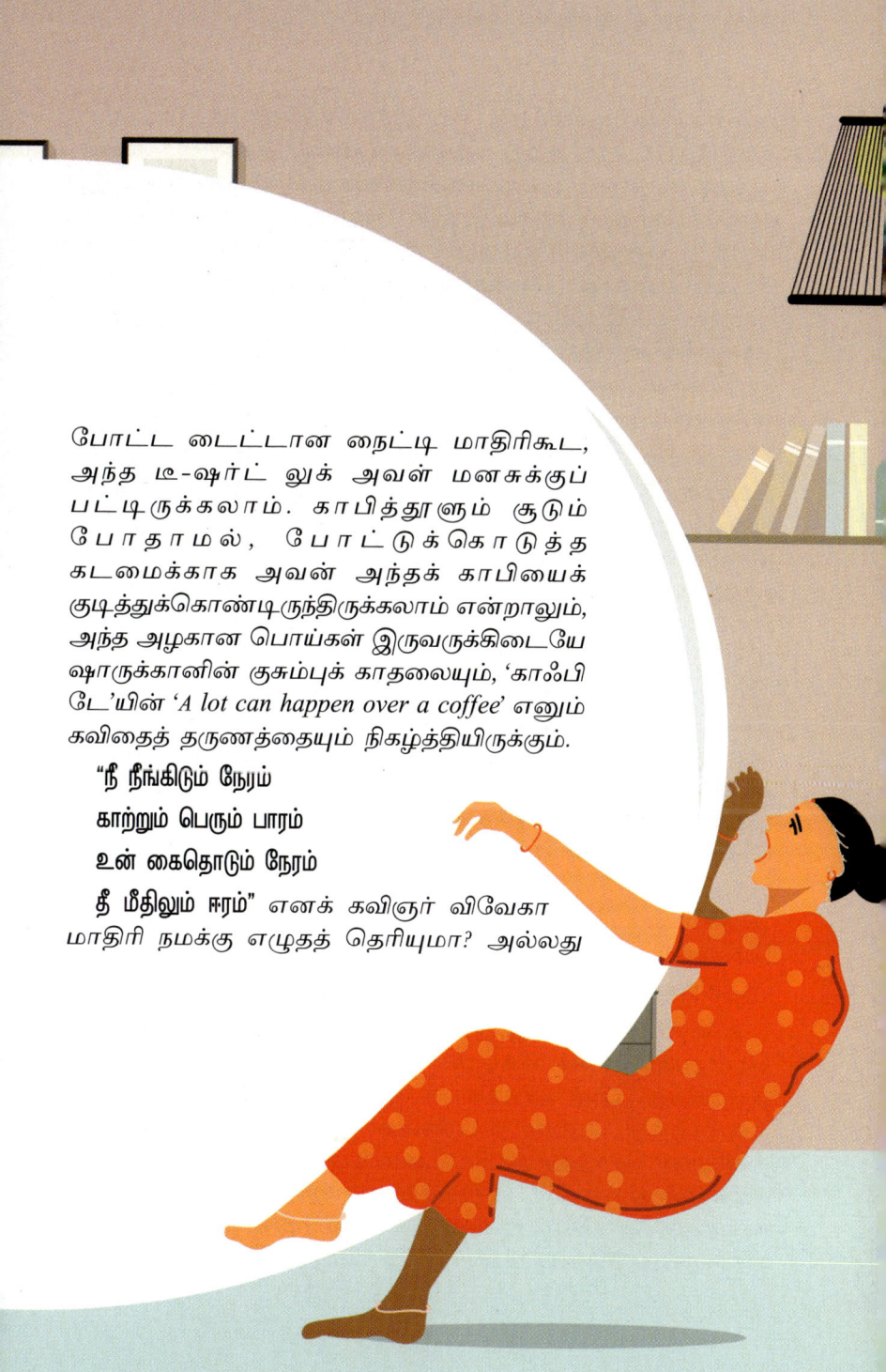

போட்ட டைட்டான நைட்டி மாதிரிகூட, அந்த டீ-ஷர்ட் லுக் அவள் மனசுக்குப் பட்டிருக்கலாம். காபித்தூளும் சூடும் போதாமல், போட்டுக்கொடுத்த கடமைக்காக அவன் அந்தக் காபியைக் குடித்துக்கொண்டிருந்திருக்கலாம் என்றாலும், அந்த அழகான பொய்கள் இருவருக்கிடையே ஷாருக்கானின் குசும்புக் காதலையும், 'காஃபி டே'யின் 'A lot can happen over a coffee' எனும் கவிதைத் தருணத்தையும் நிகழ்த்தியிருக்கும்.

"நீ நீங்கிடும் நேரம்
காற்றும் பெரும் பாரம்
உன் கைதொடும் நேரம்
தீ மீதிலும் ஈரம்" எனக் கவிஞர் விவேகா மாதிரி நமக்கு எழுதத் தெரியுமா? அல்லது

அதை உயிரை உருக்கி சித் ஸ்ரீராம் குரலில்தான் பாடமுடியுமா? குறைந்தபட்சம், சற்று மென்மையான குரலால், அதன் குழைவால் நீவிவிடும் சம்பாஷணைகள் மட்டும்தான் வாழ்வின் மிகப்பெரிய வலி நீக்கும் மருந்து. அலுவல் முடிந்து களைத்து வரும் மனைவியிடம், 'ஏன் எதையோ யோசிச்சிக்கிட்டு இருக்க? என்னவா வேணாலும் இருக்கட்டும். நான் போட்ட மசாலா டீ... இந்தா ஒரு கப் சாப்பிடேன்' என்று சொல்லும் கணவரின் வார்த்தைகளில், 'வேலையை விட்டுடலாமா' என்று யோசிக்கும் அளவுக்கு அலுவலகத்தில் இருந்த பிரச்னையைக் கையாளும் பலம் அவளுக்கு வந்து சேரும்.

கணவன் மனைவிக்கு இடையே நடக்கும் அன்றாட உரையாடல்கள் வார்த்தைகளால் மட்டும் நடப்பவை அல்ல. மூளையும் மனமும் சேர்ந்து நடத்தும் உற்சவம் அது. குரலின் கசிவும், கனிவும், கேட்பவர் உள்ளம் புரிந்து உயர்த்தும், தாழ்த்தும் ஒலியும்தான் அந்த உரையாடலின் அடிநாதங்கள். எல்லாவற்றுக்கும் மேலாக, உரையாடலில் முகமொழி மிக முக்கியமான ஒன்று. சில கேள்விகளுக்கு, சரியான முகமொழியுடன் கூடிய மௌனம் மிகச்சிறந்த பதில். சில கேள்விகளுக்கு, அலட்சியமான மௌனமாகத் தரும் பதில், குரூரத்தின் உச்சம். மௌனம் கரிசனத்திலா, குரூரத்திலா என்பது, பதிலுக்குக் காத்திருப்பவருக்கு அப்பட்டமாகத் தெரிந்துவிடும். வருத்தத்தாலும் வலியாலும் காட்டும் மௌனத்தில், அதற்கான கேள்விகளோ அல்லது பதில்களோ அடுத்த கணத்தில் சொற்களாகத் தொடராமல், தலைகோதலும் அரவணைப்புமாய்க் கிடைத்துவிடும். அலட்சியப்படுத்தி மௌனிப்பது, ஆதங்கத்தையும் எரிச்சலையும் உருப்பெறவைத்து ஆத்திரமாய் வெடிக்கவைக்கும்.

உரையாடலின் அழகியலே, அடுத்தவர் பேச்சைப் பொறுமையாகக் கேட்டு, சில விநாடிகள் அதை ஆழ யோசித்து, பின் அதற்கான பதிலை, 'கனியிருப்ப காய் கவர்ந்தற்று' எனும் வள்ளுவன் கூற்றை மறந்திடாமல், கனிவான சொற்களால் கட்டமைப்பதுதான். 'என் பதில்தான் சரியானது' என்ற இறுமாப்பை இறுக்கமாய் உள்ளே வைத்துக்கொண்டு, துணை சொல்லி முடிக்கும் முன்னரே பதிலைப் படுவேகமாக வாந்தியெடுப்பதும், அல்லது கேள்வி

முடியும் முன்னரே கேள்வியைவிட உரத்த குரலில் பதிலைச் சொல்வதும் நன்றன்று.

80களின் ராஜா பாடல்களில், 7 ட்ராக் இசையில், காதலனின் வரிகள் மேல் காதலியின் வரிகள் ‘தீந்தன தீந்தன’ என உட்கார்ந்து ஒரே நேரத்தில் இசைப்பதைக் கேட்டு சுகம் பெறாத நாள்கள் கிடையாது. சந்தங்கள் தழுவும் அந்த இசை, காதலின் முத்தங்களைப் போன்றது. ஆனால் அடுத்தவர் பேசிக்கொண்டிருக்கையில், அதைச் சற்றும் மனதில் உள்வாங்காமல், அவர் சொற்கள் மேலேயே தன் கருத்தைச் சத்தமாக உரைப்பது உச்சபட்ச ஈகோவின் இலக்கணங்கள்.

அன்பின் உரையாடல்கள் ஒருபக்கம் குறைந்துபோவது மட்டுமல்லாமல், இன்னொரு பக்கம் அறிவின் உரையாடல், நடுவயதில் முற்றிலுமாக அகன்று போவதும் வாழ்வு கரடுமுரடாவதற்கான முக்கிய காரணம். திருமணமான புதிதில், தனது அலுவலகத்தின் சின்னச் சின்ன நகர்வுகளையும் தன் இணையிடம் கண்களை விரித்து, ‘உனக்குத் தெரியுமா? இன்னைக்கு ஆபீஸ்ல இன்டர்நெட் கனெக்‌ஷன் வந்துச்சு. எனக்குக்கூட ஹாட்மெயில்ல ஒரு ஈமெயில் முகவரி கொடுத்துட்டாங்க’ என உரையாடியவர்கள் பலர். இன்று 50 வயதுகளில் இருக்கும் பலருக்கும் இந்த அனுபவம் இருந்திருக்கும். அதே தம்பதி இப்போது 25 ஆண்டுகள் கழித்து, ‘ ‘பிராண்ட் ஈக்விட்டி’ பத்தி உனக்கென்ன தெரியும்? சும்மா தொணதொணன்னு...’ என விலகுவதும், ‘என் அறிவு வேற லெவல்; உங்கிட்ட பேசி டைம் வேஸ்ட் பண்ண முடியாது’ என நடந்துகொள்வதும் இறுக்கங்களை ஏற்படுத்தும் நோய்க்கிருமி. அதற்காக, ஆபீஸ் எக்ஸல் ஷீட்டை விரித்து லாப, நஷ்ட சதவிகிதத்தை அனலைஸ் பண்ணும் உரையாடல் சத்தியமாய் அவசியமில்லை. அலுவலகத்தின் சில அழகான கணங்களை, தோற்றுப்போய் திருதிருவென விழித்த சில நொடிகளை, எள்ளலோடும் அலங்கரித்தும் சொல்லி இளைப்பாறும் உரையாடல் ஏன் இல்லாமலே போயிற்று?

அடுத்த தலைமுறை ஆப்பிளோடும் ஆண்டிராய்டோடும் மட்டுமே, முகமொழி இல்லாமல் தட்டையாக, ஆனால் படுவேகமாக உரையாடுவது இன்னும் பயமுறுத்துகிறது.

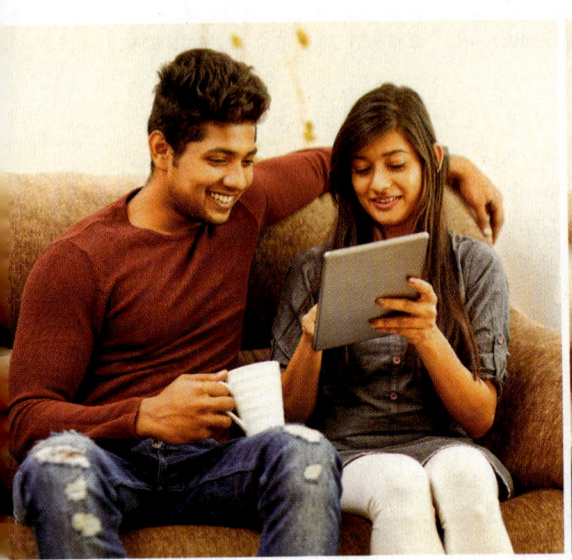

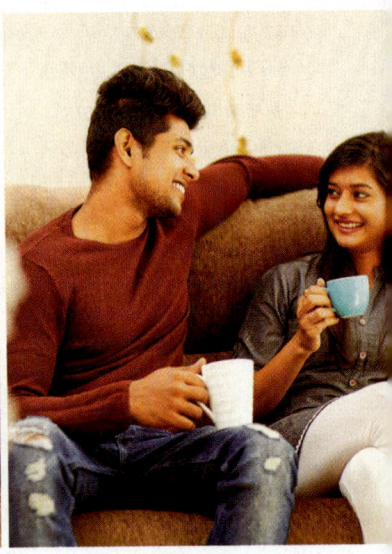

யாருமில்லா உலகில் ஒற்றை உயிரியாய் நகர்ந்து செல்ல அவனைத் தயாரிக்கிறோமோ என பயமாக இருக்கிறது.

சில விருந்தினர் வீடுகளுக்குச் செல்கையில், நம் வரவைச் சற்றும் அங்கீகரிக்காமல், இன்றைய நாகரிகப் பிள்ளைகள் காதில் ஒயரைத் தொங்கவிட்டுக்கொண்டு, வீட்டின் மூலையில் உட்கார்ந்துகொண்டோ, குறுக்கும் நெடுக்குமாய் நடந்துகொண்டோ இருப்பது, படு அநாகரிகமாகப்படுகிறது. 'ஹி ஹி... அவன் கொஞ்சம் அமைதி... யார்கிட்டயும் அவ்வளவு லேசா பேசமாட்டான்' என அவன் அப்பா சொன்னால், 'இன்ட்ரோவெர்ட்டாக (*introvert*) இருக்கப்போறான்; உளவியல் நோய் வந்துடாம பார்த்துக்கோங்க' என ஒரு வார்த்தை எச்சரித்துவிட்டு வாருங்கள். உரையாடலின் கடுஞ்சொற்களாலும், அவசியமற்ற மௌனத்தாலும் இன்று பெருகும் உளவியல் நோய்களும், திருமண முறிவுகளும் ஏராளம். 'நீட்', 'கேட்' கோச்சிங் கொடுப்பது இருக்கட்டும், சராசரி உரையாடலுக்கு முதலில் பிள்ளைகளுக்கு வீட்டில் பயிற்சி கொடுக்கப்பட வேண்டும். கலகலவெனச் சிரித்தும் மகிழ்ந்தும் உரையாடும் நபர்கள், வாழ்வில் எதிர்வரும் பெரும் சிக்கல்களை அழகாய் எதிர்கொள்வர்; ஆணித்தரமான

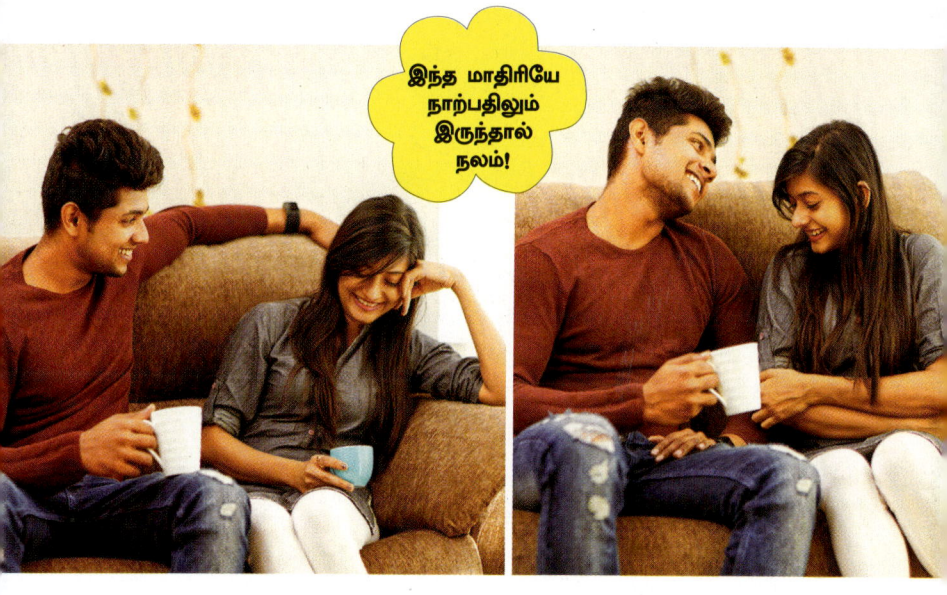

முடிவை எடுத்து நகர்வர். வார்த்தைகளை அழகாய், அன்பாய் பிரயோகிக்கத் தெரியாதவரும், குதர்க்க மௌனத்தில் குதூகலம் பெற்று வளர்ந்தவரும் சவால்களில் அதிகம் சங்கடப்படுவர்.

அத்தனை வாழ்வியல் நோய்களைத் தடுக்கவும் ஆற்றுப்படுத்தவும், அழகிய உறவுகளுக்கும் அரவணைக்கும் உரையாடலுக்குமான மிகப்பெரிய தேவை இன்று மிக அதிகமாக உள்ளது. அன்று இயல்பாய் கூட்டுக் குடும்பங்களில் கிடைத்த இதற்கான பயிற்சி, இன்று கிடைப்பதற்குக் கொஞ்சம் கூடுதல் மெனக்கெடவேண்டியது உள்ளது. தினம் சாப்பிடவேண்டிய கீரை, மாதுளை மாதிரி, தினம் கண் பார்த்து, காது கொடுத்து, அன்பான வார்த்தைகளால் அளவளாவதும்கூட அவசியம்தான்.

21

'இன்னும் ரெண்டு மாசத்துல நடந்திட முடியுமா? கை உயர்த்த இன்னும் எவ்வளவு நாளாகும்? வீட்ல இருந்து நானே தான் தனியா வந்தேன் டாக்டர். நானே ஓலா ஆட்டோ புக் பண்ணி வந்துட்டேன். இம்ப்ரூவ் ஆறேன்ல?' - கிட்டத்தட்ட இரண்டு வருடங்களாக, இந்தக் கேள்விகளைக் கேட்டு எழுந்து செல்லும் அவர், இரண்டு வருடங்களுக்கு முன் ஒரு வங்கி அதிகாரி; ஹாக்கி விளையாட்டு வீரரும்கூட. அவர் விடைபெறும்போது கதவைத் திறந்துவிடச் சென்றால், 'டாக்டர் ப்ளீஸ்... வேண்டாம்... நானே கதவைத் திறப்பேன்...' எனத் தன்னம்பிக்கையை சற்றும் தளராமல் வைத்திருக்கும் அவர், பக்கவாத பாதிப்புற்ற நண்பர். அவர் உடலில் நடக்கும் மிக மெல்லிய முன்னேற்றம் காய் கனிவதுபோலக் கண்ணுக்குத் தெரியாமல், ஆனால் மிக மிக மெதுவாக நடைபெறுகிறது. அவரும் நம்பிக்கையுடன் காத்திருக்கிறார், சரியான சிகிச்சையுடன். குறிப்பாய் உடற்பயிற்சிகள் மற்றும் இயன்முறை சிகிச்சைகளுடன்.

'நாளைக்குக் காலையில சீக்கிரமா எழுந்து 5 மணிக்கெல்லாம் கிளம்பி 8 மணிக்கெல்லாம் பாண்டிச்சேரி போயிடணும்'

எனத் திட்டமிட்டு இரவில் படுத்தவரால், அதிகாலையில் எழ முடியவில்லை. நோய்தான் எழுப்பியது. படுக்கையில் புரள முடியாமல், படுக்கையிலிருந்து எழ முடியாமல், அருகில் படுத்திருந்த மனைவியைக்கூட சத்தமாகக் கூப்பிட்டுச் சொல்ல முடியாமல் வாய்குழறி, ஊர்ந்தபடி சென்று தன் இருப்பைச் சொன்னபோது, மொத்தக் குடும்பமும் முடங்கிப்போயிற்று.

பெரும்பாலானோருக்கு இடப்பக்க மூளை கொஞ்சம் அதிக முக்கியத்துவம் வாய்ந்தது. இடப்பக்க மூளையில், அதன் நுண்ணிய ரத்த நாளங்களில் ஏற்படும் ரத்தக் கசிவு, அடைப்பு கொஞ்சம் நீடித்ததாகவும், சில நேரங்களில் உடலோடு தங்கிப்போய்விடுகின்ற பாதிப்புகளைத் தந்துவிடுவதாகவும் அமைந்துவிடும். பேசும் திறனைத் தரும் மூளையின் 'பிராக்கோஸ்' ஏரியாகூட மூளையின் இடப்பக்கத்தில்தான் உள்ளது. எனவே, அங்கு ஏற்படும் பாதிப்புகளின் விளைவாக, வலதுபக்க உடலின் இயக்கம் பாதிப்பதோடு, பேச முடியாத சூழலும் சேர்கிறது. நினைத்தவற்றை வாயால் சொல்ல முடியாமல் கண்களால் கடத்தப் பரிதவித்து அவர்கள் திணறுவதைப் பார்க்கும் நம் கண்களில் கண்ணீர் வரும். நடுங்கும் தங்கள் விரல்களால் நம் கைகளைப் பற்றும்போதுதான் பக்கவாதத்தின் பரிதவிப்பு மொத்தமாய்ப் புரியும்.

சர்க்கரை நோயாளர்களின் எண்ணிக்கை தொடர்ந்து அதிகரிக்கும் சூழலில், இளவயதில் ரத்தக்கொதிப்பு அதிகரித்து வரும் சூழலில், வரும் காலங்களில் பக்கவாத நோயின் பிடியும் கூடும் என்றே மருத்துவ உலகம் எச்சரிக்கிறது. மருத்துவ எச்சரிப்பை விழிப்புஉணர்வாக எடுத்துக்கொள்ளாமல், 'சும்மா எப்போதும் பயமுறுத்தாதீங்கய்யா' என அலட்சிய விமர்சனங்களை அள்ளித்தெளிப்பது, ஒரு சமூக அநீதி. 50 வயதில், எழுந்து போய்ச் சிறுநீர் கழிக்க முடியாமல், 'அடல்ட் டயப்பர்' வாங்கவோ, வாங்கியதைக் கழற்றியும் மாட்டியும் விடவோ வழியில்லாமல், படுக்கையிலேயே கழித்து, யாரேனும் வந்து தன்னைச் சுத்தப்படுத்திவிடுவார்களா என்று காலை வரை காத்திருக்க வேண்டிய வலியில், வாழ்வு மொத்தமாய்க் கசக்கும். படுக்கையில் புரண்டு படுக்காததால் சூரிய ஒளி, காற்று முதுகில் படாமல் படுக்கைப் புண்கள் ஏற்படும். அவை தரும் வலியை வார்த்தைகளாக்க முடியாத உளவியல் வலியும்

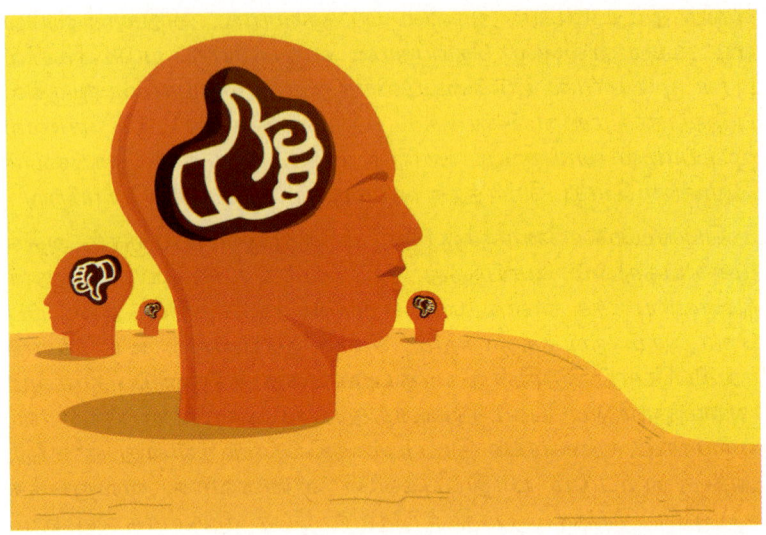

சேர்ந்து துன்புறுவோரைப் பார்த்தால் மட்டும்தான், நாம் எவ்வளவு அக்கறையாக இருக்க வேண்டும் என்பது புரியும். சொல்லப்போனால், பக்கவாதம் வராது பார்த்துக்கொள்வது, டெங்குக் காய்ச்சல் வராமல் பார்த்துக்கொள்வதைவிட எளிதுதான். தேவையெல்லாம்... கொஞ்சம் அக்கறையும் கரிசனமும், சில மெனக்கெடல்களும்தான்.

பொதுவாக, பெண்களுக்குப் பக்கவாதம் வருவது குறைவு. காரணம் அவர்களுக்கான பிரத்யேக சுரப்பான ஈஸ்ட்ரோஜெனின் அளவு என்கிறார்கள் ஆய்வாளர்கள். சினை முட்டையைப் பாதுகாத்து, புதிய உயிருக்கான உடலை மட்டும் பெண்ணின் ஈஸ்ட்ரோஜென் தரவில்லை. அந்த ஹார்மோன், அவள் மூளைச் செல்களைப் பாதுகாக்க, அங்குள்ள அவளது ரத்தக்குழாயின் வலுவையும் சேர்த்துப் பாதுகாக்கின்றது. குடும்பத்தில் பக்கபலமாய் அவள் இருக்க வேண்டும் என்பதற்காகத்தான் பக்கவாதத்திலிருந்து பாதுகாப்பை, இறைவனும் இயற்கை அன்னையும் இயல்பாய் அவளுக்குக் கொஞ்சம் ஸ்பெஷலாகத் தந்திருக்கிறார்கள் போலும்.

ஆனால் அதேநேரம், மாதவிடாய் கடந்த மகளிருக்கு சர்க்கரையும் ரத்தக்கொதிப்பும் இருக்கும்பட்சத்தில், ஒருவேளை

பக்கவாதம் வந்தால் அதன் ஆபத்து ஆண்களைவிட அதிகம் என்று சொல்லப்படுகிறது. 'பொதுவாகவே, ஆணோ பெண்ணோ, சர்க்கரையும் ரத்தக் கொதிப்பும் சேர்ந்து இருப்பது கொஞ்சம் ஆபத்தான கூட்டணி. இரண்டையும் கட்டுக்குள் வைத்திருப்பதுதான் பக்கவாதத் தடுப்பின் முதல்வழி' என்கின்றார்,

'மூளை எனும் மூலவர்' நூலின் ஆசிரியர், திருச்சி மருத்துவக்கல்லூரி நரம்பியல் பேராசிரியை மருத்துவர் வேணி. பக்கவாதம் பக்கத்தில் வராமல் இருக்க, மூளையை எவ்வளவு பாதுகாப்பாக வைத்துக்கொள்ள வேண்டும் என்பது பற்றிப் பல விஷயங்களை அந்த நூலில் சொல்லிச் செல்கிறார் வேணி. எளிய தமிழில் மிகப்பெரிய மருத்துவ விஷயங்களைக்கூடப் புரியும்படி சொல்ல முடியும் என்பதற்கு, இந்தச் சிறிய நூல் மிக முக்கிய உதாரணம். ஒவ்வொரு மருத்துவத்துறையிலும் உள்ள மருத்துவர்களும் மருத்துவப் பேராசிரியர்களும், இப்படித் தங்களது துறை குறித்த பெரிய விஷயங்களை எளிய தமிழில் அடிக்கடி எழுதினால், தடுப்பூசி தடுக்காத பல நோய்களை இவ்வெழுத்துகள் தடுக்கும்.

'பக்கவாதம் வந்தால் மிகப்பெரிய மருத்துவமனைக்குத்தான் ஓட வேண்டுமா? அங்கே அவசர சிகிச்சை மற்றும் உயர் சிகிச்சைக்கு அவர்கள் செலவழிக்கச் சொல்லும் தொகையில், உடன் செல்பவருக்கும் லேசாகப் பக்கவாதம் வந்துவிடும்போல் உள்ளதே...' என்போருக்கு முக்கியமான ஒரு தகவல். தமிழக அரசின் அனைத்து மருத்துவக் கல்லூரி மருத்துவமனைகளிலும் *TAEI-SCRIPT (Tamilnadu Accident and Emergency Initiative - Stroke Care, Rapid Intervention with Plasminogen Activator and Thrombectomy)* பிரிவு இயங்குகிறது. நவீன மருத்துவம் சொல்லும் *Golden Hours* எனும் நான்கு மணி நேரத்துக்குள், 108 மூலமாகவோ வேறு வாகனத்திலோ விரைந்து இங்கே வந்துவிட்டால், பக்கவாதத்திலிருந்து காப்பாற்றிவிடலாம் என்கின்றனர் அரசு மருத்துவமனைகளின் நவீன மருந்துவர்கள். நான்கு மணி நேரத்துக்குள், தமிழ்நாட்டின் எல்லாப் பகுதிகளிலிருந்தும், இவ்வசதி உள்ள ஒரு மருத்துவமனைக்கு விரைந்து சென்றுவிட முடியுமா? கூகுள் மேப்பில் கொஞ்சம் பார்க்க வேண்டும். டாஸ்மாக்கை முக்கு மூலையெல்லாம்

மூளைக்கான முக்கிய மூச்சுப்பயிற்சி

பக்கவாதம் ஏற்படுவதற்கான காரணிகளில் முக்கியமானது, ரத்தக் கொதிப்பு. அதைக் குறைக்க உதவும் முக்கியப் பயிற்சி, சீதளி பிராணா யாமம். நாவை நீளவாக்கில் மடக்கி (ரப்பர் பேண்ட் போட்டெல்லாம் மடக்க முயலாதீங்க, ஒரு நல்ல யோகப் பயிற்சியாளரிடம் கத்துக்கோங்க) மூச்சை வாய் வழி இழுத்து, நாசி வழியாக வெளிவிடும் மிக எளிய பயிற்சி இது. ரத்தக்கொதிப்புக்கான மருந்துகளுடன் இப்பயிற்சியை தினம் செய்யுங்கள்; பக்கவாதம் பக்கத்தில் வராது.

திறந்து பக்கவாதம் முதல் முழு நோய்க்கூட்டத்தையும் பாட்டிலில் அடைத்து அனுப்பும் அரசாங்கம், இந்த மாதிரி வசதியுள்ள மருத்துவமனைகளை மேலும் பரவலாக்க மெனக்கெடலாமே!

'எம்புள்ள நீட் எக்ஸாம்ல 635 மார்க் வாங்க எதனாச்சும் மூலிகை மருந்து இருக்குமா டாக்டர்? ஏழு மலை ஏழு கடல் தாண்டி இருந்தால்கூடப் பரவாயில்ல. அவர் சும்மாதான் இருக்கார், அவரை அனுப்பி வாங்கியாந்துருவேன்' எனப் பரிதாபமாய்க் கேட்கும் 'மார்க்' மம்மிகள் புரிந்துகொள்ள வேண்டிய விஷயம், பாதுகாக்கப்பட வேண்டிய மூளை உங்கள் பிள்ளையுடையது இல்லை, உங்களுடையதுதான். எப்போதும் மனது பரபரப்புடன் இருப்பவர்கள்தான் பக்கவாதத்தால் பாதிப்புறுகின்றனர். பதற்றத்தையும் பரபரப்பையும் நீங்கள் குறைத்தே ஆகவேண்டும். யோகாசனப்பயிற்சியும், தியானப் பயிற்சியும், நல்ல உணவுப் பழக்கமும் பக்கவாதத்தைத் தவிர்க்கப் பெரிய அளவில் உதவுவதாக மீண்டும் மீண்டும் ஆய்வுகள் நிரூபித்துள்ளன. என்ன உணவு? என்னென்ன யோகா? பெட்டிச் செய்திகளைப் பாருங்கள்.

மூளையின் இயக்கங்கள் குறித்த ஆய்வுகள் சமீபத்தில் நடந்தவை அல்ல. 4,000 ஆண்டுகளுக்கு முன் போரில் வெட்டுப்பட்ட மூளையைப் பார்த்த கிரேக்க அறிஞர்கள், 'கபாலத்துக்குள் ஒரு சதை இருக்கிறது. இதில் ஏற்பட்டுள்ள காயம் அவனுக்குப் பேச்சை வரவைக்கவில்லை. கூடவே வலிப்பு தருகின்றது' என ஆவணப்படுத்தியதாக வரலாறு சொல்கிறது. பின்னாளில், ரோம மருத்துவ அறிஞன் கேலன்

பல உயிரினங்களின் உடற்கூறுகளை ஆய்வுசெய்து மூளை மிக முக்கியமானது எனச் சொல்லியுள்ளான். இந்திய மருத்துவ வரலாற்றில், யூகியும் சரகரும், 'வலிப்பு நோய் மந்திரப் பேய் நோயெல்லாம் இல்லை, மருந்து சாப்பிட்டு சரிபண்ணிக்கொள்ளப்பா' என மூளையில் செயல்படும் மருந்துகளைப் பற்றிச் சொல்லியிருக்கிறார்கள்.

இன்று பக்கவாதம் தாக்கிய நான்கு மணி நேரத்திற்குள் மருத்துவமனைக்கு விரையும்போது *rtPA* மருந்துகள் மூலம் ரத்த உறைவைக் கூடிய மட்டும் அகற்றி, பக்கவாதத்திலிருந்து காப்பாற்றும் அளவுக்கு நவீன மருத்துவம் உயர்ந்திருக்கின்றது (அய்யா! உடனே இந்த மருந்தை ஆன்லைனில் ஆர்டர் செய்துவிடாதீர்கள். மிக கவனமாக ரத்த உறைதல் நிலையில் மட்டுமே உபயோகிக்கும் மருந்து இது. ரத்தக் கசிவிலும் பக்கவாதம் வரும். அதற்கு இம்மருந்தே எமனாகிவிடும்). ரத்தம் உறைதலைத் தடுக்கும் மருந்துகள் விஷயத்தில், அதன் அறிவியல் நுட்பம் புரியாது சுய வைத்தியம் செய்வது ஆபத்து. உறைதலைத் தடுக்கும் சில மருந்துகளை எடுக்கும்போது, ஒரு சில கீரைகள், காய்கறிகள், மீன் எண்ணெய் மாத்திரைகள் எடுப்பதைத் தவிர்க்க வேண்டும் என ஆய்வுகள் சொல்கின்றன. 'வாஸ்து சரியா இருக்கா?' எனப் பல கல்சல்டன்சி வைத்துப் பார்க்கும் நாம், 'வாழ்வு சரியா இருக்கா?' என்பதைக் குடும்ப மருத்துவர் மூலம் சரிபார்த்துக்கொள்வதும் அவசியம்.

எல்லாவற்றுக்கும் மேலாக மிக முக்கியமான ஒரு விஷயம், பக்கவாதம் வரும் அறிகுறியைப் பல நேரங்களில் தவறவிடுவதுதான் மிகப்பெரிய தவறு. எப்போதேனும் நொடிப்பொழுதில் வரும் நிலைகுலைய வைக்கும் தலைச்சுற்றல் (*Syncope*), பேச்சுக்குழறல், சில மணித்துளிகள் நாக்கு அல்லது கைகால் மரத்துப்போதல் முதலான அறிகுறிகளை அலட்சியப்படுத்துவது ஆபத்தானது. *Transient Ischemic Attack* எனும் இப்பிரச்னையை ஒருமுறை சந்தித்து முழு நலனுடன் கடந்தவர்கள், வரும்காலத்தில் பக்கவாதத் தாக்குதல் வராமல் பாதுகாத்துக்கொள்வது மிக மிக முக்கியமான பொறுப்பாகும். சர்க்கரையோ ரத்தக்கொதிப்போ இருக்குமானால் அவற்றைக் கட்டுப்பாட்டில் வைத்திருப்பது, சீரான உணவுப்பழக்கம், தேவைப்பட்டால் மருத்துவர் ஆலோசனையுடன் ரத்தம்

மூளை பாதிப்பைக் காக்கும் மருந்துகள்!

மஞ்சள்

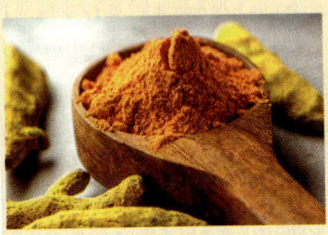

புற்றுநோய்ப் பெருக்கம், நோய்க்கிருமிப் பெருக்கம் இவற்றைத் தடுக்கும் ஆற்றல் கொண்ட மஞ்சள், மூளை நாளங்களில் ரத்த உறைதலைத் தடுக்கும் ஆற்றலும் கொண்டது. Bisdemethoxycurcumin எனும் மஞ்சளின் கூறு மூளையில் ரத்தம் உறைதலைத் தடுப்பதை ஆய்வுகள் உறுதிப்படுத்தி யுள்ளன. தினம் உணவில் மஞ்சள் சேர்ப்பது ஆகச்சிறந்த மருத்துவம். பொங்கல் - சாம்பார், சோறு - ரசம், வடை - சாம்பார், பூரி - கிழங்கு, கோழிக்கறி மசால் என எல்லாவற்றிலும் மஞ்சள் சேர்ப்பவர்கள் நாம். எங்காவது ஓட்ஸ் கஞ்சியில், பீட்ஸாவில், பர்கரில், பாஸ்தாவில் மஞ்சள் தூவிப் பார்த்திருக்கிறீர்களா? இனி வியாபாரத்துக்காகத் தூவினாலும் தூவுவார்கள்.

பூண்டு - வெங்காயம்

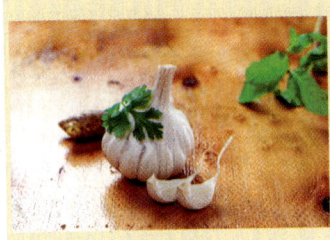

ரத்தம் உறைவதையும், ரத்தக் கொதிப்பையும், கொஞ்சம் ரத்தக் கொழுப்பையும் தடுக்கும் உணவுகள் இவை. பூண்டை வேகவைத்தும் வெங்காயத்தைப் பச்சையாகவும் தினம் சாப்பிட, மூளைக்கு நல்லது. பூண்டு 10 பற்களும், வெங்காயம் 10 துண்டு களும் உண்ண வேண்டும்.

செம்பருத்தி - வெள்ளைத் தாமரை இதழ்

இரு பூவிதழ்களும் இதயத்துக்கும் மூளைக்கும் ஆனவை. ரத்தக்கொதிப்பைக் குறைப்பதற்கும், பக்கவாதத்தைத் தடுப்பதற்கும் உங்கள் அத்தனை மருந்துகளுடன் இப்பூக்களின் தேநீரையும் பருகி வாருங்கள்.

திராட்சை விதை

திண்டுக்கல்லின் விதையுள்ள பன்னீர் திராட்சை, விதையில்லா கலிஃபோர்னியன் அல்லது பிற வெளிநாட்டுத் திராட்சைகளைவிடப் பல விஷயங்களில் நல்லது. திராட்சை விதையின் எக்ஸ்ட்ராக்ட் மூளையின் ரத்த உறைவைக் குறைப்பதை ஆய்வுகள் நிறுவியுள்ளன. விதையோடு பன்னீர் திராட்சையைச் சாப்பிடுங்கள். கொஞ்சம் துவர்த்துப் புளிப்பது, வாழ்வை இனித்து நகர்த்த உதவும். அதில் அடிக்கும் ரசாயனத்தை மட்டும் நிறுத்தச்சொல்லவேண்டியது இன்னொரு போராட்டம்.

இஞ்சி

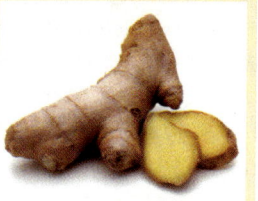

உலகில் இதைப் பயன்படுத்தாத பாரம்பர்ய மருத்துவங்கள் இல்லை எனலாம். ஜப்பானிலிருந்து ஜமைக்கா வரை ஒவ்வொரு நாட்டின் பாரம்பர்ய மருத்துவத்திலும் இஞ்சிக்கு முதலிடம் உண்டு. 'சுக்குக்கு மிஞ்சிய மருந்தில்லை, சுப்பிரமணியனுக்கு மிஞ்சிய சாமி இல்லை' என்கிற மருத்துவ கானா சொன்னதும் அதைத்தான். இஞ்சித் துவையல், இஞ்சித்தேநீர், இஞ்சித்தேன், இஞ்சிச்சாறு என ஏதேனும் ஒரு வகையில் இதை உணவாக்கிக்கொள்ளுங்கள்.

தொக்கணமும் (herbal oil massage therapy) வர்ம சிகிச்சையும்

பக்கவாதத்தில் பாதிப்புற்ற பின்னர் செய்யவேண்டிய மிக முக்கியமான சிகிச்சைகள் இவை. ஒவ்வோர் உடலுக்கும் ஏற்றவாறு மூலிகைத் தைலங்களை சித்த மருத்துவரைக் கொண்டு தேர்ந்தெடுத்து, வர்ம சிகிச்சையைப் பிரதானமாக வைத்து இச்சிகிச்சையை அளிக்க வேண்டும். நட்சத்திர ஓட்டலில் செய்யப்படும் சொகுசு மசாஜ் அல்ல இது. உடலுக்கேற்ற தைலத்தையும், நோய்க்கேற்ற வர்மப் புள்ளிகளையும் வைத்து, இயன்முறை சிகிச்சையாளர் (Physiotherapist) அறிவுரையுடன் அளிக்கப்படும் இச்சிகிச்சைதான், பக்கவாத நோயால் பாதிக்கப்பட்டவர்கள் காலம் தாமதிக்காமல் தங்களின் மருந்துகளோடு எடுக்கவேண்டிய முக்கியமான ஒருங்கிணைந்த சிகிச்சை. பாதிப்புற்றோரின் குடும்ப உறுப்பினரும் இச்சிகிச்சையில் நோயாளியுடன் நின்று அவர்களுக்கு உரிய பயிற்சிகளைச் செய்துவிடுவது விரைந்து உடல்நலத்தை மீட்டுத்தரும்.

உறைதலைத் தடுக்கும் மருந்துகளைச் சரியாக எடுத்துக் கொள்வது மிக மிக அவசியம்.

மரபு ரீதியாய் தாயோ தந்தையோ பக்கவாதத்தால் பாதிக்கப்பட்டிருந்தால், கூடுதல் அக்கறை அவசியம். மரபாய் வரும் வாய்ப்பு உள்ளதா என்பதை அறியும் சோதனைகள்கூட இன்று நவீன மருத்துவத்தில் வந்துவிட்டன.

கோல்டன் ஹவரில் மருத்துவமனை சென்று பக்கவாதம் தடுக்கப்பட்டுவிட்டால் நன்று. ஆனால், பலருக்கும் அப்படி நேரத்துக்குள் சென்றும் பல்வேறு மருத்துவக் காரணங்களால் தடுக்கப்பட முடியாமல் ஸ்ட்ரோக் எனும் பக்கவாதம் நிகழ்ந்து, நகர்வுகள் முடக்கப்பட்டால்? அப்போது, சித்த மருத்துவம் - வர்ம மருத்துவம் - இயன்முறை மருத்துவம் - அவசியமான நவீன மருத்துவம் எனும் ஒருங்கிணைந்த கூட்டணி மிக மிக இன்றியமையாதது. இப்படியான ஒருங்கிணைந்த மருத்துவத்திற்கான ஆய்வுகளும் அதை வெகுசனத்திற்கு அரசு மருத்துவமனைகள் மூலம் எடுத்துச்செல்வதும் இன்றைய காலத்தின் கட்டாயம். இப்படியான 'ஒருங்கிணைந்த கூட்டணி'யைத் தனியாரில் பெறமுயலும்போது அது சாமான்ய மக்களுக்குப் பெரும் சுமையாகவும், பல நேரங்களில் சாத்தியமற்றதாகவும் ஆகிப்போகிறது. எப்படி அவசர சிகிச்சைக்கு அரசு SCRIPT சிகிச்சைமுறையைக்கொண்டு வந்துள்ளதோ, அதேபோல் நாள்பட்ட, ஒருங்கிணைந்த சிகிச்சை தேவைப்படும் பக்கவாதத்தில் புதிய ஒருங்கிணைந்த மருத்துவ வழிமுறையை அரசு ஏன் செயல்படுத்தக்கூடாது?

22

"முதல்ல கொஞ்சம் கையை எடுக்குறீங்களா? எனக்குக் கம்பளிப்பூச்சி ஊர்ற மாதிரி இருக்கு!" - 'மௌனராகம்' திரைப்படத்தில் கதாநாயகி ரேவதி, நாயகன் மோகனிடம் சொல்லும் ஒரு 'மணிரத்ன' வசனம் இது. பிடிக்காதவன் தொடுதலின் அருவருப்பையும் விலக்கலையும் இதைவிடக் கூர்மையாகச் சொல்லிவிட முடியாது. படம் வந்து 33 வருடங்கள் ஆகியிருந்தாலும் திரையை ரசிக்கும் இன்றைய 40, 50 வயதுக்காரர்களுக்கு, அந்த வசனம் ஆழ்மனதில் கட்டாயம் ஒட்டியிருக்கும். காரணம், அந்தக் காலத்தில் மெல்லிய, அழகிய காதலை வெளிப்படுத்த அதிகபட்ச உணர்வு என்பது, சுண்டு விரலைப் பற்றுவதும், கைகளைக் கோப்பதுமான தொடுதல்கள் மட்டும்தான். முத்தமெல்லாம் 'பேட் பாய்ஸ் பண்றது' என அவர்களின் காதல் ரூல் புத்தகத்தில், ஆணி அடித்துத் தொங்கவிடப்பட்டிருந்தது.

"மச்சான், அனாடமி க்ளாஸ்ல அவ புக் கொடுத்தப்ப சுண்டுவிரல் பட்டு என்னென்னவோ ஆகிப்போச்சுடா!"

"என்னடா ஆச்சு?"

"4400 வோல்ட் வந்து பட்டமாதிரி... அய்யோ!"

"நாயே... 4400 வோல்ட் உன் சுண்டுவிரல்ல பட்டா என்னாகும் தெரியுமா... இந்த ஃபார்மலின்ல கிடக்கிற பாடியைவிடக் கருகி, எரிஞ்சு சாம்பலாயிருப்ப தெரியுமா?"

அன்று நண்பன் ஒருவன் நக்கலாகச் சொன்னதுகூட ஞாபகம் இருக்கிறது. பிடித்தவரின் சின்னத் தொடுதலுக்கு அன்று சிலிர்ப்பாகி சின்னாபின்னமாகிப்போன தலைமுறைதான் இன்றைய நாற்பதுகள். ஆனால் இப்போதைய இளசுகளைப் பார்க்கும்போது, 'நாமெல்லாம் கல்லூரி போர்ஷன், காதல் போர்ஷனில் எவ்ளோ படிக்காமப்போயிட்டோம்' எனப் பொங்கிப் புகைவிடாத நாள் கிடையாது. ஆண் பெண் நட்பில், கைகுலுக்கிக்கொள்வது, தோளில் கைபோட்டுச் சுற்றுவது, அன்பைப் பரிமாறும் விதமாகக் கட்டியணைப்பது என இவற்றிலெல்லாம் ஒரு புதிய உலகம் பிறக்கத்தான் செய்கிறது. Good touch, bad touch படித்து வந்த குழந்தைகள், தொடுதல் எனும் தொடர்பு மொழியில் இன்று அழகான, அன்பான கவிதைகளை மட்டுமே எழுதுகின்றனர் என்பதைப் புரிந்துகொள்ள முடிகிறது.

தொடுதல் எனும் உணர்வு எவ்வளவு அற்புதமானது? என்றோ நட்பிலும் காதலிலும் அன்பிலும் தொட்ட விஷயங்கள் இன்னும் விட்டுப்போகாமல் எவ்வளவு இருக்கின்றன? இன்றைய நாற்பதுகள் அதே அன்பை, நட்பை, காதலை வெளிப்படுத்தத் தொடுதலை எவ்வளவு தூரம் பயன்படுத்துகிறார்கள்? கொஞ்சம் தொட்டுப்பார்க்கலாமா?

கருப்பைக்குள்ளேயே நாம் முதன்முதலாகக் கற்ற உணர்வு தொடுதல் என்கிறது மருத்துவம். தொடுவது மூளைக்குள் மணி அடிக்கவைக்கும் வைபவம். தொடுதல் என்பது வெறும் சூடு, குளிர்ச்சியை மட்டும் உணரவைப்பதற்காகப் படைக்கப்பட்டதல்ல. தொடுதல் மூலம் அது நட்பா, கோபமா, அன்பா, அரவணைப்பா, அங்கீகாரமா, காதலா, காமமா என எல்லாவற்றையும் மூளை புரிந்துகொள்ளுமாம். 'Painful pinch but I desire' எனக் கிளியோபாட்ரா கிளுகிளுப்பாய்ச் சொன்ன ஷேக்ஸ்பியரின் வார்த்தைகள், மூளையின் அறிவியல் அறியப்படாத காலத்திலேயே எழுதப்பட்ட, ஆணுலுகத்தை உசுப்பேற்றிய வசனம்.

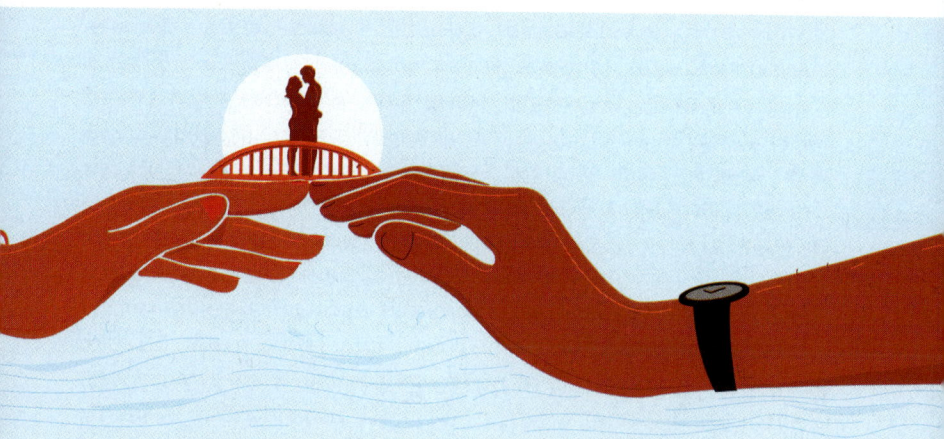

மொழிகள் உருவாகாத காலத்தில், தொடுதல் மூலமாக நிறைய விஷயங்களை அழகாய்க் கடத்தியவர்கள் நாம் என அறிவியல் சொல்கிறது. இன்னும் சொல்லப்போனால் பார்வைத்திறன், கேள்வித்திறன் இல்லாத குழந்தைகூட தொடுதல் உணர்வு சரியாக இருக்கும்பட்சத்தில் உலகைச் சமாளிக்கும் என்கிறது ஆய்வு. நட்பிலும், காதலிலும், திருமணமான பொழுதிலும் அடிக்கடி நடந்த சின்னச் சின்னத் தொடுதல்கள் சொன்ன கவிதைகள், காலம் செல்லச் செல்ல அலங்காரமற்றுப்போய்விடுகின்றன. இப்போதெல்லாம், எப்போதாவது எங்காவது பள்ளத்தில் இருந்து ஏற முடியாமல் சிரமப்பட்டு, 'ஏங்க, கொஞ்சம் பிடிங்க' எனச் சொன்னால்கூட, 'சரியா கையைப்பிடிச்சு ஏறித் தொலையேன்' எனக் கரித்துக்கொண்டே கைகொடுக்க, அப்போது மட்டுமே தொடுதல் நடக்கிறது. மற்றபடி தற்செயலாய்த் தொட்டுக்கொண்டால், 'அங்க இவ்வளவு இடம் இருக்குல்ல, கொஞ்சம் நகர்ந்து தொலையேன்' என்பதும், அல்லது கொஞ்சம் தொட்டுத்தான் இன்றைக்குக் காய் நகர்த்துவோமே எனத் தொட்டால், 'வீட்டுல வளர்ந்த புள்ளைங்க இருக்கும்போது விவஸ்தையே இல்லாம' என வெடுக்கென விலகுவதும் நாற்பதின் இயல்பாகிவருகிறது.

'அப்படி என்ன பொது இடத்தில் அசிங்கமா தொட்டுப் பேசிக்கிட்டு, ஒரு விவஸ்தை வேணாம்' என யாராவது

சொன்னால், உண்மையில், அவரிடம்தான் அசிங்கங்களும் பொறாமையும் இருக்கின்றன என்று அர்த்தம். இந்தக் கட்டுரையை கோவை விமான நிலையத்தில் என் கைப்பேசியில் நான் தட்டச்சு செய்துகொண்டிருக்கும்போது, என் எதிரே ஒரு தம்பதி தன் 10+ வயதுப் பையனுடன் உட்கார்ந்திருந்தார்கள். விளையாடிக்கொண்டிருந்த அந்தப் பையனைப் பார்த்துக்கொண்டிருந்த அவன் அம்மா, தூக்கம் வராமலேயே தன் கணவனின் தோளில் லேசாய்த் தலைசாய்க்க, அவர் பார்க்காத பொழுதில் அவரின் கண்பார்த்துத் திரும்பிய கணவனின் முகத்தில், சிறு அசைவும் இல்லாமல் பெரும் மகிழ்ச்சி போய்ச் சென்றதை என்னால் உணரமுடிந்தது. தொட்டது தோளில்; தொட்ட பொருள் மனைவியின் கன்னம். அங்கே தொடங்கியதென்னவோ ஒரு மொழியில்லாத கவிதை. கருவிகளில்லாமல் ஒரு சிம்பொனி.

இப்படியான சின்னச் சின்னத் தொடுதல்கள் எல்லாம், வாழ்வின் வேகத்திற்கு ஈடுகொடுக்க முடியாமல் ஓடிக்கொண்டே இருக்கும் நடுவயதுக்காரர்கள் பலரின் வாழ்வில் தொலைந்தே போய்விட்டதாக எனக்குத் தோன்றுகிறது. எல்லாத் தொடுதலும் காமத்துக்கான குறியீடு இல்லைதான். ஆனால் சரியான பொழுதில் தொடுதல் அற்புதமான காமத்துக்கான தொடக்க ஆட்டமும்கூட. ‘சார், ஐயுஐ (*IUI - Intrauterine insemination*) பண்ணச் சொல்றாங்க; நேரா இக்ஸீ (*ICSI - Intracytoplasmic sperm injection*) பண்ணிடலாமான்னும் தோணுது. ஒருவாட்டி உங்களைப் பார்த்து நேச்சுரலா நடக்க வாய்ப்பிருக்கான்னு பேச வந்தோம்’ என, *PWD* அலுவலக சூப்பரின்டண்டன்ட் ரேஞ்சில், கை முழுக்கக் கலர் கலராய்க் கோப்புகளைத் தூக்கி வந்த *35* வயதுகளில் இருந்த அந்தத் தம்பதியிடம் பேசியபோது, தீண்டாப் பிரச்னையின் தீவிரம் அங்கும் தென்பட்டது. ‘ரெண்டு பேரும் ரொம்ப பிஸி; இப்பவெல்லாம் ‘அதுல’ ஆர்வம் குறைஞ்சுட்டே வருது. ஆனாலும் எப்படியாச்சும் டி*13*, டி*14*-ல கண்டிப்பா தொட்டுக்குவோம்’ என்ற ரேஞ்சில் அவர்கள் பேசினார்கள். அப்போதுதான், சிலருக்குக் குழந்தைப்பேறு தள்ளிப்போக உயிரணுக்கள், கருமுட்டைகள் தொட்டுக்கொள்ளாமல் இருப்பதைத் தாண்டி, சம்பந்தப்பட்ட இருவரும் தொட்டுக்கொள்ளாமல் பிஸியான இயந்திரங்களாய் இருப்பதும் காரணம் என்பது புரிந்தது.

தொடுதலில் பலவகை இருப்பதாக மருத்துவ உளவியல் சொல்கிறது. பாராட்டைச் சொல்ல, பாசத்தைக் காட்ட, பரிதவிக்கையில் பாதுகாப்பை உணர்த்த, தனித்திருக்கையில் நானும் உடனிருக்கிறேன் எனக் காட்ட எனக் காதலைத் தாண்டி, தொடுதல் உணர்த்தும் உணர்வுகள் ஏராளம். மெனோபாஸிலும் ஆண்ட்ரோபாஸிலும், தனித்திருக்கும் உணர்வாலும் பாதுகாப்பற்ற உணர்வாலும் முட்டும் அழுகையின்போது, மாத்திரைகள் செய்யாத மாயத்தை கரம் பற்றல், தோள் சாய்தல் நிகழ்த்தும். விரல்களில் சொடக்கு எடுத்தலிலிருந்து வாஞ்சையாக முதுகைத் தடவுதல் வரை, உங்கள் தொடுதல் எப்படியும் இருக்கலாம். எல்லா உயிருக்கும் இப்படியான வாஞ்சையான ஸ்பரிசங்கள் பாதுகாப்புஉணர்வைத் தரும். அறிவியல் சொல்லும் முக்கிய விஷயம் என்னவென்றால், வாஞ்சையாய்த் தொட்டுத் தடவிக்கொடுப்பதால், தீண்டப்படுபவர் உள்ளம் மட்டுமல்ல, தீண்டுபவர் உடலும் மருத்துவப்பலனைப் பெறுகின்றது என்பதுதான். ஆதலினால் தொடுதல் செய்வீர்!

காதலில், திருமணமான பொழுதில், இணையை ஆர்வமாய், ஆதரவாய்த் தொடுதலில் காட்டும் ஆர்வம், கொஞ்சம் கொஞ்சமாய்த் தொலைந்துபோவது நம் சமூகத்தின் சாபம். இதற்கு சமூகத்தின் போலிக் கட்டுப்பாடுகளைத் தாண்டி, ஆறிப்போய்விட்ட டிகாக்ஷனாகிப்போன காமத்தைத் தாண்டி, சாவனிசச் சிந்தனையும் ஈகோவும் முக்கிய காரணங்கள். ஆக்ரோஷமான உரையாடலில்கூட, 'நான் இருக்கேன்பா' எனச் சொல்லி ஆற்றுப்படுத்தி அமைதியாக்க அவள்/அவன் புறங்கையின் மேல் அழுத்தமான ஒரே ஒரு தொடுதல் போதும். அந்தத் தொடுதலும் பற்றலும் சொல்லும் ஆதரவை, ஆயிரம் வார்த்தைகள் கொண்டும் சொல்ல முடியாது. வார்த்தைகள் மூளையில் சென்று சேரும் இடம் வேறு; தொடுதல் சென்று சேரும் இடம் வேறு. தேவைப்பட்டால் அந்தத் தொடுதல், 'மூளையின் உணர்வை ஊற்றுப்படுத்தும் அமைக்டலா(*amygdala*)வில் ஆக்ஸிடோசினைத் திருகிவிடும்' எனத் தொடுதல் விஞ்ஞானம் திரும்பத் திரும்பச் சொல்கின்றது.

தொடுதலில் 'நம் மரபினர் ரொம்பப் பின்னாடி' என்கின்றன ஆய்வுகள். காரணம் நம் ஆணாதிக்கப் பண்பாட்டுக் கூறுகளும்கூட. ஒரு காபி குடிக்கச் செல்லும் இடத்தில் ஆணும்

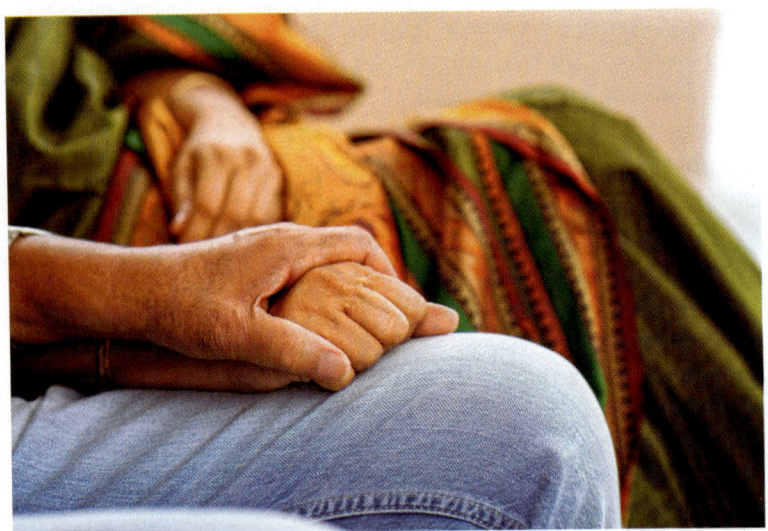

பெண்ணும் எத்தனை முறை தொட்டுக்கொள்கின்றனர் என 'Haptic communication (non verbal communication)' குறித்த ஆய்வு ஒன்றின் முடிவு இப்படிச் சொல்கிறது: தென்னமெரிக்கர்கள் 180 தடவையாம். ஆசிய மரபினர் இரண்டு முறையாம். பொதுவாய் குளிர்ப்பிரதேசத்தினர் அதிகம் தொட்டுப் பேசுகின்றனர், கை குலுக்குகின்றனர், கட்டிப்பிடிக்கின்றனர், கன்னம் உரசிக்கொள்கின்றனர். கொளுத்தும் வெயிலுள்ள நம் பகுதியில் சீதோஷ்ணம் காரணமாகக்கூட அது குறைந்திருக்கலாம் எனச் சொல்கின்றனர். சீதோஷ்ணம் காரணமோ இல்லையோ, 'அவன் யாரோ என்னவோ தெரியலை; அதெல்லாம் தோஷம்' என்று ஒதுக்கும் கேவலமான, தலைகுனியவைக்கும் சாதியத் தீண்டாமை மண்டிக்கிடந்த நிலமென்பதாலும் நம்மிடமிருந்து இந்தத் தொடுதல் எனும் அற்புத உணர்வு தூரவைக்கப்பட்டுவிட்டது.

பல மருந்துகள் எழுதி, பல ஸ்கேன்கள் பார்த்து, நோயர் திகைத்தும், மருத்துவர் தயங்கியும் நிற்கும்பொழுதில், 'ராஜா அதெல்லாம் ஒண்ணும் ஆகாதுடா' என நோயாளியின் தோள் தொட்டுச் சொல்லும் வார்த்தைகள் பல மாயாஜாலங்களை மருத்துவ உலகில் செய்யும். அதேபோலத்தான், முதலில் தட்டிச்சொல்லும் ஆசிரியரின் பாடம் முதுகு வழி மூளைக்கு

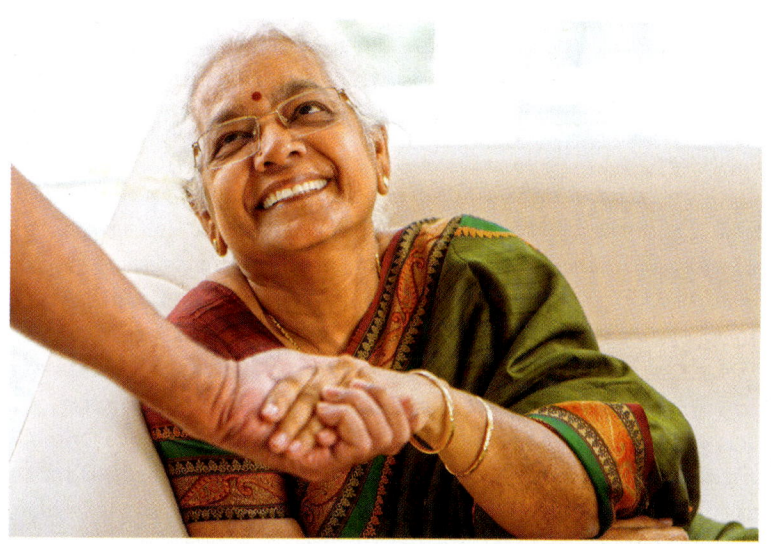

ஏறும். தொட்டுச் செய்யும் சிகிச்சைகளில் ஒன்றான 'மூலிகைத் தைல மசாஜ் சிகிச்சை' சித்த ஆயுர்வேத உலகில் மிகப்பிரபலம். பக்கத்து மாநிலமான கேரளம் கணிசமான அந்நியச் செலாவணியை ஆயுர்வேதத்தின் மூலம் பெறுவதில், இந்த மூலிகைத் தைல புற சிகிச்சை முக்கியப் பங்கு வகிக்கிறது. கூடவே, இதன் சந்தையைப் பார்த்த பல வியாபாரிகளும், விடுதிகளும் ஆயுர்வேதத்தின் பெரும் மருத்துவ வழிமுறையான பஞ்சகர்மா சிகிச்சையை, அதன் பெரும் பயனை, தனித்துவத்தை, நுட்பங்களை எல்லாம் தூரவைத்துவிட்டு, 'தைல மசாஜ்' எனச் சுருக்கி தவறாய் வழிநடத்திப் பணம் பறிப்பது, வருத்தப்பட வைக்கும் ஒன்று.

சித்த மருத்துவம் தொட்டுச்செய்யக் கற்றுக்கொடுத்த மருத்துவத்தின் பெயர் 'தொக்கண சிகிச்சை'. 'தேரன் தரு' எனும் சித்த மருத்துவ நூல் இந்த தொக்கண சிகிச்சையைப் பற்றி விரிவாகப் பேசுகிறது. உடல்பிரிவுக்கேற்ற, உடல் தகுதிக்கேற்ற தைலங்களைத் தேர்ந்தெடுத்து, தட்டல், இறுக்கல், அழுத்தல், இழுத்தல், கட்டல், பிடித்தல், முறுக்குதல், மல்லாத்துதல், அசைத்தல் என ஒன்பது பிரிவுகளைத் தேரன் அந்த நூலில் நோய்க்கேற்றவாறு நடத்தச் சொல்லியிருக்கிறார். மருத்துவம் பார்க்கும் வைத்தியர் மட்டும் இதை நோயாளிகளிடம்

செய்யட்டும். கட்டுரையை வாசிக்கும் நாற்பது வயதினர், இந்தக் 'கட்டல் முறுக்கல்'களை எல்லாம் எசகுபிசகாக வீட்டில் செய்தால், பின்னர் குடும்ப வன்முறை வழக்குகளில் சிக்க நேர்ந்துவிடலாம்.

தொக்கண சிகிச்சை இந்தியாவில் மட்டுமல்ல, உலகெங்கும் சில ஆயிரம் ஆண்டுகளாகவே பிரபலமாக இருந்துவரும் மருத்துவ முறை. சீனாவில் சீன மூலிகை மருத்துவத்திலும், தாய்லாந்தின் தாய் மருத்துவத்திலும், இந்தோனேசிய புற மருத்துவத்திலும், கொரியாவின் சுஜோக் மருத்துவத்திலும் இந்த மசாஜ் சிகிச்சைகள் நெடுங்காலமாக உள்ள புற சிகிச்சை முறைகள். இப்படியான தொட்டுச் செய்யும் சிகிச்சைகள், நம் உடலினுள் கழிவுகளைச் சுமந்து செல்லும் நிண நீர் ஓட்டத்தைச் சீராக்கி (lymphatic drainage), நோய் எதிர்ப்பாற்றலை அதிகரிக்க வைப்பதை ஆய்வுகள் உறுதிப்படுத்தியுள்ளன. மூட்டு வலி, முதுகுவலி மட்டுமல்ல, சர்க்கரைநோய், ரத்தக்கொதிப்பு, புற்று நோய் வரை, முறையான புற சிகிச்சைகள், மருந்துகளுக்குப் பக்கபலமாக இருந்து நோயைக் கட்டுப்படுத்த உதவுகின்றனவாம். அதே நேரம், உலகெங்கும் மசாஜ் எனும் பெயரில் நடக்கும் அட்டூழியங்களைப் பற்றி அறிந்துவைத்துக்கொண்டு, நல்லவற்றைப் பகுத்தாய்ந்து பயன்பெறுவது முக்கியம்.

கதவுக்குப் பின்னால் ஒளிந்திருக்கும் குழந்தையின் வெளித்தெரியும் கால் சொல்லும் ஹைக்கூ மாதிரி, அவன் அவசரமாகக் கிளம்புகையில் அவனது நாற்பதின் வழுக்கையை அவள் சீப்பால் அட்ஜஸ்ட் செய்து அழகனாக்குவது மாதிரி, 3 மி மீ இடைவெளியில் முன்னே நின்று சட்டை பட்டனை மாட்டி விடுவது மாதிரி, சாப்பாட்டில், 'இந்தக் கூட்டைக் கொஞ்சம் வெச்சுக்கிட்டாதான் என்ன?' என்று சொல்லி, தடுக்கவரும் அவன் புறங்கையில் கூட்டைப் பரிமாறுவது மாதிரி, உள்ளங்கையை அழுத்திப் பிடித்தலும் ஆயிரம் அன்பைச் சொல்லும். ஈகோ கொஞ்சம் கால்மானிப்பிடி அதிகமுள்ள ஆணுக்கு, அவன் அம்மணி தொட்டால் அது தொலைந்தே போகும். தொட்டால் பூ மட்டும் அல்ல, வாழ்வும் மலரும்!

23

தம்பதிக்குள் வாய்ப்பேச்சு சண்டையாக மாறும்போது, பரம்பரைவரை இழுத்துக் குத்திக் குதறுவது 40 வயதுக்காரர்களின் குணம். 'பரம்பரை புத்தி மாறுமா என்ன? இத்தனை வருசமா குப்பை கொட்டுறோம், எங்களுக்குத் தெரியாதாக்கும்...' என்ற அங்கலாய்ப்புகள் அதிகரிக்கும். குழம்பில் உப்பு இல்லை என்றால், குரோமோசோம் சோதனை யெல்லாம் செய்யாமலேயே, உப்பு குறைந்ததற்கான மரபுப் பின்னணியைக் கண்டறியும் உன்னத மூளை, நம் ஊரில் பலருக்கும் நடுவயதில் வந்து சேரும். திருமணமான புதிதில் அப்ரென்டிஸாக இருக்கும் ஆரம்பக்கட்ட வாழ்வில், சண்டைகள் பெரிதாய்த் தொடர்வது இல்லை. காலையில் காணாமற்போகும்.

ஆனால், 40, 45-களில் வரும் சண்டைகள் அப்படியானதல்ல. அது அடிக்கடி எல்லை தாண்டிய தீவிரவாதமாகி, 'எப்போது யார் அணுகுண்டை வீசி, மொத்தமாய்த் தரைமட்டமாகப்போகிறார்களோ?' என்கிற கவலையுடனே தினமும் நகரவைக்கும். 'அணுகுண்டு வீசவே படாது' என்றாலும், அந்த பயத்திலேயே நசுங்கி நடைப்பிணமாய்த்

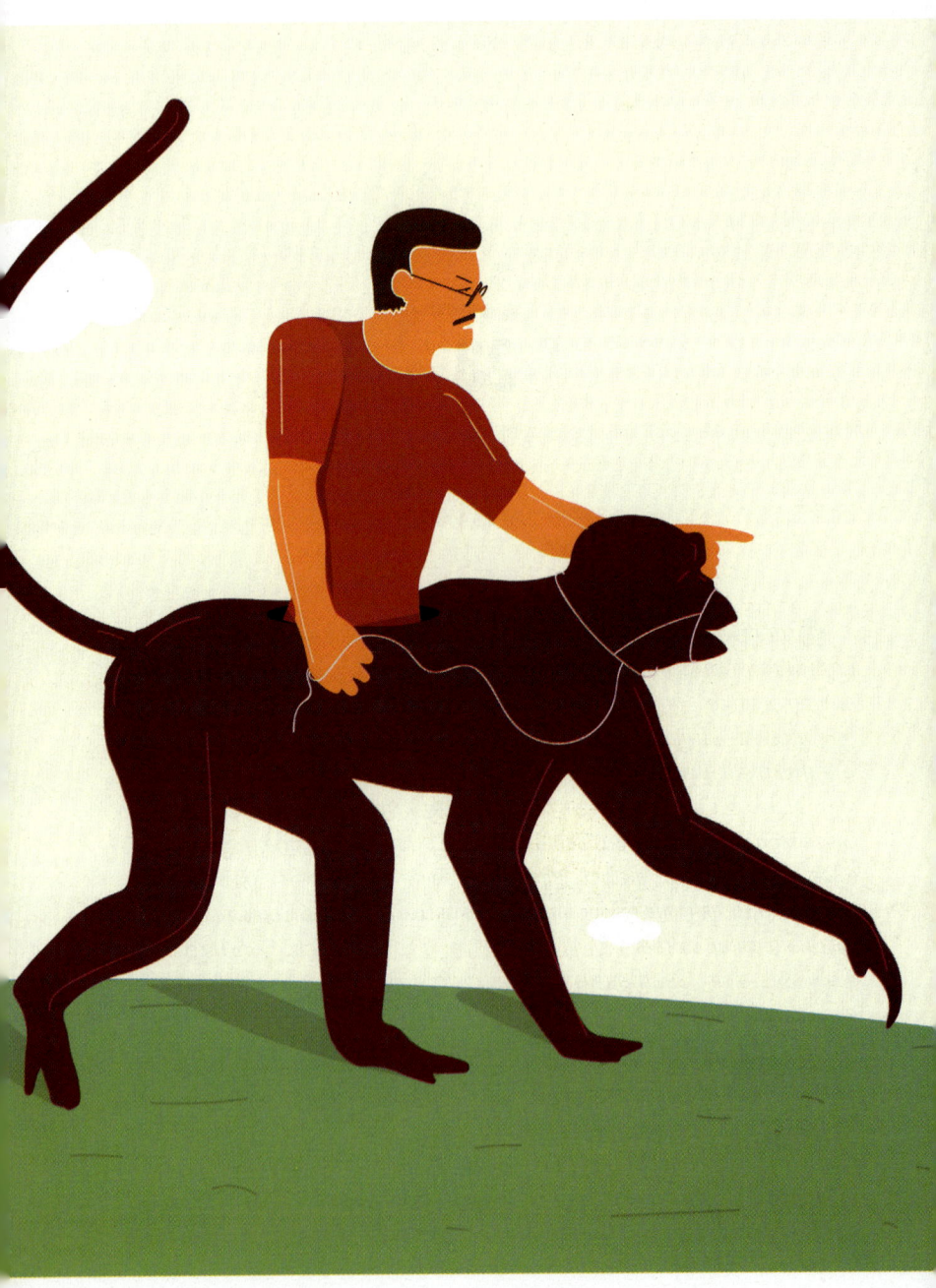

திரியும் மக்களாய், நாற்பதில் நகரும் கூட்டம் இப்போது நகர்ப்புறத்தில் அதிகம். இம்மாதிரியான சண்டைகளில் அடிக்கடி மரபை இழுத்து வசவுபாடுவது நம் மரபுப் பழக்கம். முதலில் எதிர்த்தரப்பின் அம்மா, அப்பாவில் ஆரம்பித்து, ஒண்ணுவிட்ட, இல்லையேல் முப்பத்தி மூணாவது விட்ட அண்ணன் தம்பி வரை அந்தக் குடும்பத்து குரோமோசோமின் ஓரம் சாரம் எல்லாம் கண்டறிந்து, இன்றைய பிரச்னைக்குக் காரணமாகக் கோத்துவிடும் கலை தமிழ்ச்சமூகத்தின் தனிக் கலை. இப்படி, மரபை இழுத்துக் கும்மியடிப்பதன் பின்னணியிலும் ஓர் அறிவியல் இருக்கத்தான் செய்கிறது.

'சித்திரமும் கைப்பழக்கம் செந்தமிழும் நாப்பழக்கம்
வைத்ததொரு கல்வி மனப்பழக்கம் - நித்தம்
நடையும் நடைப்பழக்கம் நட்பும் தயையும்
கொடையும் பிறவிக் குணம்.'

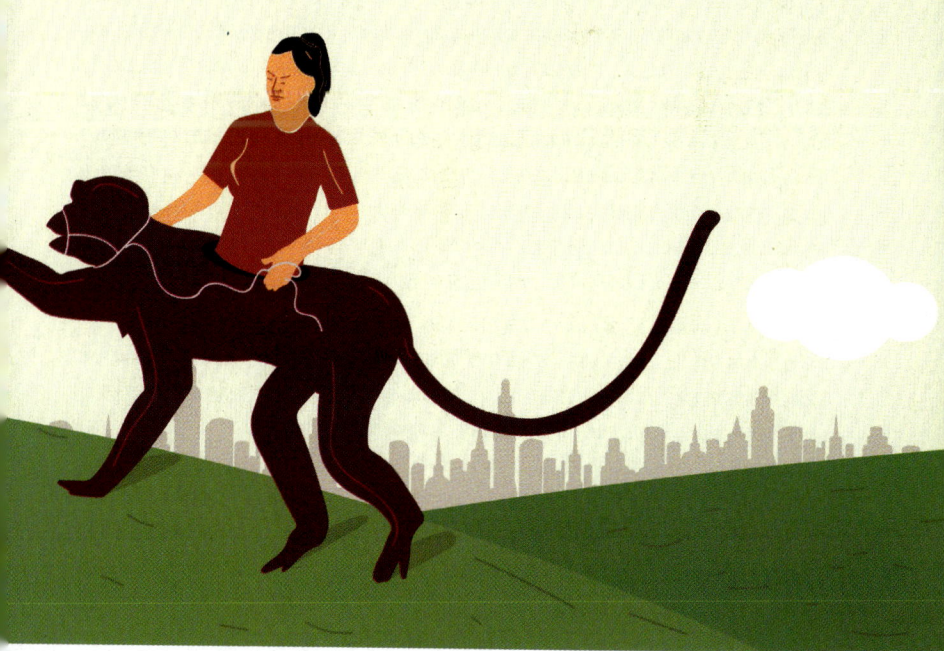

– இது ஔவையாரின் மிக முக்கியமான தனிப்பாடல். நாம் பள்ளியில் படிக்கிற காலத்தில், இந்த வரிகளை மேலோட்டமாக, 'ஒழுங்கா படிடா; முயற்சி செய்து மனப்பாடம் செய்தேன்னா எல்லாம் சாத்தியம்' எனத் தட்டையாக வீட்டிலோ அல்லது பள்ளியிலோ சொல்லிக் கேட்டு நகர்ந்திருப்போம். ஆனால் அந்த தனிப்பாடலில் 'கைப்பழக்கம் - மனப்பழக்கம் - பிறவிப் பழக்கம்' என்கிற மூன்று படி நிலைகளில், ஔவையார் மனதின் ஆற்றலை விவரித்தது சாதாரண விஷயமல்ல. 1900களில் சிக்மண்ட் ஃபிராய்டு, மனம் குறித்த முதல் கருதுகோளை எழுதியிருப்பதைப் படிக்கும்போது, ஔவையின் அந்த அட்டகாசமான வரிகள், கீழடியின் காலக் கரித்துண்டுகள்போல் நம்மை அப்படியே உறையவைக்கின்றன.

நம் மனதை *Conscious, Subconscious, Unconscious* என மூன்று படிமங்களாகச் சொல்லியுள்ளார் சிக்மண்ட் ஃபிராய்டு. நம் மனமானது, நமது ஒவ்வொரு முனைப்பிலும், நடத்தையிலும் 10% கான்ஷியஸ் நிலையிலும், 50 - 60% சப்கான்ஷியஸ் நிலையிலும், 30% அன்கான்ஷியஸ் ஆகவும் இயங்குகிறதாம். இதை சிக்மண்ட் ஃபிராய்டு தனது *Psychopathologies* கருதுகோளாகத் தெரிவித்ததுதான் மருத்துவ உலகைப் புரட்டிப்போட்ட மிக முக்கியமான ஆய்வுக் கண்டுபிடிப்பு. கான்ஷியஸ் மைண்டை ஔவை சொன்ன சித்திரமும் கைப்பழக்க நிலையாகவும், சப்கான்ஷியஸ் மைண்டை செந்தமிழும் கல்வியும் தரும் நாப்பழக்கம், மனப்பழக்கமாகவும், எல்லாவற்றிற்கும் மேலாக ஔவை சொன்ன கொடையும் தயையும் நட்பும் தரும் பிறவிப்பழக்கம் அன்கான்ஷியஸ் மைண்ட் என்பதையும் புரிந்துகொள்ள முடிகின்றது.

சிக்மண்ட் ஃபிராய்டின் உளவியல் அறிவியல், மேலோட்டமான தயார்நிலை மனதை கான்ஷியஸ் மைண்டின் பணி என்றும், படித்தும் பார்த்தும் மனதில் பதிவிட்ட அடையாளங்களை நினைவுபடுத்தி யோசிக்கும் சில மைக்ரோ விநாடிகளில் மனம் எடுக்கும் நிலை சப்கான்ஷியஸ் மைண்டின் பணி என்றும் சொல்கிறார். மேலும், நம் அப்பா - தாத்தா வரிசையிலிருந்து ஆரம்பித்து, நம் தலைமுறையின் மூத்த முதல் குரங்கின் குணம் வரை உள்ள பதிவுகளின் அடிப்படையில் நடந்துகொள்ளும் நிலையை அன்கான்ஷியஸ்

மைண்டின் பணி என்கிறார் அவர். ஔவையார் நிச்சயம் சிக்மண்ட் ஃபிராய்டு மாதிரி ஒரு நரம்பியல் மருத்துவராக இருந்திருக்கவில்லை. ஆனால் அவரது தமிழும், சிந்தனையும், அச்சமூகப் பண்பாட்டு மரபும் சிக்மண்ட் ஃபிராய்டின் சிந்தனை ஓட்டத்தை வைத்திருந்ததை மறுக்க இயலாது.

மனித மனம், மூளையின் இந்த மூன்று படிமங்களையும் கொண்டே ஒவ்வொரு கணமும் இயங்குகிறதாம். கான்ஷியஸ் 10% ஆகவும், சப்கான்ஷியஸில் 60% - 70% ஆகவும், இந்தப் பிறவிப்பழக்கம் 30%-ஐயும் கொண்டுதான் மனம் பணியாற்றுமாம். எந்தக் குரங்கில் இருந்து நாம் புறப்பட்டோமா, வழியில் எந்தப் புலி, சிங்கம், புல்லுருவி, புயலையெல்லாம் பார்த்து அதிலிருந்தெல்லாம் நம்மைக் காத்துக்கொண்டோமோ, அதன் பதிவுகள் அத்தனையும் நம் மூளையின் ஆழ்மன அன்கான்ஷியஸ் மைண்ட் பதிவில் இருக்கும் என்கிறார் ஃபிராய்டு. 'சட்னியில் ஏன் உப்பில்லை?', 'பக்கத்து வீட்டு ஆன்ட்டிகிட்ட ஏன் இவர் பல்லைக் காட்டுறார்?' என அத்தனை விஷயங்களிலும் மூளை தான் படித்த எம்.எஸ்ஸி., பிஎச்.டி அறிவை வைத்து மட்டும் யோசிப்பதில்லை. தன் மரபில் மூத்த தலைமுறையான மனிதக் குரங்கின் அத்தனை அனுபவத்தையும், சமயோசிதத்தையும் சேர்த்தே, இப்போது இந்த சட்னி சங்கடப் பிரச்னையிலும் யோசிக்கிறது என்கிறது ஃபிராய்டின் மனம் குறித்த ஆய்வு.

பிறவிப்பழக்கம் என்பதை சாதி, மதப் பழக்கம் எனச் சுருக்கிப் பார்த்திடக் கூடாது. இந்தப் பிரிவினைகள் எல்லாம் வந்து வெறும் 1500-2000 வருடங்கள்தான் ஆகின்றன. ஆனால், மனிதன் இப்பூவுலகிற்கு மனிதக் குரங்கிலிருந்து புரொமோஷனாகி வந்து ஒன்றரை மில்லியன் வருடங்கள் ஆகின்றன. இத்தனை இத்தனை தலைமுறைகளாகக் கடத்தப்பட்ட பதிவுகள் எல்லாம் மனிதனின் வலது மூளையில் உட்கார்ந்திருக்கலாம்; அவை இப்போதும் நம் ஒவ்வொரு செயலிலும், சண்டையிலும் துளியூண்டு துளியூண்டு வெளிப்படும் என மூளை அறிஞர்கள் சொல்கிறார்கள்.

கூர்மையான மூக்கு, முன் நெற்றி வழுக்கை மட்டும் மரபாய் வருவதில்லை. 'அட! இருக்கட்டும்...' என அன்பைத் தெளித்து அரவணைத்து, அடுத்தபக்க அகங்காரத்தை

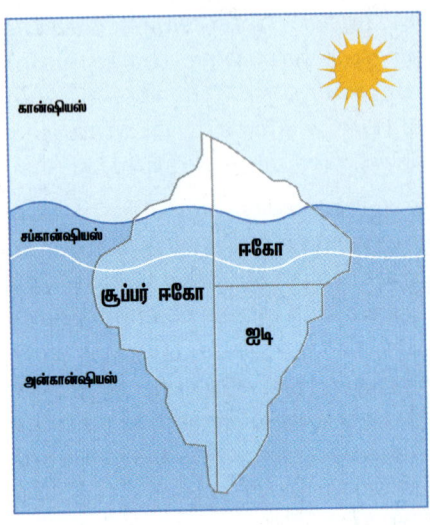

வெல்வதும் இன்னொரு 'சமர்த்துக்' குரங்கின் பிறவிப் பழக்கம்தான். 'சார், மேடம் எல்லாம் எந்த டைப் குரங்கு?' என்பதுதான், வீட்டில் கட்டிப்பிடி சண்டையா, கட்டிப்பிடி வைத்தியமா என்பதைத் தீர்மானிக்கிறது. கற்ற கல்வியும், உற்றமும் சுற்றமும் அரவணைத்துச் சொல்லித்தந்த பண்பு மட்டும்தான், அந்த முதல் குரங்கிலிருந்து வந்த 30% பிறவிப்பழக்க ஒதுக்கீட்டைக் கொஞ்சம் அழுத்திக் குறைக்கிறது என்கிறது, மரபு மூளை மனம் குறித்த அறிவியல்.

பிறவிப்பழக்கமாய் இப்படிப் பல விஷயங்கள் குரங்கெனத் தொடர்வது ஒருபக்கம் இருக்கட்டும். அதைத் தாண்டி, இப்பிறவியிலேயே நாம் சில பழக்கங்களை, துரித வாழ்வியல் ஓட்டத்தில் நம் மனதில் பதியவிட்டுக்கொண்டே இருக்கிறோம். பழைய ஆழ்மனக் குரங்கும், புதுசாய் இப்போது ம(ன)ரத்தில் நாம் ஏற்றிவிட்ட குரங்குகளும் சேர்ந்து உருவாக்குவதுதான், Agitated mind. இன்றைய மருத்துவ உலகம் வாழ்வியல் நோய்களுக்கான காரணிகளில், அநேகமாக எல்லா நோய்களுக்கும் காரணமாகச் சொல்வது இந்தப் பரபரப்பான மனதைத்தான். குறிப்பாய் நாற்பதுகளில் குடியேறும் ரத்த சர்க்கரை நோய், ரத்தக் கொதிப்பு நோய், மாதவிடாய் முடிவில் ஏற்படும் நலமின்மை, மாரடைப்பு இவை அனைத்திற்கும் இந்தப் பரபரப்பான, சற்றுக் கோபம் தூக்கலான மனம் ஒரு மிக முக்கிய காரணம். இந்த மனநிலையில் அன்றாடம் நடக்கும் சண்டைகள், காலையிலிருந்து எடுத்த மருந்து மாத்திரைகள், உணவுக் கட்டுப்பாடுகள் அனைத்தின் பயன்களையும் சிதைக்கத் தொடங்கும். இன்றைய நவீனத் தலைமுறையில் இந்த Agitated mind மிக அதிகம். ஏன்?

அன்றைய தலைமுறை, சாதாரணமானவர்கள் நிறைந்த உலகம். மாதச் சம்பளக்காரர்கள். சிறு விவசாயிகள். ஒரு போகம் மழை பொய்த்துப் போய்விட்டதென்றால், குலதெய்வத்துக்கு நேர்ந்துகொண்டு வானம் பார்த்துக் காத்திருந்தவர்கள். அப்படியான சாதாரணமானவர்களுக்கு எல்லாம், 'தப்பு செஞ்சா சாமி கண்ணைக் குத்தும், தவறாய் நடந்தால் போலீஸ் பிடித்துக்கொள்ளும்' என்பதான பயங்களே இருந்தன. 35 வருடங்களுக்கு முன், 'கணக்கு வரலையால... அப்ப நீ கடை வெச்சுப் பொழைச்சுக்கோ' எனச் சொல்லி ஃபெயிலாக்கி அனுப்பப்பட்ட என் வகுப்புத்தோழன் ஆறுமுகம், அன்றைய தலைமுறைக்காரர்களில் மிச்சசொச்சம் உள்ளவர்களில் ஒருவன். ரொம்ப சாதாரணமானவன்.

ஆறுமுகம் இப்போது ஊரில் கொஞ்சம் பெரிய கடை வைத்திருக்கிறான். போன வாரம் போனில் கூப்பிட்டு, 'ஏ மக்கா நீ இந்தவாட்டியாவது தசராவுக்கு வாயேம்ல, தெக்கு பசார்ல அத்தனை சாமி சப்பரமும் ஒண்ணா நிக்கும்; ஆயிரத்தம்மன் கோயில் சப்பரம் தேர் மாதிரி இந்தவாட்டி அழகா கட்டியிருக்கானுவ. வாயேம்ல' எனச் சொன்னான். அந்த ஆறுமுகத்துக்கு அன்றைக்குக் கணக்கு வரலை. இன்றைக்கும் பெரிய கணக்கு, அரசியல் கணக்கு எதுவும் வராது. 'ஆட்டோமொபைல் இண்டஸ்ட்ரி ஏன் விழுந்துடுச்சு?' என்று கேட்க மாட்டான். 'எக்கனாமிக் ரெசஷனுக்கு என்ன காரணம்?', 'காஷ்மீர்ல ஏன் 370-ஐ தூக்கிட்டாங்க?' என எதுவும் கேட்கத் தெரியாது. இந்த சாதாரணமானவன் கொஞ்சம் சந்தோஷமாகவும், இந்த Agitated mind இல்லாமலும் இருக்கிறான். அவன் வீட்டம்மாவுடனான சண்டையிலும்கூட, மூக்குச் சிந்தலும் முனகலும் தாண்டி, அந்த சப்கான்ஷியஸ் மைண்ட், அன்கான்ஷியஸ் மைண்ட், அதிலுள்ள மரபின் கடைசிக் குரங்கு வரை உசுப்பேற்றும் சண்டைகள் எதுவும் நடப்பதில்லை.

ஆனால் இங்கே நகரத்தில் சாதாரணமானவர்களை அதிகம் காணோம். சாதாரணமானவனாய் இருப்பது 'ஜெனட்டிக் நோயாக இருக்குமோ?' எனப் பார்க்கப்படுகிறது. மந்தமாக இருந்தால் அவன் மாஸ்டர் செக்கப்புக்குப் போயே ஆக வேண்டும். இவன் அடையாளம் வேண்டியும், ஜெயிக்க

வேண்டும் என்றும் ஓடிக்கொண்டே இருக்க வேண்டும். சம்பளம் தவிர தக்க சமயம் பார்த்து மியூச்சுவல் ஃபண்டில் சேமித்து, ஆன்லைனில் பங்குகளை வர்த்தகம் செய்து, வங்கி இருப்பைக் கூட்டிக்கொள்ளும் புத்திசாலியாய் இருக்க வேண்டும். தன் பிள்ளைகளை மூணாம் வகுப்பிலேயே நீட், ஐஐடியின் ஜேஈஈ- போன்ற நுழைவுத் தேர்வு பயிற்சி வகுப்புகளுக்கு அனுப்பியிருக்க வேண்டும். இந்தக் கூட்டத்தில்தான் Agitated mind அதிகம் தென்படுகிறது. இந்தக் கூட்டத்தில் சிலர், டென்ஷன் தலைக்கேறும்போதெல்லாம், நம்மாழ்வார் படத்தைத் தன் வாட்ஸ்அப் டிபியில் போட்டுவிட்டு, 'ஷப்பா... பேசாம நானும் ஊருக்குப் போய் உடனே செட்டில் ஆகி, விவசாயம் பண்ணப்போறேன்' என்று வசனம் பேசிவிட்டு, மறு வாரம் புதிய ஃபிளாட்டுக்கு இஎம்ஐ கட்டத் தொடங்குவார்கள்.

இந்த அறக்கப்பறக்க மனம் கொண்டு சாதிக்கத் துடிக்கும் நகரத்துச் சாதனையாளர்களுக்கு எல்லாம் தினசரி சவால் ஒன்று உண்டு. தினசரி தப்பிப்பது. காலையில் கொலைவெறித் தாக்குதலுடன் சாலையில் ஆக்ரோஷமாகப் பயணிக்கும் வாகனங்களிலிருந்தும், சாலையோர கொலைகார பேனர்களிலிருந்தும் தப்பித்து ஆபீஸுக்கும் வீட்டுக்கும் போகவேண்டும். நிரந்தரமில்லாத பணியை தினமும் காப்பாற்றிக்கொள்ள வேண்டும். தன் பணியின் கீழேயும் மேலேயும் செய்யும் தவறுகளைக் கண்டுகொள்ளாமல் தப்பிக்க வேண்டும். மூச்சு முட்ட ஓடிக்கொண்டிருக்கையில், ஆசுவாசமாக, பழைய பள்ளித் தோழியின் டிபியை யதேச்சையாய் வாட்ஸ் அப்பில் பார்த்து, கொஞ்சமாய் வழிந்து வறுத்து முடிக்கையில், 'மிஸ் யூ டா' என எழுதியதை, பதமாய்ச் சுவடில்லாமல் அழித்துவிட்டு, பிக்பாஸிடமிருந்து தப்பிக்க வேண்டும்.

தினம் தினம் இப்படித் தப்பிக்கும் பரபரக்கும் மனம், சப்பரம் பார்க்கப்போகும் சாதாரண ஆறுமுகத்துக்கு சத்தியமாய் இல்லை. அவனுக்கு வசதியும் வருமானமும் சற்றுக் குறைவுதான். அதுபோலவே நோயும், சாதிக்கும் நகரத்தானைவிடக் குறைவுதான். சாதனையாளனா, சாதாரணமானவனா? எது உங்கள் சாய்ஸ்?

24

சைக்கிளின் பின்சக்கரத்தைத் தூக்கி, அதன் துருப்பிடித்த ஸ்டாண்ட் போடும் சத்தத்தில் அம்மா எழுந்து, அடுப்பங்கரைக்குப் போய், ஒரு காலை மடக்கி இன்னொரு காலை குத்தவைத்து உட்கார்ந்திருப்பாள். ஏற்கெனவே அவள் படுக்கப்போகும் முன்னர் எடுத்துவைத்திருந்த சாப்பாட்டுப் பாத்திரங்கள், அவள் முன் காத்திருக்கும். அரைத்தூக்கத்தில் அவளுக்கு வரும் கொட்டாவி சத்தத்துக்கு, 'நீ போய் தூங்க வேண்டியதுதானே' என்ற எசப்பாட்டு அப்பாவிடமிருந்து வரும். இரவு 11 மணிக்கு, அடுப்பங்கரைத் தரையில் சப்பணம்கூட்டி அப்பா சாப்பிட அமர்வார். வரும்போது கணேஷ் லாலா கடையில் நாலணாவுக்கு அவர் வாங்கிவந்த பக்கோடாப் பொட்டலமோ, காரச்சேவுப் பொட்டலமோ கையில் இருக்கும். அதுதான் மோர் சோற்றுக்குத் தொடுகறி. மதியம் உலைவைத்த சோற்றின் மீந்த போர்ஷன்தான், தண்ணீர் விட்டு இரவில் அவருக்காகக் காத்திருக்கும். தண்ணீரை வடித்துவிட்டு முழுத்தட்டும் நிரப்பி வைக்கப்படும் சோறும், சற்றே புளித்த தயிரும், பக்கோடாவும், ஊறுகாயும்தான் இரவுச் சாப்பாடு.

'என்னது பக்கோடாவா, என்ன கலோரி தெரியுமா, ராத்திரியில தட்டு நிறையச் சோறா?' என எங்கள் அம்மா கத்தியதாய் எனக்கு நினைவே இல்லை. அந்தச் சோறும், பக்கோடாவும் சுகரையோ, பிபி-யையோ அன்றைக்கு அப்பாவுக்குத் தரவில்லைதான் (ஆனால் நல்ல தொப்பையைத் தரத்தான் செய்திருந்தது). தொப்பையோடிருந்த அவர்களுக்கு எல்லாம் அப்போது ஏன் நோய் வரவில்லை என்பதற்கான பதிலைப்பெற, அப்பா தினமும் 14 கி.மீ ஓட்டி வரும் அந்த ஓட்டை உடைசலான அட்லஸ் சைக்கிள் பயணத்தில் நாம் கொஞ்ச தூரம் சேர்ந்து பயணிக்க வேண்டும்.

முதலில், அப்பாவின் அந்த தினசரி சைக்கிள் பயணத்தில், வழியில் அவர் சுவாசித்த காற்றில் மாசு கொஞ்சமாய்த்தான் கலந்திருந்தது. அப்பா வேலை பார்த்த, அந்த மர நாற்காலி போட்ட ஆபீஸில் நானறிந்து எப்போதும் பரபரப்பே இருந்ததில்லை. இப்படியான அன்றைய பல அப்பாக்களின் தினசரிப் பயணத்தில் கணையமும் வாழ்வும் கடைசி வரை பழுதாகவேயில்லை.

ஆனால் இப்போது அப்படியில்லை. கடந்த மாதம் எங்கள் ஊரில் ஒரு மருத்துவ முகாம் நடத்தினோம். வந்த 160 பேரில், 45 பேருக்கு ரத்த சர்க்கரை ஏகத்துக்கும் இருந்தது. உடனே போனைப் போட்டு, 'ஏல! நம்ம ஊருலேருந்து கேம்ப்புக்கு வந்த நிறைய பேருக்கு சர்க்கரை ரொம்ப சாஸ்தியா இருக்கு தெரியுமால?' எனத் தொலைபேசியில் ஊர்க்கார ராஜாராமிடம் கேட்டேன். பதிலுக்கு அவன் சற்றும் யோசிக்காமல், 'ஏமுண்ணே இருக்காது? இப்போவும் ஊருல தினம் எல்லா டீக்கடையையும் சேர்த்தா, எட்டு மணிக்கு முன்னாலே காலையில இங்கே ஆயிரக்கணக்குல வடை ஓடுதுண்ணே! ஒரு பய வாக்கிங் போறது கிடையாது. வெள்ளாமையும் போச்சா... அத்தினி பேரும் காலையில டீக்கடை பெஞ்சுல உக்காந்து டீயும் வடையும் பேப்பருமா இருக்கானுவ' என்றான்.

நகரங்கள் மட்டுமல்ல, கிராமத்தின் புள்ளிவிவரங்களும் சர்க்கரை நோய் தலைவிரித்து ஆடுவதை தினமும் ஏதாவது ஒரு வகையில் சொல்லிக்கொண்டே இருக்கின்றன. '*Global Health Challenges 2018*' என்ற அறிக்கை, 'உலகத்தில் இந்தியா

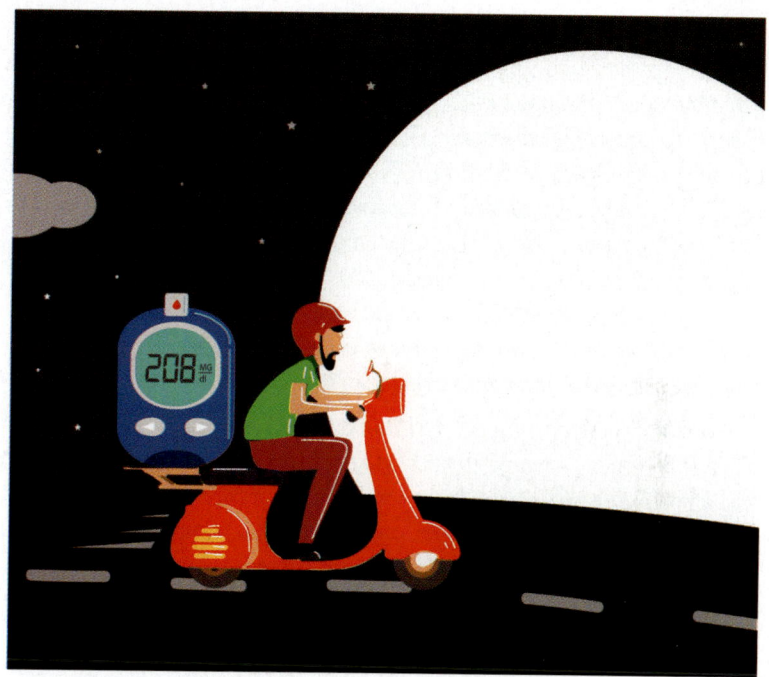

[illegible]ட்டுமல்ல, இந்தியாவிலும் தமிழகம்தான் சர்க்கரையில் முதலிடம்' எனத் தன் புள்ளிவிவர அறிக்கையை உலக அரங்கில் அழுத்திச் சொல்லிவிட்டது. எடை உயர்வும், தொப்பையும், கட்டுப்பாடற்ற உணவும்தான் இந்த முதலிடத்துக்கு முக்கிய காரணம் என்பது நாமெல்லாம் அறிந்தது. அறியாத ஒன்று, உணவுக்கட்டுப்பாடு என்பது உணவில் உள்ள கட்டுப்பாடு மட்டுமல்ல; அதைச் சாப்பிடும் நேரத்திலும் உள்ள கட்டுப்பாடு என்பது சமீபமாக உணவு அறிவியல் வலியுறுத்தும் மிக முக்கிய விஷயம்.

போன தலைமுறைக்கு அவர்கள் தம் நாற்பது வயதில் பக்கோடாவும் பழைய சோறும் இரவில் சாப்பிட்டது சர்க்கரைநோயைத் தராமல் இருந்திருக்கலாம். இந்தத் தலைமுறைக்கு இரவு 11 மணிக்கு பீட்ஸாவோ, பர்கரோ, பதமாய் வெந்த இட்லியோ சாப்பிட்டால், அவை சர்க்கரை நோயைச் சீக்கிரம் தரும் என்கிறது உணவு அறிவியல். 'சிர்கார்டியன் ரிதம்' எனும் மூளையில் ஓடும் கடிகாரம்

பல விஷயங்களைக் கட்டுப்படுத்தி இயக்கும் மிக முக்கிய உடல் இயங்கியல். இரண்டு வருடங்களுக்கு முன்னரே, இந்த சிர்கார்டிய ரிதத்துக்கும் நம் ஆரோக்கியத்துக்கும் உள்ள தொடர்பைத் தெளிவாகச் சொன்ன ஜப்பானியப் பேராசிரியர்களுக்கு நோபல் பரிசும் கொடுத்தாயிற்று (அதைப் பல ஆயிரம் வருடத்துக்கும் முன்னாடி சொன்னவர்கள் நம்ம ஊர் சித்தர்கள்). சிர்கார்டியன் ரிதத்தைக் கட்டுக்கோப்பாய் இயக்கும் Suprachiasmatic nuclei(SCN), நம் கண்ணின் ரெட்டினா மூலமாகவும் இன்ன பிற உடலின் அமைப்புகளின் மூலமாகவும் பெறும் சிக்னலை வைத்து, எதை எப்போது செய்ய வேண்டும் என ஒரு நீண்ட மரபைக் கொண்டுள்ளது.

சிர்கார்டியன் ரிதம் சாப்பாட்டு விஷயத்திலும் நிறைய கணக்குகளை வைத்திருக்கிறது. இரவு 8 மணிக்கு மேல் சாப்பிடும் பழக்கமுடையோருக்கு உடல் எடை அதிகரிப்பதும், சர்க்கரை நோய் கட்டுப்படாது இருக்கும் என்பதும் இன்று நிரூபிக்கப்பட்டுவிட்டது. இன்றைக்கு நகர்ப்புற 40, 50 வயதுக்காரர்கள் பலரும் எங்காவது பொதுவெளியில் சந்தித்தால் கேட்கும் இரண்டு கேள்வி, 'நீங்க எந்த டயட் ஃபாலோ பண்றீங்க? வேகனா, பேலியோவா, இன்டர்மிட்டென்டா?' என்பதுதான். வேகன், பேலியோ நமக்குத் தெரியும். அது என்ன Intermittent Fasting?

ஹார்வர்டு வரை இப்போது பேசப்படும் இந்த IF, இந்தியாவிலும் ஏகத்துக்கும் பிரபலமாகி வரும் ஓர் உணவுத்திட்டம். காலை முதல் மாலை வரை மட்டும் சாப்பிடுங்க. அப்புறமா இரவில் சாப்பிடாதீங்க என்பதுதான் இந்த இன்டர்மிட்டென்ட் ஃபாஸ்டிங்கின் ஃபார்முலா சுருக்கம். குறிப்பாக, இரவு ஆறு மணிக்கு மேல், இட்லியோ, சோறோ, இடியாப்பமோ, ஆப்பிளோ, அதிரசமோ எதுவும் கண்ணில் காட்டக்கூடாது என்கிறது இந்த உணவு அறிவியல். ஏற்கெனவே இரவுச் சாப்பாட்டுக்கு முன்னர், கலர் கலராய் மாத்திரை சாப்பிடுவோர், தடாலடியாக இந்த உணவுப்பழக்கத்துக்கு வந்துவிட வேண்டாம். உங்கள் குடும்ப மருத்துவர் மனம் நோகாமல் டைம் பார்த்து இந்த ஃபாஸ்டிங் முறையைக் கேட்டு மாத்திரைகளை அட்ஜஸ்ட் செய்து கொள்ளுங்கள். அந்த டாக்டர் அங்கிளிடம் கேட்கும்போது,

'கூகுள்ல பார்த்தேன், அதான் கேட்டேன்' எனக் கேட்க வேண்டாம். விளைவுக்கு நானோ விகடனோ பொறுப்பில்லை.

'சார்! நல்லவேளை இன்னும் அந்த மாத்திரைக் குவியலுக்கு நாங்க செல்லலை. அப்பா இருபது ரூபா பத்திரத்தில் உயில் எதுவும் எழுதிவைக்கலை. ஆனா, இருபது வயசுக்கு மேலே குடும்பச் சொத்தா பிபி, சுகர், குண்டு உடம்பு எல்லாம் கொடுத்திருக்கார்' என்போர், இந்த உணவு முறையை நிச்சயம் பின்பற்றலாம். எப்படி ஆரம்பிப்பது? 8 மணிக்குக் காலை உணவாக, முளைகட்டிய பாசிப்பயறு அல்லது சுண்டல் (இஞ்சி துருவிப்போட்டு), ஒரு கப் காய்கறி சாலட், 10 - 15 பாதாம்பருப்பு, கூடவே முருங்கைக் கீரை சூப் சாப்பிடுங்கள். அதற்கும் மேலே தேவைப்பட்டால் கறுப்பரிசி இட்லியோ, பழுப்பரிசி பொங்கலோ கொஞ்சமாய்ச் சாப்பிட்டுவிடுங்கள்.

அலுவலகத்தில் 11.30 மணிக்கு கிரீன் டீயோ, மோரோ, இளநீரோ சாப்பிட்டுக்கொள்ளுங்கள். மதியம் சாப்பாடு மூணு போர்ஷன். முதல் போர்ஷன், காய்கறி சாலட்டுகள் (வேகவைக்காதது முதலில்). பின்னர் வேகவைத்த காய்கறிகளுடன் மிளகுத்தூளும் கொஞ்சமாய் உப்புத்தூளும் தூவிய சாலட். பிறகு, நம் ரெகுலர் கூட்டு, காய், மீன், வேகவைத்த புலால், கொஞ்சூண்டு சோறு. சாம்பாரைப் பொரியலுக்கு ஊற்றிக்கொண்டு, ரசத்தை இடையிலும், மோரைக் கடைசியிலும் குடித்துவிட்டு எழுந்துகொள்ள வேண்டும். மாலையில் 5 மணி முதல் அதிகபட்சம் 6.30 மணிக்குள் இரவு உணவை முடித்துக்கொள்ள வேண்டும். பழங்களுடன் தொடங்குங்கள். அதிக மாவுப்பண்டம் இல்லாமல், சிறுதானிய காய்கறி கிச்சடி, கம்பு சோள தோசை, கோதுமை ரவா காய்கறி பாத் எனச் சாப்பிட்டுவிட வேண்டும். 6.30 மணிக்குப் பிறகு, அடுப்பங்கரைக்கு மனைவியிடம் காதல் குசும்பு செய்ய மட்டும் செல்லலாம். ஆண்களுக்கு மட்டுமல்ல, தொப்பையுள்ள பெண்களுக்கும் இந்த டயட் பொருந்தும்.

பழக்கதோஷத்தில் இரவு 9 மணிக்கு நம்மில் பலருக்கும் பசிக்கும். சிலருக்குக் கிறுக்குப்பிடித்ததுபோல் கோபம் கொப்பளிக்கும். தலைவலி வரலாம். ஆனால் எல்லாம் இரண்டு, மூன்று தினங்களுக்கு மட்டுமே.

எல்லாவற்றிற்கும் மேலாக, *Impaired glucose tolerance* எனும் *pre diabetes* நிலையில் உள்ள பல இளைஞர்கள், யுவதிகளுக்கு ரத்த சர்க்கரை மிகச் சிறந்த கட்டுப்பாட்டில் வருவதற்கு, மேலே சொன்ன உணவுத்திட்டத்துடன் கூடிய இன்டர்மிட்டென்ட் ஃபாஸ்டிங் ஏகத்துக்கும் உதவுகிறது.

இன்டர்மிட்டென்ட் ஃபாஸ்டிங், பெயர்தான் புதுசு. நமக்கு இது ரொம்பப் பழக்கத்தில் இருந்த பழசுதான். சமணர்களின் மிக முக்கியமான உணவுப்பழக்கம் இது. மின்சாரத்தைக் கண்டுபிடித்ததற்குப் பிறகு கொஞ்சமும், இப்போது ஸ்விகி, ஊபரெல்லாம், சோற்றைக் கொண்டு வந்து நடு ராத்திரியில்கூட ஆப்புவைக்க ஆரம்பித்த பின்னரும்தான், இந்த நடு ராத்திரி உணவுத் திருவிழாக்கள் ஏகத்துக்கும் நடக்கின்றன. அதுவும் விருந்து என்றால் இரவுதான் என ஆகிப்போனதுதான், தமிழகத்தில் தொப்பை தொங்க ஆரம்பித்ததன் மிக முக்கிய காரணம். 'நீங்க வேலையெல்லாம் முடிச்சிட்டு முந்தின நாள் இரவு வந்து வாழ்த்திட்டுப் போங்க, நாங்க நாளைக்குக் காலையில் கல்யாணம் பண்ணிக்கிறோம் என, கடந்த இருபது வருடங்களாகத் திருமண விழாவை மாற்றி யோசித்ததில், 'கல்யாண சமையல் சாதம் காய்கறிகளும் பிரமாதம்' எனக் கொண்டாடிப் பரிமாறிய மதிய விருந்து இப்போது, 'லைன்ல வா! வேண்டியதெல்லாம் கொட்டிக்கோ' என்ற இரவு விருந்தாகிப்போனது. அழி ரப்பர் மாதிரி ரொமாலி ரொட்டியோ, முந்திரி போட்ட ஆனியன் ஊத்தப்பமோ, குல்கந்து பிதுங்கிய பீடாவோ... தமிழ்த் தலைமுறைகளுக்குப் பரிச்சயமே இல்லாத இந்த வகையறாக்கள் இல்லாமல் இரவு விருந்து கொடுத்தால், அது சாமி குத்தமாகிவிடுகிறது. இரவு விருந்துகள், இன்டர்மிட்டென்ட் ஃபாஸ்டிங்க்கு ஆகவே ஆகாது.

மனிதன் பல நெடுங்காலம் சூரியன் உதிக்கும் போதிருந்து தொடங்கி சூரியன் மறையும் வரைதான் சாப்பிட்டிருக்கிறான். அவனது ஹைப்போதலாமஸில் உள்ள அந்த *SCN* அதற்கேற்றாற்போல்தான் உணவு டிராஃபிக் கன்ட்ரோலை உடம்புக்குள் செய்துவருகிறது. 'வேள்பாரி'யில் சொல்லப்பட்ட தெய்வ வாக்கு விலங்கான தேவாங்கு (*Slender loris*) முதலான சில ஜந்துகள் மட்டும்தான் இரவில் விழித்து, தனக்கு வேண்டியதைச்

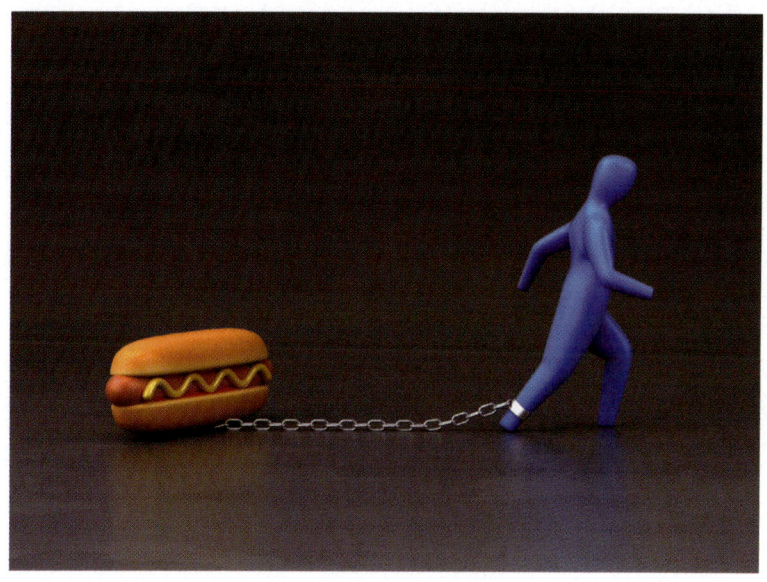

சாப்பிட்டு, பகலெல்லாம் தூங்கியுள்ளன. அப்படியான பிறப்புகள் அதனால்தான் கிளையில் முன்னேயும் பின்னேயும் நடந்தன. அல்லது சு.வெங்கடேசன் சொன்னதுபோல் வடக்குப் பக்கம் உட்கார்ந்து வழிகாட்டியிருக்கலாம். நாம் முன்னால் மட்டும்தானே நடக்கிறோம்.

காலை உணவைத் தவிர்ப்பவனுக்கு சர்க்கரை நோய் வருகிறது. இரவு உணவைக் கட்டு கட்டு எனக் கட்டுபவனுக்கு சர்க்கரை வருகிறது. இவையெல்லாம் ஏகத்துக்கு எலியிலும், கொஞ்சம் மனிதனிலும் ஆய்வுகளால் நிரூபிக்கப்பட்ட உண்மைகள். ஆய்வில் கோலோச்சும் ஹார்வர்டு முதலான பல பல்கலைக்கழகங்கள், தொடர்ச்சியாகத் தங்கள் தளத்தில் பகிரும் விஷயங்கள். சனிக்கிழமை, கூழ் ஊத்துகிற மாதிரி நகர்ப்புறங்களில் இரவு ஓட்டல்களின் முன்னால் குவியும் கூட்டத்திலிருந்தும், 'என்ன, ஞாயித்துக்கிழமையும் வீட்டிலேயா சமைக்கிறீங்க? குடும்பத்துல ஏதாச்சும் பிரச்னையா? கவுன்சலிங் போறீங்களா?' எனக் கொளுத்திப்போடும் சகுனிகளிடமிருந்தும் நாம் தப்பித்தே ஆகவேண்டும். நோயிடமிருந்தும் மருத்துவ மனைகளிடமிருந்தும் தப்பித்தே ஆகவேண்டுமல்லவா?

25

முக்கோணக் காதல் கதை நமக்குப் பரிச்சயமானது. காதலின் முக்கோணக் கதை தெரியுமா? ரொம்ப முக்கியமான கதை இது. இளசுகள் மட்டுமல்ல, நாற்பதுகளும் இந்தக் காதல் விஞ்ஞானத்தைப் புரிந்துவைத்துக் கொள்வது, சுகர் வராமல், பிபி வராமல் இருக்கவும் உதவும் என்கிறார்கள் உளவியல் விஞ்ஞானிகள். எல்லா வாழ்வியல் நோய்களின் தடுப்பிற்கும், பரபரப்பில்லாத மனம் அவசியம். பரபரப்பில்லாத மனதிற்கு, எப்போதும் துருப்பிடிக்காத காதல் அவசியம். துருப்பிடிக்காத காதல் குறித்த, ராபர்ட் ஸ்டென்பெர்க் எனும் மூத்த உளவியல் பேராசிரியரின் காதல் முக்கோணக் கருதுகோள்தான், இன்றைய உளவியலும் நரம்பியலும் ஏற்றுக்கொண்டு இயங்கும் முக்கிய அறிவியல். இவர் சொல்லும் முக்கோணத்தின் மூன்று கோணங்கள்... நெருக்கம் (Intimacy), ஈர்ப்பு (Passion) மற்றும் அர்ப்பணிப்பு (Commitment).

யாரிடமும் உணராத ஒரு நெருக்கத்தை ஒருவரிடம் உணர்வதுதான், மையலை மையம்கொள்ள வைக்கும் மிக முக்கியப் புள்ளி. காதல் வாழ்வில் எல்லா வயதிலும் இது நிச்சயம் இருக்க வேண்டிய உணர்வு. இந்த நெருக்க உணர்வு,

பரிச்சயமே இல்லாத, பழகியே பார்க்காத பக்கத்து சீட் பெண்/ ஆண் மீது வருவதை, உளவியலாளர்கள் 'இனக்கவர்ச்சி' (Infatuation) என்கிறார்கள். அது பதின்பருவத்தில், டீன் ஏஜில் வரும் விஷயம் மட்டுமல்ல, நாற்பதிலும் வரும். ஆனால், நான்கைந்து நிமிடத்திலோ நான்கைந்து நாள்களிலோ காணாமல்போய்விடும். அதற்குப் பிறகும் தொடர்ந்தால், அது வியாதி.

பொதுவாக, நெருக்க உணர்வு பணிச்சுமையில், பழகிய சுமையில் தொலைந்துபோவதும் நசுங்கிப்போவதும், நாற்பதில் காதல் தொலைந்துபோவதற்கான முதல் காரணம். 'பணிச்சுமை புரிகிறது. அதென்ன பழகிய சுமை' என்கிறீர்களா? 'வாங்க பழகலாம்' என்பதான, திருமணம் அல்லது காதல் வாழ்வின் முதல் அத்தியாயத்தில் இருக்கிற ஈர்ப்பும் கவர்ச்சியும், சில வருடங்களில் காணாமல்போய்விடும். பிறகு, 'ம்ம்... இம்புட்டுத்தானாக்கும்...' என்கிற நிலையில் கொண்டுவந்து நிறுத்துவதுதான், 'பழகிய சுமை'யின் இலக்கணம். 'எதைச் சொன்னால், இவருக்கு அழகிய முகம்போய், வில்லன் மூஞ்சியாக மாறும்?', 'எதைப் பேசும்போது பாம்புக்காதை வைத்திருக்கும் இவள் கேட்காததுபோல் நகர்வாள்?', 'செலக்டிவ் அம்னீசியா எப்போது வரும்?' என்பவையெல்லாம் பட்டவர்த்தனமாகப் புரிந்து, இருவருக்கிடையிலான விகாரங்கள், முரண்கள் எல்லாம் முழுமையாய் அறிந்த பின்னர், இந்த 'பழகிய சுமை' நெருக்கத்தை நசுக்க ஆரம்பிக்கும்.

நெருக்க உணர்வு குறைந்திருப்பதை எப்படி உணர்வது? இணையுடன் முழுமையாக, பாதுகாப்பாக உணர்ந்த இடத்திலிருந்து விலகும் தருணத்தில்தான் நெருக்கம் குறையத் தொடங்குகிறது. 'இவனிடம் இதைப் பகிரத் தேவையில்லை', 'இவகிட்ட இதைச் சொல்லணுமாக்கும்?' என்கிற விலகல் உங்களுக்குள் ஏற்பட்டால், நெருக்கம் குறைகிறது எனப் பொருள். திரைப்படத்தில் ரசித்த காட்சியைப் பகிர்வதிலிருந்து, அவசியமில்லாமல் அலுவலகத்தில் அவமானப்பட்டு, அங்கு பகிர முடியாத வலியை அவள் கரம் பற்றிக் கண்களில் கொட்டுவதுவரை... இவையெல்லாம் நெருக்கத்தின் அடையாளங்கள். ரசித்தவற்றையும், ரகசியங்களையும், குசும்புகளையும், இணை ரசிப்பார் என்பதற்காகச்

சோடனையான அழகிய பொய்களையும் ஒளிவுமறைவின்றிச் சொல்லும் இடங்கள்தாம் நெருக்கம்.

வழக்கமான நெரிசலான பாதையில் எப்போதும்போல்தான் வண்டி ஓட்டி வந்திருப்போம். ஆனால், அதைச் சற்று மிகைப்படுத்தி, கண்களை விரித்து, ‘தெரியுமா உனக்கு? இன்னைக்கு ஜஸ்ட் எஸ்கேப். பார்க் ரோட்ல நான் லெஃப்ட்ல ஓடிக்கும்போது, அப்படியே 100 கி.மீ வேகத்துல வந்த அந்த டெம்போ ட்ராவலர் வண்டி ஒரு மி.மீ இடைவெளியில் போனான். இல்லைன்னு வையி...’ எனச் சொல்லிக்கொண்டிருக்கும்போதே, ‘ஏம்ப்பா... நீங்க கொஞ்சம் ஓரமா போயிருக்கலாமில்ல... பார்த்துப்பா...’ என முணுக்கென மூக்கு உடைந்து குரலில் கொஞ்சூண்டு ஈரம் ஒட்டின மாதிரி இருக்கும். இதுபோன்ற உரையாடல் இருந்தவரை அந்த நெருக்கம் இருந்தது.

இந்த சீனெல்லாம் பெரும்பாலும் நாற்பதுகளில் நடப்பதே இல்லை. மாறாக, மத்தியானச் சாப்பாட்டு வேளையில், பீன்ஸ் பொரியலைச் சுவைக்கும் இடைவெளியில், ‘ஒரே டென்ஷன்பா வீட்டுல. இருபத்தஞ்சு வருஷமா பைக் ஓட்றாருன்னு பேரு. ஆனா, நேத்துகூட ரோட்டுல விழுந்து வாரி எழுந்து வந்திருக்காரு. பைக்குக்கு மூவாயிரம் தண்டம். இதுல கிறுகிறுன்னு வருதாம். ஸ்கேன் எடுக்கணும்னு ஆபீஸுக்கு லீவு போட்டாச்சு. சரியான பயந்தாங்கொள்ளிப்பா. இன்னும் அங்க ஆஸ்பத்திரியில எவ்வளவு பிடுங்கப்போறாங்களோ?’ என்ற உரையாடல் நடந்தால், நெருக்க உணர்வுக்கு நெருப்பு வெச்சாச்சு என்று பொருள்.

‘எனக்கான ஸ்பேஸ் இல்ல’ - இது நகர்ப்புற நாற்பதுகளின் உரையாடலில் அதிகம் கேட்கும் வரி. அது என்ன *Space*? ‘மூச்சுமுட்ட வைக்கும் நெருக்கம்கூட வலிதான். கொஞ்சம் ஸ்பேஸ் தம்பதியிடையே நிச்சயம் வேணும்தான்’ என்று சொல்லும் உளவியலாளரும் உண்டு. ‘பூமிக்கு ஒரு வெளி, நிலவுக்கு ஒரு வெளி, ஒவ்வொரு கோளுக்கும் ஒரு வெளி என இருக்கும்போதுதான் நிலவும் சரி, கோளும் சரி அதனதன் ஈர்ப்பு விசையோடு அதனதன் சுற்றுவட்டப் பாதையில் சுற்றும். ஒரே ஈர்ப்பாய் இருந்தால் மோதிச் சிதறிவிடும்’ என்கிற இயற்பியல் விதி மாதிரி, ஒரேயடியான நெருக்கமும் சில

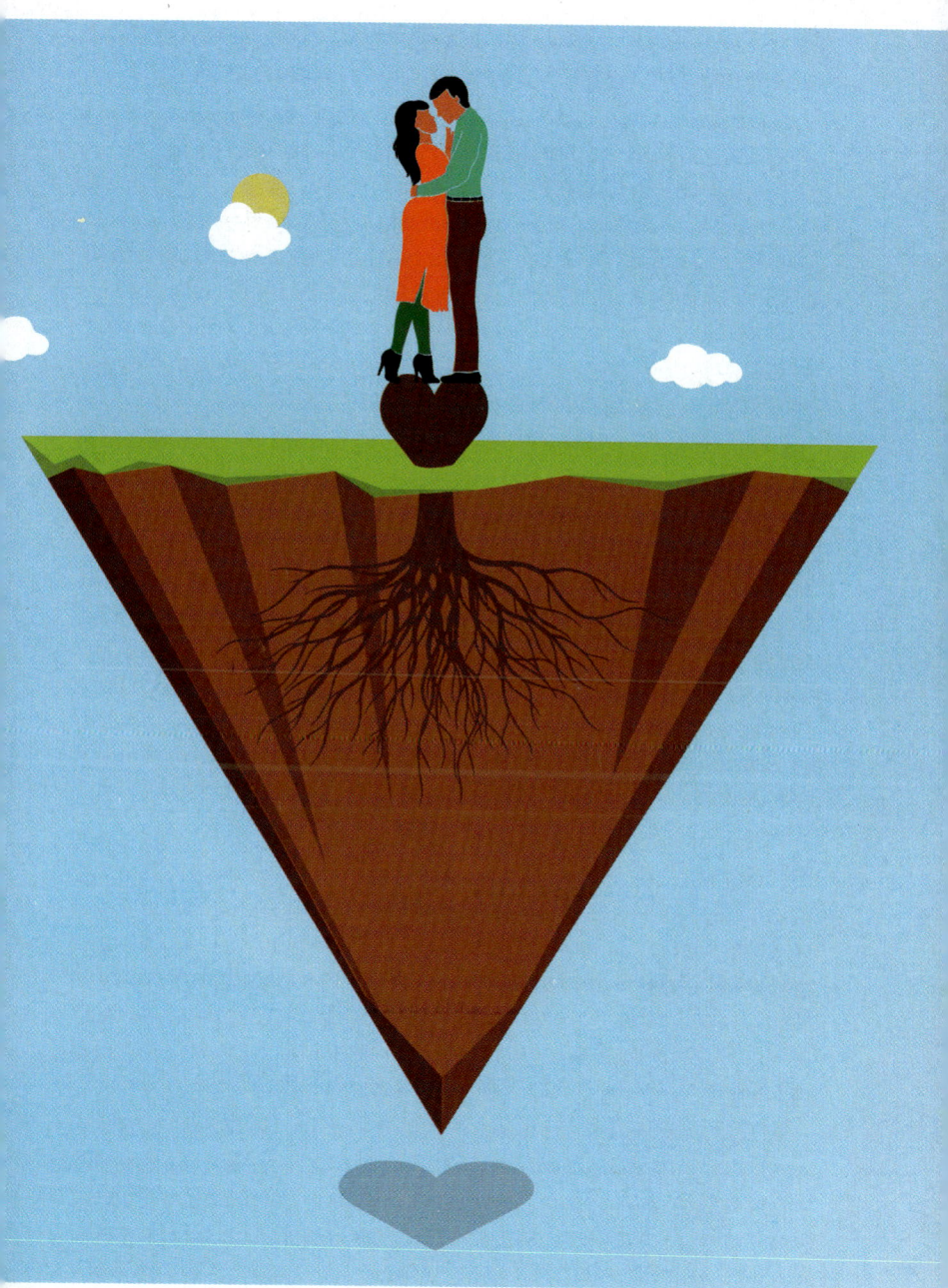

நேரத்தில் மோதி வெடிக்கும். அதனால் கொஞ்சம் ஸ்பேஸ் அவசியம்தான் என்கின்றன உளவியல் ஆய்வுகள்.

முந்தைய பாராக்களில் சொன்ன மாதிரி, நெருக்கத்தைக் கட்டமைக்கும் புனைவும், ஈர்ப்பும், ஈரமொழியும் கால ஓட்டத்தில் வறண்டு போகும்போது, தம்பதி மோதி முட்டிக்கொள்ளவோ, உடையவோ, சிதறவோ, விரிசலடையவோ இல்லாமலிருக்க, ஸ்பேஸ் இருவருக்கும் அவசியம். ஆனால், அந்த ஸ்பேஸின் அளவும் அழகும் ரொம்ப முக்கியம். எப்படி? அவ்வப்போது, பள்ளிக்கால நட்போடு வெடிச்சிரிப்பாய்ச் சிரித்து மகிழும் தருணங்களும் அவற்றுக்கான பயணங்களும் வேண்டும். இது இருபாலருக்கும் பொருந்தும்.

நாற்பதின் ஆண்களில் சிலர் இப்படிக் கிளம்புகிற மாதிரி, அன்றைய பெண்களுக்குத் திண்ணை, வாசல்படி, குளத்தங்கரை, தண்ணீர்த்தொட்டி, கோயில் பிராகாரம் எனப் பல இடங்கள் இருந்தன. இன்று நகர்ப்புறங்களில் நெரிசலான பணிச்சுமை மிகுந்த வாழ்வில், பெண்களுக்கு அவை இல்லை. போதாக்குறைக்கு பொதுவாகவே திருமணத்துக்குப் பின், அதுவரை பழகிய அத்தனை நட்பையும் தொலைத்துவிடும் நிலையும் இன்றுவரை தொடர்கிறது பெண்களுக்கு. இது பெண்களுக்கான ஸ்பேஸ் குறைவதற்கான மிக முக்கிய காரணம். பெண்கள் தங்களுக்கான வெளியை நிச்சயமாகத் தக்கவைத்துக்கொள்ள வேண்டும்.

'புருசனுங்களை எல்லாம் விட்டுவிட்டு, ஒண்ணா ஒரு டூர் போயிட்டு வருவோம். அட்லீஸ்ட், ஒண்ணா சேர்ந்து ஹோட்டலுக்குப் போய் ஒருவேளை சாப்பிட்டாச்சும் வருவோம்டி' என்று சொல்லும் தோழியின் பேச்சைப் புறந்தள்ளாமல் போய்வாருங்கள். காதல் கொஞ்சம் கூடுதலாய்க் கொப்பளிக்கும். 'எக்கா, மத்தியான ஆட்டத்துக்கு சிவாஜி படம் போய் வந்துருவோமா? அவுக வர மணி 7 ஆகும்' என்பது அந்தக்கால ஸ்பேஸ். நீங்கள் ஏன் அதை விடவேண்டும்?

தம்பதிக்கு இடையிலான இந்தக் குட்டி ஸ்பேஸ் கூடுதல் அந்நியோன்யத்தையும் நெருக்கத்தையும் உருவாக்க வேண்டும். மாறாக விலகலை ஏற்படுத்தும் வகையில் அமைந்தால், அந்த வெளியில் கோள் தொலைந்துபோகவோ, சுற்றுவட்டப்பாதையை விட்டு விலகிப்போகவோ, வேறு கோளில் மோதவோ

நேரலாம். ஒரு சாட்டிலைட் வந்து அந்த ஸ்பேஸுக்குள் நுழையவும் சாத்தியமுண்டு. ஸ்பேஸ் அவசியமானதுதான். அந்த வெளியிலும் ஈர்ப்பை விட்டு விலகாத, நெருக்கத்தைத் தொலைக்காத, வெளிவட்டப்பாதையில் கொஞ்சம் சார்ஜ் ஏற்றிக்கொண்டு திரும்பிவரக்கூடிய கோள்களாகவும் ஸ்பேஸாகவும் இருப்பது மிக அவசியம்.

காதல் முக்கோணத்தின் இரண்டாவது கோணம் Passion. ராபர்ட் ஸ்டென்பெர்க் சொன்ன Passion என்கிற வார்த்தைக்கு இணைத் தமிழ்ச் சொற்களாக, ஒருவித வேட்கை அல்லது ஈர்ப்பைச் சொல்லலாம். நாற்பதுகள் தொலைப்பது இவ்வித ஈர்ப்பைத்தான். அழகிய உடை அணிவதிலிருந்து, அழகிய புன்னகையை முகத்தில் எப்போதும் ஒட்டிவைப்பதுவரை பல செய்கைகள் இந்த வேட்கையை உயிர்ப்புடன் வைத்திருக்க உதவும். வண்ணத்துப்பூச்சியின் வண்ணங்களின் காம்போ மாதிரி, மலர்களுக்குள் தெறித்து நிற்கும் பிக்காஸோ மாதிரி, ஆணும் பெண்ணும் காலத்திற்கேற்ற வசீகரங்களைத் தங்களுக்குள் நிரப்பிக்கொள்ளத்தான் வேண்டும். அதுமட்டுமே இருவரிடமும் வேட்கையை எப்போதும் ஒட்டிவைத்திருக்கும். மூன்று நாள்கள் சவரம் செய்யாத தாடியோடு வந்த நண்பர் ஒருவரிடம், 'என்னாச்சு?' எனக் கேட்டேன். 'இது salt and pepper ஸ்டைல்' எனத் தன் சோம்பேறித்தனத்துக்கு முலாம் பூசினார். பிதுங்கி நிற்கும் தொப்பை, வழுக்கையுடன் அந்த மூன்று நாள் சவரம் செய்யாத தாடியையும் சேர்த்துப்பார்த்தால், பல மனைவிகளுக்கு 'சால்ட் அண்ட் பெப்பர் 'தல' ஞாபகம் வராது. ரயில் நிலையத்தில் பார்த்த சில 'தறுதலை'ங்க ஞாபகம் வரலாம். வேட்கைக்கு வசீகரம் அவசியம் பாஸ்!

வெளியில் செல்லும்போது வசீகர ஆடை அலங்காரம் செய்யும் நம்மில் பலர், வீட்டில் திருத்தமாய் இருப்பதே இல்லை. அஞ்சு நாள் அழுக்குக் கைலியுடனும், முதுகில் ஏகே 47 வைத்துச் சுட்ட மாதிரி பல ஓட்டைகள் தெரியும் பனியனுடனும் திரியும் நாற்பதினர் நிறைய பேர் உண்டு. ஆள்பாதி ஆடை பாதி என்ற எண்ணம் உள்ள தமிழ்ச் சமூகத்திலிருந்து வந்தவர்கள் நாம். 'கல்யாணத்துக்கு அப்புறம் வெயிட் போட்டிருச்சு. எங்கப்பா வீட்ல இருந்தவரை நல்லாத்தான் இருந்தேன். இதுக்கெல்லாம் இவுகளும்

இவுக வீட்டுக்காரங்களும்தான் காரணம்' எனச் சொல்லி, நாளொரு மேனியும் பொழுதொரு வண்ணமுமாக வளரும் சில பெண்கள்மீது அவர்களின் கணவருக்கு ஈர்ப்பு குறைவது இயல்பே. ஜிம்மோ, ஸூம்பாவோ, பூங்கா பிராகாரமோ... ஏதோ ஓர் உடற்பயிற்சி செய்து உடலை ஃபிட்டாக வைத்துக்கொள்ள வேண்டும். திருத்தமாக ஆடை அணிவதும், புன்னகையுடன் கூடிய முகமொழியும், பொலிவேற்றும் உடல் மொழியும் ஈர்ப்பை எப்போதும் இயல்பாய் வைத்திருக்க உதவும். பகட்டாய் இருக்க வேண்டும் என அவசியமில்லை. பொலிவாய் இருக்க வேண்டும். பகட்டுக்குத்தான் பொருளும் நகையும். பொலிவிற்கு மெனக்கெடலும் புன்னகையும் மட்டும் போதும்.

மூன்றாவது காதல் கோணம், அர்ப்பணிப்பு. ஸ்டென்பெர்க் இதை *Commitment* என்கிறார். நம் இந்தியத் திருமணங்கள் தோற்றுப்போகாமல் இருப்பதற்கு இந்த கமிட்மென்ட்தான் மிக முக்கிய காரணம். சட்டபூர்வமாகவோ, மத நம்பிக்கையின் அடிப்படையிலோ ஏற்பட்டுள்ள இந்த பந்தத்தைத் தொலைத்துவிடக்கூடாது என, சில நேரத்தில் பல அழுத்தங்களையும் வலிகளையும் விழுங்கிக்கொண்டு வாழ்வைச் செலுத்தும் தம்பதிகள் பலர். தங்கள் பிள்ளைகளுக்காக, அவர்கள் நல்வாழ்விற்காக, அவர்களுக்குப் பின்னாளில் அவமானம் வந்துவிடக்கூடாது என்பதற்காகப் பெற்றோர்கள் பலர் ஒட்டி நிற்பது இந்தப் பிணைப்பினால்தான்.

பிற வளர்ந்த நாடுகளில் முதலில் *Intimacy*, பின் *Passion* அப்புறமாய் *Commitment* என்கிற படிநிலைதான் நிலவுகிறது. 3, 4 டேட்டிங் முடிந்த பின் கொஞ்சம் நெருக்கம் அதிகம் இருப்பதை உணர்ந்து, அப்புறமாய் இருவரும் ஈர்ப்பையும் வேட்கையையும் காட்டி, அதன்பின் கமிட் ஆவது அந்த ஊர்க் கலாசாரம். இங்கே அப்படியே உல்ட்டா. '9ல 7 பொருத்தம் இருக்கு' என்றோ, 'அவுகளுக்குத் தொண்ணூறாயிரம் சம்பளம்' என்றோ, 'பிக்கல் பிடுங்கல் கிடையாது (அது என்ன பிக்கல் பிடுங்கல் என ஊருக்கே தெரியும். அதற்கு ஒரு பத்தியை வேஸ்ட் பண்ண வேணாம்)' என்றோ, முன்பின் தெரியாதவர்களை கமிட் பண்ண வைத்து, அப்புறமாய் ஈர்ப்பையும் நெருக்கத்தையும் உருவாக்குவது நம் நாட்டு வழக்கம். 99% இந்தியத் திருமணங்கள் இப்படித்தான்

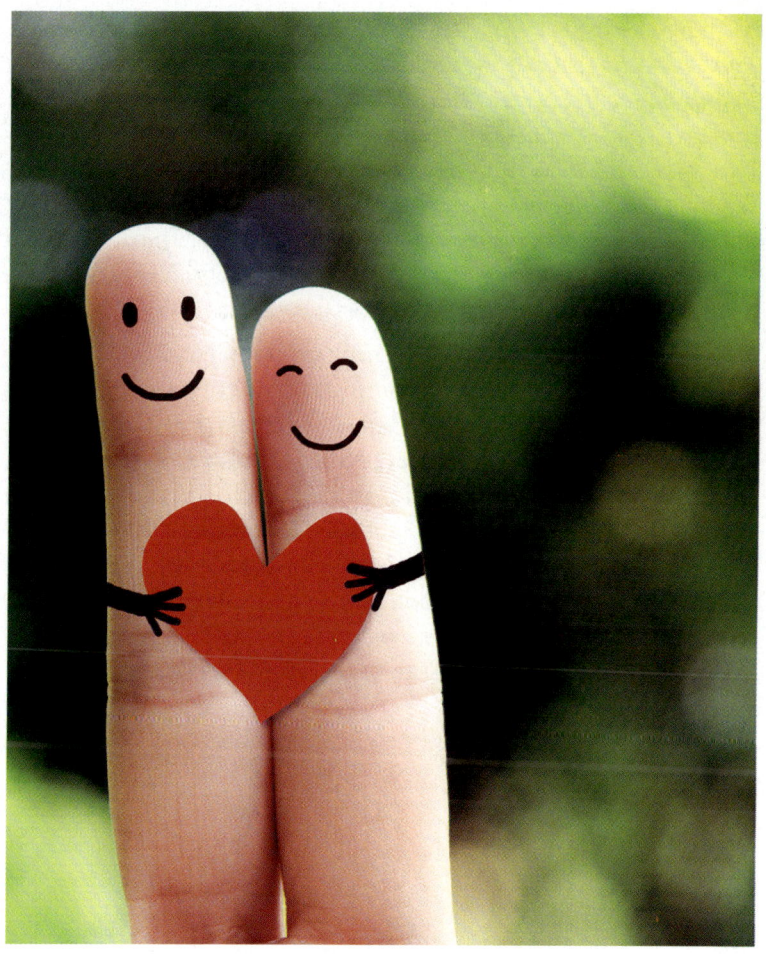

நடக்கின்றன. உண்மையில் இந்த வகை கமிட்மென்ட், நீண்ட காலம் மிகச் சிறப்பாக இருப்பதாக வெளிநாட்டு உளவியலாளர்கள் வியக்கின்றனர். தற்போதைய நிலையைக் கொஞ்சம் உற்றுப்பார்த்து ஆராய்ந்தால் அப்படி வியக்க மாட்டார்கள். ஒட்டியுள்ளனர்; மனம் பொருந்தி மகிழ்ந்து உள்ளனரா? சோழி உருட்டித்தான் பார்க்க வேண்டும்.

நாற்பதில் நெருக்கமும் இல்லாமல், ஈர்ப்பும் இல்லாமல் வெற்றுப் பிணைப்பில் இருப்பதை ஆங்கிலத்தில்

'வெற்றுக்காதல் (Empty love)' எனச் சொல்கிறார்கள். முக்கோணக் காதல் கதையின் முக்கியமான விஷயம், இந்த Empty loveதான். அவசியமில்லாத எரிச்சலும் பரபரப்பும் அதிகம் இந்த வயதில் நுழைவதற்கு இந்த வெற்றுக்காதல் மன நிலை மிக முக்கியமானது. நெருக்கத்தையும் ஈர்ப்பையும் தொலைக்கும்வரை இந்த வெற்றுக் காதலின் வலி பலருக்குப் புரிவதில்லை. 'வேணும்னா சார் தொலைக்கிறோம்? சமூகப் பொருளாதார நெருக்கடி புரியாதா, இல்ல தெரியாதா?' எனச் சண்டை கட்ட வேண்டியதில்லை.

நாற்பது, ஐம்பதில் இருப்போர் ஒன்றைப் புரிந்துகொள்ள வேண்டும். இந்திய சராசரி வாழ்நாள் புள்ளிவிவரத்தின்படி, இன்னும் 18-20 வருடங்கள்தான் நம் வாழ்வு. எறும்பாய், ஈயாய், பன்றியாய், பட்டாம்பூச்சியாய், மிளகாய் வற்றலாய், மெக்னோலியா மலராய்ப் பிறக்காமல் மனிதனாய்ப் பிறந்தது இயற்கை நமக்குத் தந்த தேர்வு. அவையெல்லாம் தாலி கட்டாமல், பென்ஷன் பற்றி யோசிக்காமல், பேரப்பிள்ளைங்க நீட் எக்ஸாம் பற்றிப் பேசாமல், ஒன்றோடொன்று நெருக்கமாய், ஒன்றோடொன்று வேட்கையுடன் முழுக்காதலோடு வாழ்கின்றன. நமக்கு மட்டும் ஏன் இந்த வெற்றுக்காதல்?

26

'அதெல்லாம் ஒண்ணுமிருக்காது' என்கிற ஆதரவான சொல் மிக அவசியமானது, நம்மை ஆற்றுப்படுத்துவது. என்றாலும், அந்தச் சொல் நம் படபடப்பைச் சற்றுக் குறைத்து நிதானப்படுத்தி யோசிக்கவைக்க வேண்டுமே தவிர, அலட்சிய மனோபாவத்தைக் கொடுத்துவிடக்கூடாது. நாற்பதுகளில் உடல்நலம் சார்ந்த அலட்சியங்கள் சில நேரங்களில் குப்புறத்தள்ளிவிடும் ஆபத்துகளைக் கொஞ்சம் அதிகமாகவே கொண்டுள்ளன. லாடம் கட்டிய குதிரையாக ஓடிக்கொண்டிருக்கும் நாற்பதுகளில், சில நேரங்களில் தன்னுள் நடக்கும் மாற்றங்களைக்கூட உணராமல், அப்படியே அறிந்தாலும் அதை அலட்சியப்படுத்தி ஓடுகையில், சில நோய்கள் பின்னஞ்சட்டையைப் பிடித்து நிறுத்துவதுபோல வந்து சேரும். ஆம்! கணிசமான அளவில் பெருஞ்சவாலாக வரும் புற்றுநோய்க் கூட்டம், இந்த வயதில்தான் இந்தியாவில் அடையாளப்படுத்தப்படுகின்றது. குறிப்பாகப் பெண்களில்!

இன்று கணிசமான அளவில் புற்றுநோய் மரணங்கள் தடுக்கப்படுகின்றன. அல்லது தாமதப்படுத்தப்படுகின்றன. அமெரிக்கா, 1995 காலகட்டத்துடன் ஒப்பிடும்போது

இப்போது 26% மரணங்களைத் தவிர்த்துவிட்டதாக அறிவிக்கிறது. நாமும்கூட இப்போதெல்லாம் ஆரம்பக்கட்ட நிலையில் பல புற்றுநோய்களை அடையாளம் காண ஆரம்பித்திருப்பதால், சற்றே புற்றுநோய் மரணங்களைத் தவிர்க்க ஆரம்பித்துள்ளோம். ஆனால், நாற்பதுகளில் அடையாளம் காணப்படும் புற்றுநோய்கள் முன்பு இல்லாத அளவுக்கு இப்போது வாழ்வை நிலைகுலைய வைக்கும் சம்பவங்கள் அதிகரித்துக்கொண்டேதான் இருக்கின்றன.

இன்றுவரை, புகைப்பதால் ஏற்படும் புற்றுநோய்தான் இந்தியாவில் முதலிடத்தில் இருக்கிறது. புகைபிடிப்பதற்கான தடைகளை மிகப்பெரிய அளவில் நடைமுறைப்படுத்திய பின்னரும், சிகரெட் டப்பாக்களில் 'வாயும் நுரையீரலும் என்ன பாடுபடும்' எனப் படம் போட்டு பயமுறுத்திய பின்னரும்கூட, புகையிலைப் பயன்பாடு குறைந்தபாடில்லை. அவை தரும் மரணங்கள் இப்போதும் இங்கே அதிகம். அதற்கான மிக முக்கிய காரணம், இந்தியாவில் புகையிலைக்கும் வறுமைக்கும் உள்ள பந்தம்.

வறுமையை ஒழிப்பதும் வேலைவாய்ப்பை அதிகரிப்பதும்தான் புகையிலையை ஒழிக்க, புகையிலையால் ஏற்படும் புற்றை ஒழிக்க உள்ள முக்கிய வழி என்கின்றனர் ஆய்வாளர்கள். மூன்று வேளை உணவிருந்தும், அதைச் சரியான நேரத்தில் சாப்பிடாத, அல்லது கிடைக்கும் துரித உணவை நினைத்தபோது நிரப்பிக்கொள்ளும் நபர்களும், இந்தச் சிக்கலுக்குள் புகையிலைக்கு அடுத்தபடியாக வந்துசேரத் தொடங்குகின்றனர். நேரம் தப்பிச் சாப்பிட்டு, கூடவே புகைக்கும் பழக்கமும் இருப்போர் சிவப்புக் கம்பளம் விரிப்பது இந்த நோய்க்கூட்டத்துக்குத்தான்.

'புகைபிடிப்பது புற்றுநோயை உண்டாக்கும் - உயிரைக் கொல்லும்; மது அருந்துதல் உடல் நலத்திற்குத் தீங்கு விளைவிக்கும்' - திரைப்படம் ஆரம்பிக்கும்போது வரும் இந்த 'Statutory warning'-ன்போது பலரும் கேட்பது, 'இதை ஹீரோ பேசுறாரா, இல்ல டைரக்டரா?' என்பதைத்தான். இந்தக் கட்டாய வசனத்தை ஒவ்வொரு முறை பார்க்கும்போதும் என்னைக் கோபம்கொள்ள வைக்கும் விஷயம், அந்த இரண்டாவது வரி. 'மது அருந்துதல் உடல் நலத்திற்குத்

40

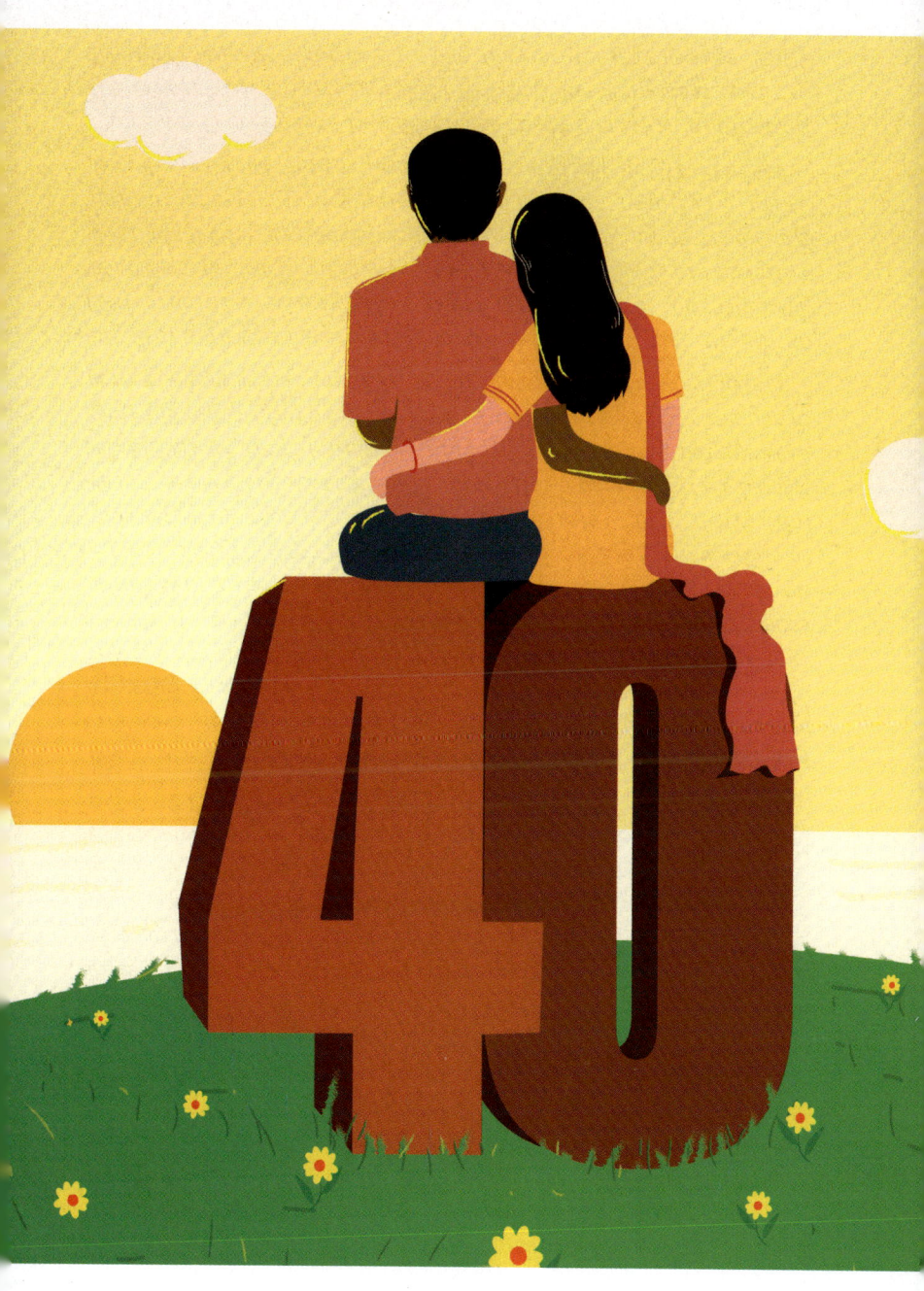

தீங்கு விளைவிக்கும்' என்ற எச்சரிக்கையில் உள்ள தணிந்த டோன். ஏன், மது அருந்துதல் புற்றுநோயை உண்டாக்காதா? நிச்சயமாக உண்டாக்கும் என்பதுதான் மருத்துவ உண்மை.

உலகப் புற்றுநோய்க் காரணிகள் (IARC) வரையறையில் குரூப் 1 பிரிவில், ஆஸ்பெஸ்டாஸ் மாதிரி, பென்சீன் மாதிரி, நிக்கோட்டின் மாதிரி மிக மிக வலுவான புற்றுநோய்க் காரணியாக இருக்கிறது, 'எத்தனால்' எனும் இந்த ஆல்கஹால். இன்றுவரை, உலகில் 3.5% புற்றுநோய்க்கான காரணம் மது மட்டுமே. 3.6% புற்றுநோய் மரணத்துக்குக் காரணமும் மதுவே.

டாஸ்மாக் முதல் வெளிநாட்டு மதுபானங்கள்வரை உள்ள வணிகம், இந்த விஷயத்தை உரக்கச்சொல்லவிடுவதில்லை. 'என்னமோ காய்ச்சல் வரும்' என்கிற மாதிரி, மது அருந்துதலை லேசாகச் சொல்லி, 'அப்போ புகைதான் பிடிக்கக்கூடாது. மது லைட்டா, அளவா சாப்பிடலாம்போல' என விஷம் விதைக்கப்படுகிறது. நாற்பதுகளின் குடல் - இரைப்பை - மலக்குடல் புற்றின் மிக மிக முக்கிய காரணம், மதுதான். வருடத்துக்கு ஒரு நாள் குடித்தாலும் சரி, வருடம் முழுக்கக் குடித்தாலும் சரி... மது மரபணுவைப் பதம்பார்க்கும் முகாந்திரம் உங்கள் உடம்பில் இருந்தால், சிக்கலை நீங்களே வரவழைக்கிறீர்கள் என்று பொருள். சிக்கல் ஒன்றும் சின்னதில்லை; உயிர்ச்சிக்கல் என்பதை மறந்துவிடக்கூடாது.

இந்தியாவில், உணவை வீட்டுக்கே கொண்டுவந்து தரும் டெலிவரி சர்வீஸ்களில் படு வேகமாகக் கோலோச்சி வரும் ஒரு நிறுவனம், அறிக்கை ஒன்றை வெளியிட்டிருக்கிறது. 'நாங்கள் வெகுவிரைவில் '*king of convenience*' ஆகப்போகிறோம். வருஷத்தில் 360 மில்லியன் ஆர்டரைப் பெறுவோம் என நினைத்திருந்தோம்; ஆனால் அதற்குள் 500 மில்லியன் ஆர்டரைத் தாண்டிவிட்டோம்' என்று சொல்லிவிட்டு, 'இந்தியாவில் மாசத்துக்கு 10 - 15 தடவைதான் வெளியே சாப்பிடுறாங்க. ஆனா, சீனாவில் 50 - 55 தடவை சாப்பிடுறாங்க. சீனாவை நாம முந்தவேண்டாமா? அதனால, நாங்க கஷ்டப்பட்டு 'ஆப்(பு)(*App*)' வெச்சு உழைச்சு, இந்திய மக்களை அடுத்த ஓரிரு வருஷத்தில மாசத்துக்கு 40 - 50 தடவை வெளியில சாப்பிடவெச்சு, எங்க வணிகத்தைக் கோலோச்ச வெப்போம்' எனச் சூளுரைத்துள்ளது.

மேலோட்டமாகப் பார்த்தால், 'வீட்டிலிருந்தபடியே தரமான உணவைக் குறைவான விலையில் வாங்கிச் சாப்பிட்டால் என்ன?' எனத் தோன்றும். 'எவ்வளவு பெரிய வணிக உத்தி, எத்தனை பேருக்கு வேலைவாய்ப்பு' என்றெல்லாம்கூடத் தோன்றலாம். ஆனால், உண்மையில் இம்மாதிரியான வணிகங்கள், நம் குரல்வளையின் மேல் குத்தவைக்கும் இயல்பு கொண்டவை. 'பேசாமல் அடுப்பங்கரையை அகற்றிவிட்டு அதில் இன்னொரு பெட்ரூமோ ஹோம் தியேட்டரோ கட்டி விடலாம். சூடாக்க, குளிரூட்ட என ரெண்டு மெஷின்கள் போதுமே... அடுப்பு, எண்ணெய்ச் சட்டி எல்லாம் இனி எதற்கு?' என அடுத்த தலைமுறையை யோசிக்கவைக்கக்கூடிய இம்மாதிரியான போக்கு, நேரடியாகவும் மறைமுகமாகவும் நோய்க் கூட்டத்தை அள்ளித்தெளிக்கக் கூடியவை.

பின்னிரவைத் தாண்டி விமான நிலையத்திலிருந்து வந்துகொண்டிருக்கையில், உணவை வீட்டில் டெலிவரி செய்யும் ஒரு நிறுவனத்தின் ஊழியரை சாலையில் சந்திக்கும் வாய்ப்பு கிடைத்தது. அவருக்கு இன்னும் நாற்பது வயது ஆகவில்லை.

"இவ்ளோ நேரத்துக்கா சாப்பாடு எடுத்துட்டுப் போறீங்க?"

"ஆமாம் சார். 8 கி.மீ ஆர்டரு. இத்தோட சேர்த்தா இன்னைக்கு 650 ரூபாய் வரும். இந்த மாசம் வண்டித் தவணை கட்டிடலாம். பாப்பா ஸ்கூல் ஃபீஸ் வேற இருக்கு. போய்த்தானே ஆகணும்!"

அவரது துணிப்பைக்குள், பெரிய சைஸ் பீட்ஸா பெட்டி தெரிந்தது. நடு இரவில் மெக்ஸிகன் பெப்பரோ, ஆஸ்திரிய ஆலிவோ, பிராய்லர் கோழித் துண்டோ தூவிய பீட்ஸாவைச் சாப்பிடப்போகும் அந்தப் பெயர் தெரியாத வசதியான நபர், இன்னும் சாப்பிடாமல் தேநீருடன் இதைச் சுமந்து செல்லும் இந்த ஊழியர்... இருவருமே சிக்கலைச் சுமப்பவர்கள். இருட்டில் பயணிப்பவர்கள். என்ன செய்யப்போகிறோம்?

'இப்படி வீட்டுக்கே வந்து உணவைக் கொடுக்கும் நிறுவனங்கள், நாம் கேட்டதைத்தானே கொடுக்கப்போகின்றன?' எனத் தவறாக நினைத்துவிட வேண்டாம். நாம் தரவிறக்கம் செய்து வைத்திருக்கும் அலைபேசிச் செயலிகள், நம் மண்டையைக்

கழுவும் உத்தியைக் கொண்டவை. நாம் உளுந்தவடை கேட்டால், 'நீ ஏன் டோனட் சாப்பிடக்கூடாது? 50% ஆஃபர்' என நம்மை உசுப்பேத்தும் Artificial intelligence-ஐ கொண்டவை. 'பேசாமல் இந்த ஒரு தபா டோனட்டுக்கே போயிடலாம்' என உங்கள் முடிவை மாற்றும் வல்லமை கொண்டவை. அதுமட்டுமா? எந்த ஹோட்டல் சகாய விலைக்குத் தருகிறார்களோ, எந்த நிறுவனம் அவர்களோடு கைகோக்கிறார்களோ அங்கிருந்து உணவை வாங்க உங்களை முடுக்கிவிட, எத்தனையோ உத்திகளை அந்தச் செயலிகள் செய்யும். புதிய புதிய உணவுகளுக்கான சந்தைகளை இனிவரும் நாள்களில் தொலைக்காட்சி விளம்பரங்களைவிட இவையே அதிகம் செய்யும்.

புதிது புதிதாக வரும் வெளி உணவில் புதிய சுவைக்குப் பின்னும், புதிய வண்ணத்துக்குப் பின்னும், புதிய அழகான பேக்கிங்குக்குப் பின்னும்கூடப் பல ஆபத்துகள், குறிப்பாகப் புற்றுநோய் ஆபத்துகள் ஏகத்துக்கும் ஒளிந்திருக்கின்றன. யாரும் புற்றுநோய்க் காரணிகளை அரை ஸ்பூன் தூவிக் கொடுக்க மாட்டார்கள்தான். ஆனால், ஒவ்வோர் உணவையும் அதிவெப்பத்தில் சூடாக்குகையில், பதப்படுத்துகையில் உருவாகும் பிரச்னைகளை அந்த உணவைச் சமைப்பவரும், உணவைப் பரிமாறுபவரும், அந்த உணவு வணிகத்தில் முதலீடு செய்துள்ள சிறு வியாபாரியும் அதிகம் அறிந்திருப்பதில்லை.

உலகின் ஒவ்வொரு மூலையிலும் உள்ள உணவு அறிவியலாளர்கள் நடத்தி வெளியிடும் ஆய்வுகளையும், பெருகும் நோய்களுக்குமான தொடர்புகளை உற்றுப்பார்க்கையில் மட்டுமே இப்பிரச்னை பொறிதட்டும். சரி, இரண்டையும் தொடர்புபடுத்திப் பார்க்க வேண்டியவர்கள் யார்? நாட்டின் உணவு நலக் கொள்கைகளை வகுக்கும் அரசியலாளரும் சரி, அவர்களுக்கு அறிவுறுத்தும் அதிகாரக் கூட்டமும் சரி, அல்லது இவர்களுக்கெல்லாம் ஆராய்ந்து ஆவணங்களைக் கொடுக்க வேண்டிய அறிவியலாளரும் சரி... அனைத்துத் தரப்பும் அறமற்றுப்போனதுதான் உடல் புற்றைவிடக் கொடிய சமூகப் புற்று.

மொறுமொறுவெனப் பொரித்துத் தரும் சிப்ஸில் உருவாகும் Acrolein, தெருவுக்குத் தெரு ஊற்றிக் கொடுக்கும் டாஸ்மாக்

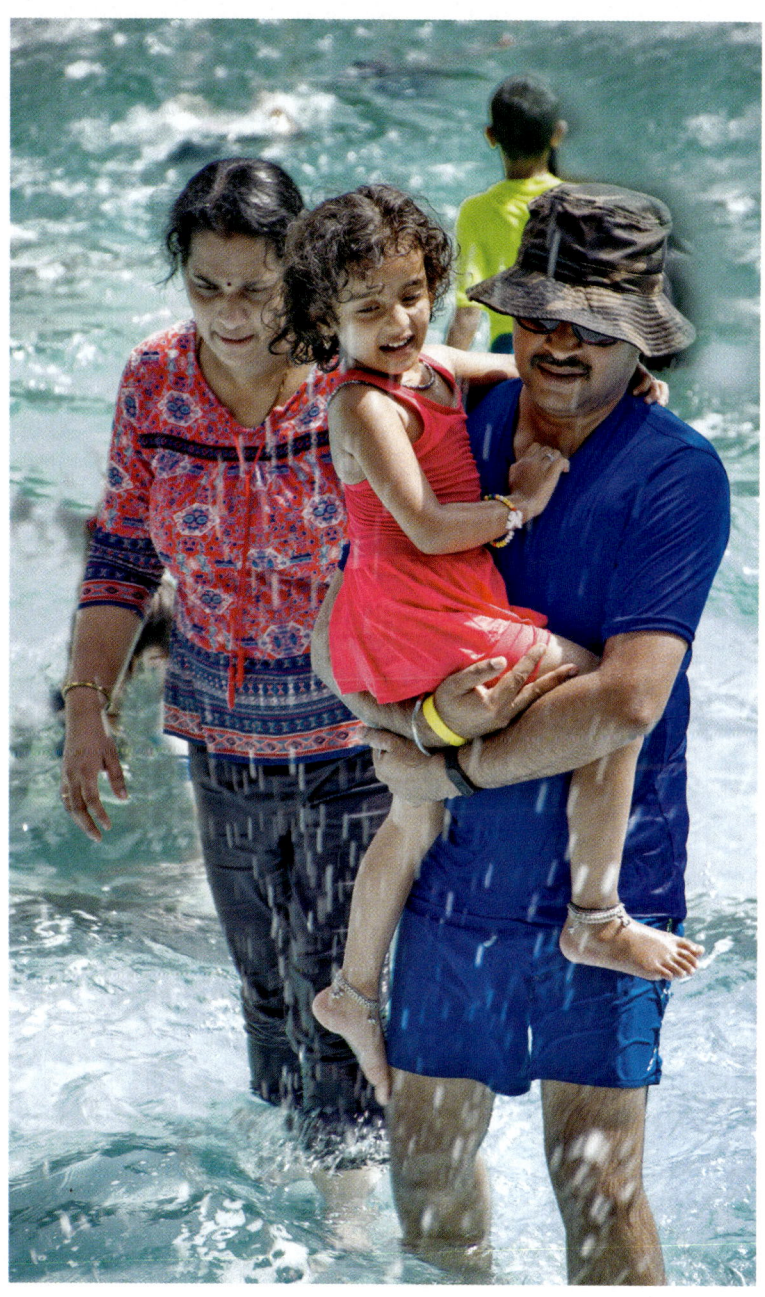

சரக்குகளிலோ அல்லது இருட்டறையில் மெல்லிய இசையோடு ஏராளமான காசு கொடுத்துக் குடிக்கும் வெளிநாட்டுச் சாராயத்திலோ உள்ள Acetaldehyde, 90 டிகிரிக்கு மேல் சூடாக்கிக் கொடுக்கும் புதுப் புது காபி, தேநீர் வகைகளில் வரும் Furan, தாவரப் புரதங்களைப் பக்குவப்படுத்தித் தயாரிக்கும் துரித உணவுகளில் உருவாகும் Chloropropanal, Glycidol, தயார் நிலை உணவுகளில் சேர்க்கப்படும் சர்க்கரை மற்றும் அஸ்பராஜின் களை 120 டிகிரியில் பொரிக்கையில் உருவாகும் Acrylamide, புலாலையும் பேக்கரி உணவுகளையும் பொரிக்கும்போதும், 'பார்பிக்யூ' எனக் கருக்கும்போதும் உருவாகும் HAAs HMFs PAHs என... இவை எல்லாவற்றையுமேதான் உணவோடு நாம் சேர்த்து உண்கிறோம்.

என்ன, இந்த ஆங்கிலப் பெயர்களைச் சரியாக உச்சரிக்கக்கூட நமக்குத் தெரியாது. தட்டில் அவற்றை அடையாளம் காண முடியாது. நாம் சாப்பிடும் ருசிக்குள்தான் அவை ஒளிந்திருக்கும். இப்படி உணவோடு வருபவை ஒரு பக்கம் இருக்க, அவற்றை அடைத்து விற்கப் பயன்படுத்தும் பிளாஸ்டிக் புட்டிகளில் உள்ள Bisphenols A, பீட்ஸா பேக் செய்துதரும் அட்டைப்பெட்டி, சாக்லேட் உறை, அவனில் பொரிக்கும் பாப்கார்ன் பாக்கெட்டின் உறையிலுள்ள Perfluorinated compounds என... எல்லாமே உடலைப் பதம் பார்ப்பவைதான்.

'சார், இதெல்லாம் தெரியாமல்தான் இவற்றையெல்லாம் சந்தைப்படுத்துகிறார்களா?' எனக் கேட்டால், ஆம் நண்பர்களே, பலருக்கும் தெரியாது. தெரிந்தவர்கள் வாய் திறப்பதில்லை. விற்பனை செய்யும் இடத்தில் போய்த் துளித் துளியாய் சாம்பிள் எடுத்து ஆய்வு செய்யும் சட்ட இயந்திரங்களும் நம்மிடம் இல்லை. விளைவு? கண்ணுக்குத் தெரியாத இந்த விஷ வித்துகளை தினம் தினம் நம் ரத்தத்தில் கலக்கிறோம்.

நாற்பது முதல் ஐம்பது வயதுவரை வரும் புற்றுநோய்க் கூட்டத்தில் மெல்லப் பெருகிவரும் நோய்க்கூட்டம், உணவுக்குழாயில் வரும் புற்று, இரைப்பைப் புற்று மற்றும் மலக்குடல் புற்று. இம்மூன்றும் முன்பெல்லாம் அதிகம் காணப்பட்டதில்லை. இப்போது அதிகரித்து வருகிறது. வேதனையான விஷயம், இதை உணரும்போது

பெரும்பாலும் அது வளர்ந்து நிற்கிறது. உடனடி அறுவை சிகிச்சை, கீமோ சிகிச்சை அவசியமாகிறது. அடிக்கடி வரும் நெஞ்செரிச்சல், எதுக்களித்தல், வயிற்று வலி ஆகியவை அலட்சியமாகப் புறக்கணிக்கப்படுவதில் இந்த ஆபத்து சில நேரத்தில் ஒளிந்திருக்கலாம். புகை பிடிப்போருக்கும், மது அருந்துவோருக்கும், குப்பை உணவை, பதப்படுத்தப்பட்ட தயார் நிலை உணவை அதிகம் சாப்பிடுவோருக்கும், நடு இரவுக்குப் பின்னர் நேரங்கெட்ட வேளையில் சாப்பிடுவோருக்கும்தான் இந்தச் சிக்கல் அதிகம் வருகிறது.

ஆரம்பக் குறிகுணங்கள் லேசாக இருப்பதால், அப்போது சோடாவையோ, கோலாவையோ, அல்லது வயிற்றுப் புண் நீக்கும் எளிய ஆங்கில மாத்திரையையோ அடிக்கடி சாப்பிட்டு நகரும் மக்களில் சிலர்தான், இந்த உணவுக்குழல் புற்றில் சிக்குகின்றனர். முப்பதுகளில் ஆரம்பித்த இப்படியான சிக்கல்கள் நாற்பதைத் தாண்டியும் நெடுங்காலமாகத் தொடர்கிறதா? தாமதிக்காமல் குடும்ப மருத்துவரைச் சந்தித்து, சில ரத்த சோதனைகள், அவசியப்பட்டால் வாய்வழி, ஆசனவழிக் குழாய் செலுத்தி அறியும் சோதனைகளில் துல்லியமாய் நோயைக் கணிக்க முடியும். ஆரம்ப நிலையில் அறிந்துகொள்கையில் முழு நிவாரணம் இன்றைக்கு சாத்தியம். ‘என்ன சிகிச்சை எடுக்கப்போகிறோம்?’ என்பது இரண்டாவது கேள்வி. முதலில், ‘என்ன நோய்?’ என்பதை அறிவது மிக முக்கியமான தவிர்க்கக் கூடாத கேள்வி.

‘இன்னா நாற்பது இனியவை நாற்பது’ தொடர் ஆரம்பிக்க முனைந்ததே சில வலிகளை அருகிலிருந்து பார்த்தபோதுதான்; சில காலியான இருக்கைகளைக் காணக் கசப்பாய் இருந்த போதுதான்; பொருளிருந்தும் உறவிருந்தும் ஏதோ ஒன்றை இழந்தது போன்ற உணர்வோடு இருப்பவர்களை அடிக்கடி சந்தித்தபோதுதான். நலம் என்பது, மருந்துச் சீட்டில் எழுதிக்கொடுக்கப்படுவது அல்ல. சரியான உட்லறிதலால், நுட்பமான புரிந்துணர்வால், நிறைய மெனக்கெடல்களால், கரிசனத்தால், காதலால் கட்டமைக்கப்படுவது.

நாற்பதுகள் எதிர்நோக்கி நிற்பது நலமான முதுமையை மட்டும் அல்ல. ஒவ்வொரு நாற்பதினரும் ஏங்குவது சிறு

புன்னகைக்கும், நம்பிக்கையளிக்கும் நட்பிற்கும், மெலிதான பாராட்டுகளுக்கும், அன்பான அரவணைப்பிற்கும், பரவசமூட்டும் காதலுக்கும்தான். இப்போதைய முதிய அப்பாக்கள் உலகில், இவை அத்தனையையும் எல்லோருக்கும் இவ்வுலகம் வாரிக்கொடுத்திடவில்லைதான். ஆனாலும் அவற்றில் நிறைய அவர்களை அறியாமல் பரிமாறப்பட்டன. இன்றைக்கு இவை அத்தனைக்கும் சற்றே மெனக்கெட வேண்டும்! ஆரோக்கியமான முதுமையோடு, 'ஏ தாத்தா... இப்ப ஓடி வா பார்ப்போம்!' எனத் தன் துணையை எள்ளலோடு அழைத்து நடக்கும் அழகான, கவித்துவமான, நலமான முதுமைக்கு நாற்பதுகளிலேயே தயாராக வேண்டும்.

தயாராவோம் நண்பர்களே!